医疗保健创新管理

Managing Innovation in Healthcare

[英]詹姆斯·巴洛(James Barlow) 著

牛玉宏 译

上海交通大学出版社
SHANGHAI JIAO TONG UNIVERSITY PRESS

内容提要

创新既是医疗保健领域许多问题的根源,也是解决这些问题的良方。然而医疗卫生体系的创新很难管理,引进新技术可能会导致成本上升。本书针对以上问题,引用世界各地的真实案例和个案研究,帮助读者更有效地去形成管理医疗创新的思维。本书从负责制定医疗政策的政府机构、提供服务和应对各种竞争需求的医疗机构,以及提供新药、新设备和其他技术的行业的角度进行了阐述。

本书是攻读医疗保健政策、管理和公共卫生课程的硕士、博士和 MBA 学生,以及参与公共和私营部门医疗保健服务的从业人员、顾问和决策者的最佳读物。

图书在版编目(CIP)数据

医疗保健创新管理/(英)詹姆斯·巴洛
(James Barlow)著;牛玉宏译. 一上海:上海交通大学出版社,2025.5. —ISBN 978 - 7 - 313 - 32164 - 0

Ⅰ. R199. 1

中国国家版本馆 CIP 数据核字第 20258UV138 号

医疗保健创新管理
YILIAO BAOJIAN CHUANGXIN GUANLI

著 者:[英]詹姆斯·巴洛		译 者:牛玉宏	
出版发行:上海交通大学出版社		地 址:上海市番禺路 951 号	
邮政编码:200030		电 话:021 - 64071208	
印 制:常熟市文化印刷有限公司		经 销:全国新华书店	
开 本:710mm×1000mm 1/16		印 张:22.75	
字 数:292 千字			
版 次:2025 年 5 月第 1 版		印 次:2025 年 5 月第 1 次印刷	
书 号:ISBN 978 - 7 - 313 - 32164 - 0			
定 价:88.00 元			

版权所有 侵权必究

告读者:如发现本书有印装质量问题请与印刷厂质量科联系

联系电话:0512 - 52219025

序言和致谢

为什么要写一本关于医疗创新管理的书？关于技术和创新管理的书已经很多了，有些是我的同事写的，那么医疗保健有什么不同，为什么需要一本专门的教科书呢？

像许多书一样，这本教科书起源于一门大学课程，它缺乏单一的资料来源来支持其讲座。在开发和教授伦敦帝国理工商学院关于医疗变革和创新管理的硕士课程时，每年新生都会问"这门课用什么教材"，于是我决定是时候写一本了。

有几个原因让我觉得时机成熟了。我环游世界，在世界各种会议上演讲，参加专家小组和研讨会时，我发现同样的问题一次又一次地出现。为什么看似好的医疗创新无法被采用？无论是从创新——药物、设备、流程——的人的角度，或者从将其纳入日常医疗实践的角度来看，医疗系统中有什么使创新如此困难？为什么健康和医学科学以如此惊人的速度向前发展，但将这种科学转化为实际医疗创新的过程却如此缓慢？

我发现，在拥有高度发达医疗系统的国家，对这些问题的回答似乎是相当一致的，即使重点有所不同。人们通常会说：这与医疗保健的复杂性有关，有组织、财政、政治方面的挑战，经济上很棘手，这都是政府、医生、管理者、公众、健康技术产业、市场、缺乏市场、市场失败等的错。

另一个不变的事实是，人们认为医疗创新的性质与经济和社会的其他部分"不同"。从技术和创新管理的研究和实践中看似很好理解的概念在医疗创新中未必成立。因此，尽管许多关于技术和创新管理的一般教科书和指南确实提供了极为有用的基础，但重要的是要超越它们，看到医疗保健的特殊性，这确实使得它在创新方面显得不同。

除了给学生提供他们想要的课本之外，现在也是出版一本关于医疗保健创新管理的书的好时机，因为关于如何设计 21 世纪的医疗保健系统及其支付方式的争论日益激烈。这是为了应对发达国家的资金和资源限制以及在发展中国家提供全民医疗保健的需求。尽管如此，技术创新仍在继续快速发展，改变我们对护理的看法，并为提供护理的新方式开辟了机会。诊断和电信领域的创新正在使医疗系统欠发达的国家有可能跳过发达国家日益过时和昂贵的模式。数据科学和生命科学领域的创新正在开始彻底改变新药的制造过程。而且，这不仅仅是关于高科技、高成本的创新。提供负担得起的医疗服务的新商业模式与新技术相结合，正在帮助改善贫困地区的医疗可及性。新的组织模式将人们置于综合服务的中心。所有这些也开始对医疗保健设施的建设产生影响，包括支持这些服务的医院和其他建筑物及其位置。

无论我们生活在拥有高度发达医疗系统的发达国家，还是在许多人无法获得足够医疗服务的国家，医疗保健都是我们生活中非常重要的一部分。它也是许多国家经济的重要组成部分。现在，比以往任何时候都更需要更好地理解如何管理创新和领导所需的变革，以创建一个高效和有效的医疗保健系统。

许多人启发了我的思维，并以不同的方式为本书做出了贡献。在过去的十五年及更长时间里，我参与了广泛的医疗创新研究项目。本书得益于我和参与这些项目的同事长时间的讨论，同时也使用了他们的成果和原始资料。第五章特别借鉴了与英格·阿布玛、斯特芬·拜尔、蒂蒂·克里桑塔基、理查德·库里、贾斯·吉尔、凯里亚科斯·哈扎拉斯、简·亨迪、安雅·克恩、马丁娜·科贝尔-盖泽、埃琳娜·皮佐、延斯·勒里奇、迪米特里奥斯·斯皮里多尼迪斯和丹妮尔·塔克合作开展的工作。我特别要感谢布里斯·达蒂。他在巴黎和里昂与我进行了长时间的讨论，帮助我形成了相当初级的复杂性理论知识，第七章在很大程度上得益于他的洞察力和帮助。

一些书中使用的原始研究基于由 EPSRC、英国卫生部和国家健康研究所资助的项目。

我的博士生们在过去几年中的热情、见解和世界观也启发了我：宝拉·博斯科洛·希奥·比斯托、瓦伦蒂娜·西斯内托、法瓦兹·弗雷姆、蒂亚戈·克拉沃·奥利维拉和琳达·波莫罗伊。伦敦帝国理工学院的其他硕士课程学生也贡献了背景研究，并作为"小白鼠"，阅读了一些章节：萨米·阿古什、奥马尔·巴克里、塔尔哈·哈龙、穆罕默德·科布罗斯利、梅里奇·奥兹塔普、瓦尼乌斯·拉考斯卡斯、卡罗琳·夏普、蒂芙尼·罗宾·苏蒂克诺姆、穆昆达·索米塞蒂、阿姆里塔·维斯瓦姆巴拉姆和胡安·巴尔加斯。

许多人在这些年的帮助形成了我的想法。一些人贡献了见解，另一些人阅读并评论了书的一部分。他们包括：里法特·阿通、理查德·鲍德温、埃莉安娜·巴伦霍、德里克·贝尔、阿德里安·布尔、约翰·科尔、安迪·戴维斯、艾伦·迪拉尼、马克·道德森、巴里·道斯韦尔、亨利·费尔德曼、斯坦·芬克尔斯坦、乔凡娜·福特、大卫·甘、科林·格雷、阿德里安·金、克里斯·哈蒂、阿克塞尔·海特缪勒、杰里米·赫迪、普拉尚特·贾、迈克·卡乔格鲁、洛伊·洛博、尼克·梅斯、梅洛迪·尼、雪琳·欧、安德鲁·普赖斯、朱莉·里德、雨果·特森、奥利弗·威尔斯、史蒂夫·赖特，以及我的同事们，他们知道他们是谁以及这些首字母缩略词代表什么。

图表由汤姆·巴洛-布朗制作。最后，我还要感谢希拉里和我的家人在书籍两年编写过程中的耐心和支持。

目　录

第一章

为什么我们需要了解医疗保健创新？

我们都需要医疗保健，尽管在过去一个世纪取得了巨大进展，医疗保健仍然是一个问题——对于那些没有得到所需或几乎没有得到任何保健的人来说是一个问题，对于所有需要支付医疗费用的人来说也是一个问题。医疗保健也是现存最复杂和变化最快的行业之一。生命科学的发展正在彻底改变我们对疾病和老龄化挑战的理解，以及我们如何应对这些挑战。新技术不断被开发出来，所有这些技术都具有支持新医疗和临床实践方法的潜力。

那么，问题出在哪里？如果研究与开发（R&D）已经提供了如此多的新科学和技术，为什么我们还需要了解医疗保健创新？而且，我们所谓的医疗保健创新到底是什么？难道没有关于技术和创新管理的书籍和研究论文吗？这些问题有两个答案。

首先，并不是所有的科学和技术都被纳入日常的、主流的医疗实践。许多技术创新的努力并没有针对世界上最贫困的人群，而且这些技术要么负担不起，要么不适合他们的卫生系统。但即使在先进的卫生系统中，研究结果与使其成为主流实践的比例之间也存在脱节现象。

此外，先进的卫生系统正面临老龄化人口和慢性病发病率不断上升的冲击,因此正在寻找以尽可能负担得起的方式提供最优质的医疗保健的方法。各种形式的创新在应对这些挑战方面起着重要作用。

第二个答案是,虽然现在比以往任何时候都更需要创新——对医疗保健是什么以及如何提供它进行创造性的思考,但创新本身也可能是一个问题。正如我们稍后会看到的那样,不同于经济的其他领域,新技术往往会增加成本,因为它们使我们能够"做更多"的医疗保健。而且,即使有充分的证据证明一项新技术的好处,它也可能很难被引入,导致在整个群体中的采用情况参差不齐并存在获取途径上的差异。

这本书介绍了关于医疗创新的最新思考。它是关于如何在医疗系统中创造、实施、嵌入和维持创新。我们探讨了"技术"和"创新"在医疗保健中的含义:

——研究人员和公司如何开发新的医疗产品,如医疗设备或新药物,以及它们如何商业化和如何被纳入主流实践。

——如何从负责制定政策的政府角度,从提供服务并平衡竞争需求的医疗保健组织角度,以及从提供新产品和服务的行业角度管理创新。

通过来自世界各地的例子和案例,你将了解为什么医疗服务和政策创新至关重要,你将学习到管理医疗保健创新过程所需的战略和组织技能,以及为什么在医疗保健中将创新融入日常实践是如此困难。

没有一种管理技术和创新的方法可以在所有医疗保健情境中都能奏效。虽然许多技术和创新管理的过程在很大程度上是通用的,但医疗保健中的技术、组织、政策和市场特定因素很可能会限制相关人员的选择和行动。成功的创新需要理解这些因素如何相互作用以及地方环境(无论是单个医院、其他医疗保健提供者还是国家卫生系统的层面)如何影响创新努力的结果。

这本书是根据学习医疗服务、管理和创新问题的研究生和 MBA 学生的需求撰写的。但它也与涉及医疗保健的管理者、临床医生、政策制定者和企业家相关。关于医疗保健创新有很多公认的理念，但现实往往比我们想象的更复杂且让相关人员感到沮丧。了解为什么会有这样的情况对于医疗保健进步并利用研发带来的所有新思想至关重要。这本书帮助你做到这一点，但它不是一本入门书——你需要从中提取对自己有用的经验教训，并找到最适合你的方法来应用它们以满足需求。

　　每章都基于最新的研究，以及我多年来在研究、教学和咨询方面的经验。在这样一个快速发展的领域，研究很快就会过时。未来的版本将用最新的思维进行更新。然而，有一些持久的研究支撑了我们对技术和创新管理的基本理解，无论是在医疗保健领域还是其他领域。当你觉得有必要时，建议你寻找并阅读本书的资料来源——它们会让你更深入地理解所提出的观点。每章末尾都列出了有用的背景阅读材料。

面向 21 世纪医疗保健的三大创新挑战

　　为什么我们需要更好地了解医疗创新？难道没有书籍和研究论文可以帮助我们吗？难道我们不能直接应用其他行业的技术和创新管理经验吗？随着阅读本书，你会发现答案是：医疗保健不同于其他行业。虽然关注医疗保健的人士可以从大量关于技术和创新管理的文献中学习，但这些经验需要适应其高度复杂和快速变化的环境。而在医疗保健内部，卫生系统的组织方式、面临的挑战和可用资源有很大差异。尽管如此，各个卫生系统的共同点是，现在比以往任何时候都更需要新的思维——创新，以确保在 21 世纪，尽可能多的人能以负担得起的方式获得最好的护理。在医疗保健领域有三大问题需要创新思维。

资源、成本和需求——先进卫生系统的挑战

2010 年,全球医疗保健支出约为 6.5 万亿美元,每年增长几个百分点(EIU,2013)。人均支出从厄立特里亚每年每人 12 美元到美国每年每人超过 8 000 美元不等(WHO,2012)。医疗保健支出占 GDP 的百分比从中东和非洲的 6.4% 到西欧的 10.7% 和美国的 17.4% 不等(EIU,2013)。对一些国家来说,医疗保健也是一个大生意——在德国,约 11% 的人在其"医疗产业综合体"中工作,占经济总量超过 3 300 亿欧元(Busse,2014)。

在发达国家,即拥有先进卫生系统的高收入和中等收入国家中,医疗保健消耗着越来越大的 GDP 份额。由于老龄化人口、非传染性疾病如糖尿病发病率上升以及新技术的持续涌入,到 2040 年,美国用于医疗保健的 GDP 份额可能会增长到超过 25%,几个欧洲国家的份额则可能达到 20%(Kibasi et al.,2012)。

未来几十年我们在医疗保健上的支出将部分由如何分配国家资源的政治选择来决定。在最富有的国家,如果经济增长持续,GDP 的五分之一用于医疗保健可能不是问题。但在中期——至少在未来几年内——医疗保健提供者、保险公司、政府和公众可能会面临需求激增、对更好护理的期望上升以及控制公共支出而担忧的完美风暴。

关于卫生系统在面对这些人口、经济和其他压力时的可持续性有很多讨论。找到新的应对方式,包括在医疗服务模式上进行创新,被普遍认为是必要的。因此,许多拥有长期建立的卫生系统的国家正尝试重新设计它们——采用新的支付和报销模式以激励创新和提高绩效,从强调疾病和治疗的模式转向更多关于健康和预防的模式,通过整合初级、次级和社会护理,寻找让私人和志愿部门参与进来的新方式来改革组织结构。人们对于"颠覆性创新"很感兴趣,向更便宜、更简单的组织和技术解决方案转变,强调个人对自己护理承担更多责任的重要性,将服务从昂贵的医院转移到社区环境中。

新技术如"大数据"、创新医疗设备和新药物产品都在支持这些实现医疗服务模式现代化的努力中起到了作用。然而,技术创新是一把双刃剑;它有可能大大改善医疗系统的绩效和个人健康结果,但也需要医疗组织进行前期财务投资,以便在将来获得可能的回报。而且,它有增加整体医疗成本的趋势。新药物和其他技术延长了预期寿命,更好的诊断方法创造了更多的医疗条件,需要治疗的人也更多。有估计表明,自 20 世纪 60 年代以来,基于技术的成本可能占美国医疗总成本膨胀的一半。因此,哈佛大学健康政策与管理系教授阿图尔·加万德认为,在提供潜在的解决方案时,重新设计医疗系统比科学和技术更重要。

> "未来十年内,研究我们的医疗系统可以比基因组研究、干细胞研究、癌症疫苗研究和其他新闻报道的研究拯救更多的生命。"
> (阿图尔·加万德在 NHS 联合会的发言,2008)

政府希望医疗系统具有创新性——它们关心的是如何激励创新,如何快速且可持续地将新技术和管理、流程或服务创新嵌入卫生系统及其组织中。一个特别让政策制定者担忧的问题是,进行研究与其成果(和创新)被纳入日常实践之间往往存在很长的时间滞后(Seddon et al.,2001)。自 20 世纪 50 年代以来,这一直是争论的主题(Lomas,2007;Niccolini et al.,2008)。这种"研究转化差距"不仅对临床结果和医疗质量有影响,还可能浪费每年在研发上投入的巨大财务资源。在英国,历届政府都努力试图建立组织和资金基础设施,使创新及其传播成为国家卫生服务体系的核心(Barlow,2015)。

医疗保健技术创新是大业务——但它需要发展

政府重视对医疗保健技术产业的关切不足为奇。这些卫生系统的上游参与者,即支持全球医疗保健提供的创新技术的生产者,是大公司。医疗保健由四大行业支持:制药和生物技术(生物制药)、医疗设备、信息技术(IT)和建筑环境(设计、工程和建设)。组成医疗保产业的公司总共年收入约 2 万亿美元，占全球医疗保健总支出的四分之一。但它们正面临一个不断变化的环境——它们的产品市场在不断发展，医疗保健价值链上的力量平衡在不断变化，并且也面临着其商业模式的压力：

——制药行业是该四大行业中最大的。处方药的全球总销售额接近每年 1 万亿美元，并且每年增长约 2.4%。此外，基于生物技术的药品年销售额约为 2 330 亿美元，每年增长近 10%（DTT，2014；BIS，2013）。

——医疗设备部门相对较小。其年销售额约为 3 500 亿美元，但其增长速度快于制药行业，每年增长 2.6%（DTT，2014；BIS，2013）。全球医疗保健 IT 的支出难以确定，因为行业结构分散，无论是产品还是公司结构。一个估计表明，2015 年全球总销售额约为 1 050 亿美元（Gartner，2015），而另一个项目认为全球医疗保健 IT 市场到 2020 年仅达到 660 亿美元（Gold，2014）——这很大程度上取决于对医疗保健 IT 的定义。

——在研究和政策讨论中常被忽视的建筑环境产业提供了支持医疗服务的大型固定资本基础设施——医院和其他设施——其规模与医疗设备行业相当，年销售额约为 3 000～4 000 亿美元（PwC，2010）。随着全球医疗支出的增加，这一增长可以被预期。

在这四个核心行业中，生物制药行业最为动荡。制药行业的创新模型在开发新药方面面临减速，同时"专利悬崖"——专利保护到期后药品销售的丧失——最为严重。创新也变得更加困难，部分原因在于药物发现过程中的科学越来越复杂，因为行业将注意力转向慢性病患者。同时，政府和保险公司等医疗支付方对价格施加下行压力，收紧了药物开发过程中的法规（Deloitte，2013）。制药公司因此在重新思考如何产生和获取创新的好处，并普遍提高其研发模型的生产力。

医疗设备行业也面临创新速度和产品市场环境的挑战。先前重要的增长引擎如心血管和骨科市场已经放缓，且未被替代品取代。像制药行业一样，医疗技术也越来越受到政府和支付方的审查。审批过程变长，其产品也面临与制药行业相同的成本效益问题（Kruger and Kruger，2012）。

由于多种原因，医疗 IT 行业的创新发展较慢（Powell and Goldsmith，2012）。许多医疗 IT 投资旨在改善后台流程，常被医疗提供者视为可以推迟的事项。医疗 IT 创新未能得到认可，因为其益处难以被清晰展示，不像新药物或医疗设备。该行业结构也分散，产品包括硬件、软件和系统集成服务，同时解决医疗保健的前端和后端问题（既涵盖面向患者的活动，也涵盖后台活动）。与此同时，受到智能手机普及的推动，新兴企业在医疗 IT 领域如雨后春笋般涌现，例如针对消费者和医疗提供者市场的"移动健康（mHealth）"应用程序的开发者。IT 行业也准备在"大数据"的形式上发挥作用，彻底改变医疗科学和实践。这对制药行业、政策制定者和监管机构，以及我们作为患者和医疗保健消费者都有影响。

大数据支持更全面的数据收集和分析，以支持围绕医疗护理的更合理性决策。它还为集成数据提供了机会，以推进我们对疾病潜在基础的理解，潜在地帮助制药行业应对其创新生产力问题。政府和监管机构也可以在个体患者层面上更深入和更迅速地理解其干预措施在卫生系统中的影响。

未来可能越来越多地涉及技术融合——跨制造和服务行业的技术组合，产生新型混合产品和产品与服务的组合。例如，可由患者或医疗工作者在医院外使用的床旁测试设备，以及缓释药物的治疗性活性设备，如缓释支架。这对医疗技术行业的现有公司有影响，因为不同产品部门的模糊化意味着它们可能需要开发新的技术能力，放弃其熟悉的旧能力（Burns et al.，2012）。

在低收入国家提供普遍高质量的医疗保健

实现联合国的可持续发展目标（见框 1.1）将需要创新。除了人口增长带来的需求和许多基本健康需求外,世界卫生组织估计,卫生工作者的短缺可能从目前的 720 万增长到 2035 年的 1 290 万(WHO,2014)。技术创新可以发挥作用,不仅是以新药物和设备的形式,而且还通过卫生和农业方面的进步发挥作用。但正如豪伊特等人(2012)和其他人指出的那样,研发的努力方向很重要。卫生技术的可用性与健康需求之间存在反比关系——世界上最贫困国家的人往往缺乏最基本的药物和设备,更不用说最新的科学和技术进步。解决这一差距需要开发适当且可负担的健康技术,并确保它们能够提供给世界上最贫困的人——即"金字塔底部"。因此,实现这一目标需要创新思维,如我们在第六章中探讨的那样。

框 1.1 背景:可持续发展目标:良好的健康和福祉

联合国可持续发展目标(SDGs)于 2015 年 9 月启动,取代了千年发展目标(MDGs)。SDGs 中的良好健康和福祉目标如下所示。其他 SDGs 与医疗保健密不可分,如与贫困、饥饿和粮食安全、性别平等和教育相关的目标。因此,解决健康和福祉问题需要系统性视角。

——到 2030 年,将全球孕产妇死亡率降低到万分之七以下。

——到 2030 年,终止可预防的新生儿和 5 岁以下儿童死亡,所有国家致力于将新生儿死亡率降低到万分之十二以下,将 5 岁以下儿童死亡率降低到每万分之二十五以下。

——到 2030 年,终止艾滋病、结核病、疟疾和被忽视的热带病的流行,并与肝炎、水传播疾病和其他传染病作斗争。

——到 2030 年,通过预防和治疗将非传染性疾病的过早死亡率降低三分之一,并促进精神健康和福祉。

——加强对药物滥用的预防和治疗,包括麻醉药物滥用和有害的酒精使用。

——到 2020 年，将全球道路交通事故死亡和伤害人数减少一半。

——到 2030 年，确保所有人获得性和生殖健康服务，包括计划生育、信息和教育，以及将生殖健康纳入国家战略和计划。

——实现全民健康覆盖，包括提供经济风险保障，获得优质基本医疗服务，以及获得安全、有效、优质和负担得起的基本药物和疫苗。

——到 2030 年，大幅减少因危险化学品以及空气、水和土壤污染和污染物导致的死亡和疾病人数。

——加强世界卫生组织《烟草控制框架公约》在所有国家的实施（视具体情况而定）。

——支持研发针对主要影响发展中国家的传染病和非传染病的疫苗和药物，提供负担得起的基本药物和疫苗。

——大幅增加发展中国家的卫生融资以及卫生工作者的招募、发展、培训和留用。

——加强所有国家，特别是发展中国家的能力，以便进行早期预警、风险减少和管理国家和全球健康风险。

资料来源：联合国可持续发展知识平台。

但仅仅开发新技术是不够的。对于全球健康社区中的许多人来说，"创新"一词带有与限制性专利和高价药物相关的负担（Gardner et al.，2007）。全球健康专家强调，技术不应脱离其被引入的当地环境或卫生系统来考虑。健康技术之所以经常无法获得，不仅仅是因为它们太昂贵——一系列其他约束因素也起作用，包括分销网络不健全、能源或水供应不可靠以及缺乏受过培训的人力资源。引入一项新健康技术往往只有在与资金模式、组织和商业模式以及实施方式的创新思维和从小型试点项目扩大规模的方式相结合时才会成功。因此，无论我们谈论的是新产品、服务、流程、实践还是政策,将创新的范围扩大到从初始想法到实施和传播的整个过程都是必不可少的。加德纳等(2007)认为,努力的必要性体现在:

——技术创新,创造负担得起的新药物、设备、诊断工具和疫苗,比现有干预措施更具成本效益;

——社会创新,确保基本商品和服务的分配,包括新技术。

因此,我们需要认真考虑医疗保健提供者和地方社区如何能够共同努力,在他们的特定地方环境中实施创新,通过建设当地的创新能力来确保低收入国家能够提高自身卫生系统的效率和公平性。

在全球健康领域,所有这些创新思维领域的努力正在增长(Gardner et al.,2007):

——已经开发了"产品开发合作伙伴关系"来获取和管理新技术(主要是药物)的组合,加速它们通过开发过程。

——已创建了如GAVI联盟等大型采购基金。

——已建立了"预先市场承诺",即捐助者提供有约束力的合同,以保证未来的采购并刺激对被忽视疾病的新药开发。

在低收入和中等收入国家,组织和财务创新正在帮助最大限度地利用现有的健康技术,并创造新的方法来改善医疗服务的获取。有时创新看似微小,但仍具有显著影响。例如,可口可乐分配系统救援红会(ColaLife)项目利用现有的分销网络和可口可乐瓶箱之间的空隙,确保必需品药物能够到达那些需要它们的人手中,即使是在偏远地区。为了应对撒哈拉以南非洲的疟疾,将浸泡杀虫剂的蚊帐颜色从白色改为绿色,因为许多接受者眼中的白色蚊帐看起来像殡葬裹尸布;这导致了使用率的提高(Howitt et al.,2012)。

创新技术不必专门为健康目的设计也能产生效果。需要区分医疗技术(如药物和医疗设备)和其他潜在具有健康益处的技术——例如,手机和互联网的普及有助于确保最多的人获得健康建议或支持。道路安全、卫生和食品供应等其他领域的创新思维具有巨大的全球健康效益。

创新的流动不必是单向的，从富国到穷国。"简约技术"和其他为资源匮乏环境设计的创新可能有助于缓解先进卫生系统中不断攀升的医疗成本。关键在于找到这种创新引入发达国家时避免混乱的方式。

本书的组织结构

框 1.2　概述：各章讨论的关键问题

第二章：我们对技术和创新过程总体了解多少？来自研究和管理实践的基本原理。

第三章：医疗保健行业是否有别于其他经济部门，这对其创新过程是否有影响？

第四章：与医疗保健相关的主要行业——生物制药和医疗器械——如何创造新产品和服务并将其推向市场？它们面临哪些挑战？

第五章：为什么很难确保创新融入医疗组织和实践？可以采取哪些措施提供帮助？

第六章：什么是医疗保健领域的"颠覆式"和"节俭式"创新？为什么它对解决发达和发展中医疗保健系统中的医疗保健挑战都很重要？

第七章：为什么我们需要从复杂系统的角度看待医疗保健创新？如何理解和管理医疗创新对整个系统的影响？

第八章：应对未来医疗挑战的经验教训。

本书旨在为你提供一个易于理解和结构化的医疗技术和创新管理的介绍。它带你从理解关键概念到应用这些概念应对政府、医疗提供者和行业面临的重大挑战。假定你具备一些关于医疗系统和政策的基础知识——本书不会描述各国如何组织其融资和提供医疗服务的基本方式(Britnell，2015)。

在第二章，我们首先考虑"技术"和"创新"这两个术语的含义。这两个词被频繁使用，但也常常被滥用，因此了解它们的含义非常重要。直到最近，研究、政策和产业关注的重点主要集中在经济中的非医疗保健领域。技术通常被视为物理的、有形的产品——平板电脑、医疗仪器——而创新则被视为与创造性组织或公司推出的新产品有关。但技术可以具有"硬"（物理的）和"软"（知识）的特征。它可能是一种物理产品或一种新服务、流程或智能手机上的一个应用程序。创新既是结果也是过程——它涉及创造一个新想法并将其转化为可以在实践中使用的东西。创新常与冒险精神和创业精神相关，并质疑现状——一句广为流传的名言（可能是阿尔伯特·爱因斯坦说的）说："如果一开始的想法不是荒谬的，那么它就没有希望。"创新也是将创造性思维嵌入组织中的过程。在互联网上快速搜索一下就会有很多关于这句名言的引用，下面两句是众所周知的例子。

"组织就其本质而言，旨在促进秩序和常规。它们是不适合创新的环境"。（《哈佛商业评论》）

"我们在鼓励创新方面所做的，就是让创新变得普通。"（宝洁公司）

所以这些观点如何应用于医疗保健呢？在第三章，我们开始探讨为什么医疗保健可能与其他行业不同。我们看到硬技术和软技术如何在医疗保健中结合起来，成为药物或医疗设备的企业和研究生态系统的一部分。这些创新产品的创造和商业化的方式通常是复杂的，涉及许多利益相关者，并需要应对严格的监管要求。创新通常被引入一个由许多组织组成的支付和决策环境，这些组织可能存在利益冲突，并有能力否决决策。经过几代人演变的医疗系统的复杂性因此对创新过程产生了不同于其他行业的影响。医疗保健的另一个显著特点是其科学和技术变化的速度(见框1.3)。

框1.3 背景:医疗保健中科学和技术变化的速度

科学改变医疗保健知识基础的速度有多快? 当然,这取决于它的定义,但有人试图计算出医疗知识的增长速度。一个被广泛引用的估计是吉姆·卡罗尔的:

"(新的基因)知识重新定位了整个医疗系统,从一个病人一旦生病就被治疗的系统到一个基于基因组而治疗病人可能发展的疾病的系统。医疗知识的数量每八年翻一番……"

(资料来源:http://www.jimcarroll.com/2011/10/trend-the-future-of-knowledge/#.Utlkt_bFK2w)

还有许多其他估计,加州大学伯克利分校信息学院帮助总结了这些观点(《知识的组织》。信息概念i218,2009年2月17日):

——医疗信息每19年翻一番。

——医疗知识每19年翻一番——一个医生需要200万个事实来执业。

——医疗知识每17年翻一番。

——新医疗信息的数量每10～15年翻一番,并在23～50年内增加十倍。

——医疗知识每7年翻一番。

——医疗知识每6～8年翻一番,每天都有新的医疗程序出现。

——约有20 000—30 000本医学期刊出版,医疗信息的数量每5年翻一番。

——医疗信息每4年翻一番。

——医疗信息每3年翻一番。

——医疗知识每2年翻一番。

正如我们将看到的,这给负责规划和提供医疗服务的管理者和政策制定者带来了巨大挑战,尤其是医疗技术创新的经济学通常意味着总体成本被推动上升,而不是像其他行业那样被降低。鉴于可供卫生系统使用的财政资源不是无限的,改变临床实践的量和强度——包括其技术投入——是政策制定者控制成本的主要方法。正如戴维·埃迪在近四分之一世纪前指出的那样,这意味着每一个创新,无论多么微小,都需要对其引入进行仔细管理(Eddy,1993)。

第四章探讨了医疗创新过程,从新技术的初步开发和商业化到其采用、实施和传播。对于技术创新的开发者来说,医疗保健被视为一个困难的市场——将新产品商业化充满风险,市场相比其他行业有其特殊性。我们从制药、医疗生物技术和医疗设备行业的角度来看新产品开发过程的不同阶段,了解为什么许多公司正在转向"开放"和"用户主导"的创新模式。我们还讨论了政府为什么需要支持公司开发新医疗技术。

在第五章,我们转向医疗机构在实施和嵌入从其他地方采用或自己开发的创新时面临的挑战。我们看到,在医疗保健中,创新利益的证据问题是一个基本问题,这种证据如何被促进或限制采用。有时证据不被某些可以影响采用决策的利益相关者接受。在确定一项创新的影响如何在整个卫生系统不同部分产生影响方面存在问题也可能意味着,即使有强有力证据表明其益处,创新仍可能未被采用。尤其是当创新变得复杂时,涉及许多技术、组织和服务交付变化的混合时,这在医疗保健中很典型。我们探讨了政府为帮助刺激创新所采取的措施。

在第六章,我们探讨了"颠覆性"和"节俭"创新的特点及其在医疗保健中的应用。自 20 世纪 90 年代末首次被引入以来,无论是在医疗保健的背景下还是在更广泛的商业和政府背景下,颠覆性创新的概念变得越来越普遍。但这一概念经常被误解,并被不加批判地用于描述许多被视为激进或可能颠覆现有工作方式的不同类型的创新。对节俭创新的概念——为资源贫乏的环境设计得更便宜、更简单的技术所日益关注，进一步使水变得浑浊。

第七章转向复杂性问题。我们知道，卫生系统通常是庞大而复杂的，拥有众多利益相关者、专业和组织文化、不寻常的经济学和复杂的政治。为了让人们获得必需的护理并降低成本，所有环节必须运作良好并作为一个系统协同工作。然而，通过创新改善医疗保健的努力可能会导致一个领域的进步，但使另一个领域的情况变得更糟。有很多关于改进"整体系统方法"的讨论，明确或隐含地借鉴了复杂适应系统理论的概念。我们看到，该理论的经验教训如何帮助组织、政策制定者和公司更好地设计并将创新引入到卫生系统中。

最后，在第八章，我们总结了技术和创新在应对世界面临的重大医疗挑战中的作用，以及对创新管理的经验教训。

全书中有许多例子为你提供更多信息。这些例子分为：

——背景信息框，扩展了正文中的观点，

——概念框，包含了正文中讨论的理论或概念的更多信息，

——行动中的创新框，描述了一个医疗创新的应用实例或说明了正文中提到的一个创新挑战，以及

——案例研究，更多的讨论一个医疗创新的例子，帮助你更容易理解概念并展示它们在现实环境中的意义。

每章和更多的案例研究还提供了一些讨论问题，鼓励你回顾和应用你获得的知识，并测试你对所涵盖理论和观点的理解。

所有参考文献都列在书末，但每章后面都有一些精选的扩展阅读材料。

有许多关于技术和创新管理的优秀通用教科书。它们为关键概念提供了非常有用的背景信息，这些概念是该领域思考的基础。我在准备本书时发现 Smith（2010）、Bessant and Tidd（2007）、Tidd and Bessant（2014）以及 Dodgson et al.（2008）的书很有用。

在关注技术和创新管理及经济学的主要学术期刊中有：*Research*

Policy, Technovation, International Journal of Innovation Management, Technology Analysis and Strategic Management, R&D Management, Industry and Innovation, Journal of Product Innovation Management, European Journal of Innovation Management 。

推荐阅读

—Britnell M (2015) In Search of the Perfect Health System. United Kingdom: Palgrave.

—Howitt P, Darzi A, Yang G-Z, Ashrafian H, Atun R, Barlow J, et al. (2012) Technologies for global health. The Lancet Commissions. http://dx. doi. org/10. 1016/S0140 – 6736(12)61127 – 1

第二章

技术与创新管理：基本要素

本章内容将帮助你：

——理解我们所说的技术是什么意思。

——理解创新的本质，并能够区分发明与创新。

——区分创新的不同形式，如产品、过程和服务创新。

——区分不同类型的创新，如激进和渐进创新。

——理解创新与技术性能改进之间的联系。

——描述与创新相关的主要活动。

——理解创新的采用和传播方式。

无论在研究中还是在大众想象中，"技术"和"创新"通常被视为与创意公司推出的新产品有关的东西。当我们谈论创新时，诸如"研发""创业""竞争力"等词语，以及更快、更好、更便宜的产品都会在我们的脑海中浮现。但是，当我们考虑技术和创新时，我们实际上指的是什么？如果我们要理解它们如何应用于医疗保健领域，从大量和多样化的文献中掌握技术和创新管理的核心概念是很重要的。

根本上，创新既是结果也是过程。它涉及将一个想法或发明转化为可以出售给客户或以某种方式实际使用的东西。达特茅斯大学前工程院院长刘易斯·邓肯简明地描述了创新，即"将想法转化为发票的能力"。创新有时也与具有特殊特征的个人有关——发明家、企业家、风险承担者。承担风险和失败被视为创新过程和创业的一个重要部分。许多评论员认为，要创新成功，就必须承担风险，允许犯错误和偶尔失败。

在管理技术和创新方面有丰富的研究和经验。本章讨论了螺母和螺栓——这些最重要的教训，提供了对创新如何运作的见解。关于技术和创新管理的大部分研究和辩论都根植于制造和服务部门。我们在本书的其余部分中探讨了为什么这些教训不能总是直接应用于医疗保健领域。但其他经济部门汲取的经验教训仍然非常有助于我们解释医疗保健中的特定创新现象。在阅读本章时，请记住医疗保健为什么与制造和服务行业不同的原因，概述见框 2.1——第三章将对此进行详细讨论。让我们从一些定义开始。

**框 2.1　概要：医疗保健中的创新过程可能
与其他行业不同的一些原因**

——医疗保健是一个系统，它非常复杂——涉及许多组织，具有许多专业和财务孤岛以及根深蒂固的文化。

——医疗保健总是在不断演变，因为其基础科学和新技术的发展不断变化，而且政策制定者喜欢调整其资金和制度。

——医疗保健受到严格监管——"冒险"尝试新事物未必会受到医疗保健管理者、政治家或患者的欢迎。

——医疗保健通常高度政治化——例如，我们可能知道改善服务的最理性选择是关闭不再需要的医院或医院部门，但这几乎肯定会导致选民愤怒和政治家担忧。

什么是"技术"？

"技术"一词通常与"创新"密切相关。我们谈论公司引入新技术的方式与谈论公司创新的方式相同。但技术和创新并不是同一回事。开发对技术及其各种维度的工作理解是重要的。大多数作者得出结论，技术是一个模糊的概念（Roberts and Grabowski, 1996; Orlikowski, 1992）。人们的共识是，技术关注的是用应用知识来解决有关问题。米查姆（Mitcham, 1994）认为技术有四个维度：知识、活动、对象和意愿。有些人将其定义得非常广泛。例如，舍恩（Schon, 1967）描述技术为"任何工具或技术：任何产品或过程，扩展人的能力的任何物理设备或做事或制造的方法"。经合组织的《奥斯陆手册》的一早期版本（关于科学和技术活动的测量）建议，技术是"知识、技能、惯例、能力、设备和工程实践的复杂整体"（OECD/EUROSTAT, 2005）。

"通过将任务、技术、知识和工具聚合成单一的构造——技术，忽视了这些构成成分之间的相互作用以及与人类的互动。例如，我们无法研究不同假设、知识和技术如何嵌入不同类型的工件或实践中，以及这些对人类行动和认知如何产生不同影响。"（Orlikowski, 1992）

这些定义因其广泛性而受到批评。奥利科夫斯基（1992）认为这使得难以区分新知识、物理工件或实践的相对影响。还有人担心"技术的"和"技术"一词带有与物理制造产品相关的特殊含义。这些在研究创新时可能不适用，因为许多人将"技术"解释为"使用高技术设备和设备"，因此认为它不适用于服务或过程创新（OECD/EUROSTAT, 2005）。

为了达到我们的目的，从这些关于技术的讨论中可以提取出一些重要的观点。

硬技术与软技术

硬技术（有形工件，如计算机或手机）和软技术（关于这些工件如何工作的知识）之间通常是有区别的（Swamidass and Nair，2004）。贝赞特和弗朗西斯（2005）将软技术定义为"促进实现明确目标的思维、实践和行动体系"，换句话说，软技术使硬技术得以应用于解决问题。奥利科夫斯基（1992）认为某种技术会与反映个人价值观、世界观和组织程序和过程的工作方式联系在一起。因此，我们对某种软件等技术的理解可能会受到其中所包含的知识的强烈影响（Kogut and Zander，1992；Blackler 1995；Fernandes and Melo Mendes，2003）。

关于知识与技术和创新之间关系的文献非常丰富。这集中在诸如其"显性""隐性"或"情境化"程度，它是"编码化"还是"具体化"，组织需要选择、采用或放弃技术或支持性能改进的能力（框2.2）。一些知识——如操作设备的软件——是显性的，但隐性或情境化知识也可能存在并影响其采用和使用（Suchman，1987）。这种知识通过使用技术的学习而发展。

框 2.2　概念：知识的类型

——显性知识可以被清楚表达、编码和访问。

——隐性知识与显性知识相反；不能通过言语充分表达。

——编码化知识是转换为可用形式的显性知识。

——具体化的知识是我们无需有意识思考就能理解的常规、习惯、任务和信息。

——情境化知识是受知识使用者的历史、语言和价值观影响的知识。

"工具本身并不是一种技术；它们被用来标识技术，并且是人们为了达到某个目的而把它们用于某种用途。"（Teich，2003）

重要的是要认识到,硬技术和软技术不仅仅是一个连续体的两个端点,一端是有形的工件,另一端是无形的工件。它们是不同类型的技术实体,但它们在不同程度上相互关联。这意味着人类行为会影响我们对技术的行动和理解。我们以习惯和无意识的方式以及计划和深思熟虑的方式使用技术。我们还会在技术的应用及其未来发展上做出战略选择。简而言之,我们影响技术的使用和演变,因此影响技术创新的促进或抑制因素。人们的共识是,技术在与人类行为和社会中的制度关系上不是中立的。

因此,研究者认为技术是"社会技术系统"的一部分——一个人、组织、制度和技术相互作用的系统(Trist, 1981; Teich, 2003)——其角色受"社会建构"过程的影响,其中对世界的理解和现实的共享假设是由个体共同构建的(Orlikowski, 1992)。它不能被视为既定的(Weick, 2001),也不能以决定论方式看待(见下文)。许多人研究了技术是如何"社会建构"的。这强调了与多样化技术相关的意义如何影响其发展——例如,牵引力、速度和美学的权衡影响了自行车轮胎。

如我们将在后续章节中看到的,这些关于硬技术和软技术以及知识性质的区分,对于理解为什么医疗保健中的创新过程与经济其他部门不同非常重要。特别是,医疗技术不能仅仅以物理制品的角度来定义。它的力量在于与技术相关的软知识——所设计的技能和技术以及如何应用它们。

这些知识可以适应具体情况——围绕个体患者的需求和具体医院等地方组织背景进行定制。它也可能因为医疗职业的反思性质而演变(即从经验中学习)。因此,它可能会受到社会建构过程的影响。这就是为什么医疗技术和医疗创新的实施和影响可能既具有挑战性但又不可预测。

技术决定论

尽管不能以决定论的方式对待技术的实施,但技术仍然具有某些决定性的品质,因为一旦启动,可能很难逆转特定的技术轨迹。例如,内燃机在 19 世纪末发展起来,仍然在 21 世纪塑造着汽车行业。为了支持电动汽车,必须建立一个全新的充电站和电池回收基础设施。继续使用 QWERTY 键盘布局——对英语使用者来说未必是最高效的——是另一个众所周知的例子(David, 1985)。

"技术是在一定的社会和历史环境中建立和使用的,它的形式和功能将受到这些条件的影响。"(Orlikowski, 1992)

因为技术是社会建构的并且是一个更广泛的社会技术系统的一部分,因此认识到技术轨迹没有必然性是很重要的。这适用于技术的整体方向以及技术与社会之间的关系,因为没有保证它会被采用或其使用会导致特定结果(Barley, 1986; Edgerton, 1999)。技术的当前配置——其硬件和软件元素,以及其中嵌入的假设、价值观和知识——因此受到其起点和随后的历史演变的密切影响(Clark, 1985)。

因此,一项技术或技术系统会体现遗留元素以及与当代影响相关的特征。莫里森(Morison, 1966)描述了在第二次世界大战期间,旧的实践(软技术)如何体现在现代火炮(硬技术)中,例如射击前的短暂停顿:这种惯例源于过去"牵马"的要求,尽管现代战争的环境完全不同,但这种惯例仍毫无疑问地被遵循。

为什么我们需要更加精确地定义"创新"

"创新被个人或其他采用单位视为新的想法、实践或对象"。(Rogers, 2003)

"创新是将发明投入使用的过程"。(Schon, 1967)

"创新"一词意义丰富。它可以指一个结果——我们经常含蓄地将其用于物理对象或产品,也可以指开发这些产品的过程。创新的结果可以是物理对象,但新的服务或商业模式也可以被描述为创新——例如,低成本航空公司的新商业模式。将创新作为一个独立的产品通常是关于采用研究的特征,而从过程的角度来看,它更多地与实施研究相关(Rye and Kimberly,2007)。如我们将在后面看到的,在医疗保健领域,这种区分可能有些人为。

直到最近,商业模式或服务创新在研究、辩论和教学中普遍被忽视。尽管情况有所改善,但仍然可能过分强调创造新产品并将其推向商业市场相关的创新方面。关于公共部门创新的工作仍然相对较少,即在非商业环境中新思想的开发和应用。这很重要,因为尽管为其提供投入的制药、医疗设备和其他公司都在私营部门,但大部分医疗保健服务是由非营利或公共部门提供的。

框 2.3 概念:定义创新

英国贸易和工业部对创新的定义(DTI,2004):

创新行为或过程。

一种新的方法、想法、产品。

新想法的成功开发和利用。

其他一些定义:

"任何创造新资源、过程或价值,或改善公司现有资源、过程或价值的东西"(Christensen et al.,2004)。

"有目的、有针对性地改变企业的经济或社会潜力的努力"(Drucker,1985)。

"创新是一个缓慢的积累过程,将小的洞察力与有趣的事实和可靠的过程相结合"(Rae-Dupree,2008)。

"创新是……我们共同经历的新模式,因为从日常工作对话中出现新意义……这是一个与他人一起参与工作的演变的激动人心的过程"(Fonseca,2002)。

创新既有创造性维度(通常称为"发明")也涉及对发明的利用的商业或实际维度。只有当这两个维度都得到有效管理时,才会产生创新。因此,重要的是不要混淆创新和发明——它们是相关的,但并不

相同。许多想法在发明阶段就失败了。采用的路径可能很长很艰难。即使决定采用,日常实践中的实施和在人口中的扩散也可能很困难。或许没有哪个领域比医疗保健更能体现这一点。

我们能否更严谨地分类创新?这是重要的,因为技术的影响可能因其改变单个组件(服务或商业模式)的程度或整个组件系统的程度而有所不同,例如从模拟电话到数字电话的转变。如果我们想更好地理解与创新相关的演化过程——创新如何在未来改变某个产品或服务——我们需要对嵌入该产品或服务中的技术变化程度做出判断。

框2.4　概念:定义创新的要点

——新想法——新(或改进)的产品、过程或服务,或一种全新的业务或商业模式。

——利用——想法必须可实现且潜在的价值生成(即创新=发明+利用)。

——成功——创新被目标受众采用。

——"新"是一个相对的术语——可以意味着"世界上新的""市场上新的"或"公司里新的"。

创新一词的严格定义可能会将其使用限制为首创突破(如喷气发动机),但它也通常用于对现有创新进行更适度的小幅改进。

资料来源:剑桥大学制造研究所。

创新(而非创新过程本身)已被以各种方式分类。一种区分方法是根据创新需求的资料来源——是由新技术或服务的开发者推动的,之前没有需求,例如电子书。或者是由某种表达的需求拉动的,可能是减少生产成本或解决安全或质量问题的需求。实际上,创新很少是简单的"推动"或"拉动"问题。它往往是两者之间的相互作用,创新者在创造(推动)新的可能性的同时识别不断发展的消费者或其他需求

（拉动）（Tidd and Bessant，2014）。对于创新者来说，关注市场以确保他们的好点子实际上是人们可能想要的潜在创新，同时确保他们不至于过分关注市场和其短期需求，以寻找在真正激进的想法和被蒙蔽之间保持平衡。

另一种常见的区分是"渐进"和"激进"创新。大多数时候，创新是关于利用和详细阐述想法，在既定技术或市场轨迹内创造主题的变化（Tidd and Bessant，2014）。然而，有时会发生突破，创造出新的技术轨迹，此时循环重新开始并向前推进。

就我们的目的而言，将创新分为以下三种方法就足够了：

它们的范围，即新颖程度（它们有多新）。

它们的形式或应用（无论是产品、过程还是服务）。

它们的创新性（与当前标准相比，它们的组件有多大的变化）。

新的定义

我们如何概念化创新与新颖性之间的关系本质上是一个判断问题。某个事物是否是新的取决于某人对"新颖性"的看法。创新研究的视角通常是采用者的视角。新颖性被视为相对于采用者的感知，无论他们是个人、公司还是其他类型的组织。一个创新的产品或过程可能在其他地方已经存在。但其新颖性可能与特定的行业部门或技术生态系统相关，例如国家卫生服务系统。因此，一种新药可能在一个卫生系统中是一种创新，但在另一个已经被广泛使用的卫生系统中却不是。

定义"新颖性"可以很微妙。创新文献中使用的一种新颖性意义是"不同性"，即与现状的偏离程度。这通常指某种形式的具体知识优势，如现有的技术规范或外部标准，如公认的"最佳实践"（Rye and Kimberly，2007）。因此，医学创新被定义为由专家的集体判断决定的在某一领域中与之前技术的显著偏离（Meyer and Goes，1988）。另一种新颖性的定义与"最近性"有关，无论是某些事物在世界上存在的实际时间或感知时间(Rye and Kimberly，2007)。

框 2.5 概念："新颖性"和"差异性"的模糊性

赖伊和金伯利(2007)在对医疗创新的采用文献进行系统回顾时指出,研究人员在使用"新颖性"的其他定义时往往比较随意。这是一个问题,因为我们如何看待新颖性既影响外部标准的定义,也影响潜在采用者的看法。他们用一个简单的表格描述了各种选项：

	外部标准	
	创新	不是创新
采用者的看法 创新	1. 创新	2. 模棱两可
不是创新	3. 模棱两可	4. 不是创新

在单元格 1 中,无论是从采用者的看法还是从外部标准来看,显然都存在"创新",但不清楚这是因为创新相对于外部标准而言是新颖的,还是相对于采用者的看法而言是新颖的,抑或是两者兼而有之。相反,在单元格 4 中,我们可以说某些东西不是创新,但却无法准确说出原因。例如,如果从采用者的角度来看某事物不是创新,但从外部标准来看它是创新的(反之亦然),这种情况就更加模糊了。赖伊和金伯利认为创新定义之间的区别远远超出了语义学的层面……(它们)揭示了研究人员在基本假设和观点上根深蒂固的差异,这些差异影响着研究问题和分析的特点。

因此,在比较创新采用研究的结果时,我们需要谨慎,因为它们可能在谈论完全不同的事情。明确不同类型研究之间的界限非常重要,因为它们可能建立在完全不同的创新概念之上。

一个众所周知的模型是由库珀(Cooper,2001)所创立,他根据创新对市场或公司的新颖程度而对创新进行分类。新的产品线可能对某家公司来说是新的,要求公司在内部进行创新开发,但对其他公司来说可能已经很成熟。或者一家公司可能开发一种旧产品以重新定位它,创造市场上的新事物,例如将饮料 Lucozade 从一种用于康复患者的产品重新定位成一种针对健身市场的能量饮料。真正创新的产品(或服务)对公司和市场都是新的。根据库珀(2013)的说法,自 20 世纪 90 年代以来,对现有产品的改进和修改——"渐进创新"——以牺牲创新对世界和市场来说都是新的为代价而大幅增长(见图 2.1)。

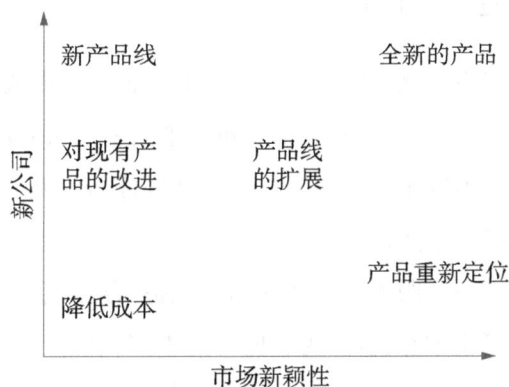

图 2.1 创新的"新颖性"

资料来源:Cooper(2001)。

弗里尔和德容(2009)根据创新结果的新颖性和创新活动要求组织或公司获得新能力——专业知识、设备或知识的程度,并对创新进行了分类。一项对公司来说是新的但对市场来说不是新的创新可能只是需要提高其能力和竞争力;激进创新不仅对市场来说是新的,而且要求公司发展全新的能力(见图 2.2)。

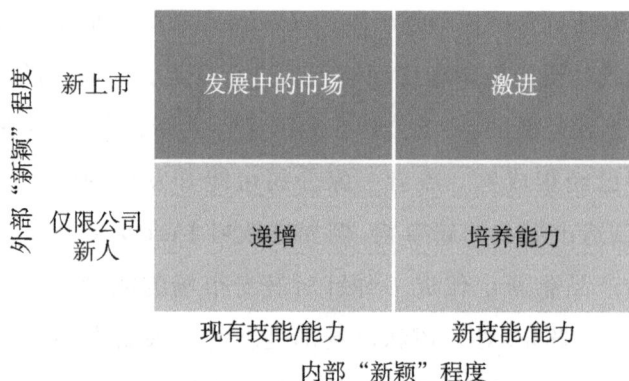

图 2.2 与公司层面能力相关的"新颖性"

资料来源：Freel and de Jong（2009）。

形式：产品、过程或服务？

我们也可以看看创新的形式。创新的三种主要形式是：

产品——有形的物理对象（如手机），消费者购买后使用。

服务——无形的事物（如银行、教育和医疗），消费者从中受益，但实际上并未获得一个实体。

过程——产品或服务生产者使用的设备、方法、系统。

服务创新经常被忽视，因为它们可能不那么引人注目。公众的想象力倾向于识别发明和有形产品，但服务创新也对我们的生活产生巨大影响——例如 Facebook、eBay、Google。服务创新可以是微妙的，通过个人技能的发展或组织之间的协作关系逐步出现（Tether，2005）。

过程创新甚至更不明显，但从长远来看，其影响可能比产品或服务创新更大。自英国早期工业革命以来的制造过程创新导致了全球的社会和经济破坏，因为行业被转型，人们失业了。有人认为，由于信息和通信技术对商业模式和新业务创造的影响，我们正处于一个新的全球过程革命阶段。人们越来越关注技术引发的失业前景，不仅在制造业和服务业的低技能岗位，而且越来越多地出现在专业劳动力的一些领域,如会计或法律。

有人认为,产品或行业通常表现出生命周期,在不同阶段创新重点从产品转向过程。威廉·阿伯内西和詹姆斯·厄特巴克(William Abernathy and James Utterback,1975)开发了一个模型,其中早期阶段以产品创新和不确定性为特征。经过一段时间后,一种"主导设计"得以确立,它符合市场的需求和愿望,但从技术角度来看可能不是最佳设计(换句话说,创造了特定的技术轨迹)。然后,重点从产品或产品多样性转向过程创新,改进制造过程,以适当的价格提供一致的质量。最终,成熟阶段出现,以产品和过程的渐进创新以及与其他公司的广泛竞争为特征。进一步的突破最终使循环再次回到流动阶段并向前推进。从公司寻求竞争优势的角度来看,这个模型意味着他们的工作重点应该放在寻找早期流动阶段的激进产品创新理念和成熟阶段的渐进式改进上。然而,这个阶段可能会遭到破坏,因为现有公司的产品被竞争对手更便宜的版本所取代。

创新涉及技术"推动"和"拉动"刺激的观点也与这一视角相关。成熟行业的重点通常是拉动,因为它们响应不同的市场需求,并试图通过渐进创新进行区分。另一方面,新兴行业则往往以推动刺激为主,有时被描述为"寻找问题的解决方案"。

创新类型——激进的、渐进的及其他

我们还需要考虑创新的"创新性"——其创造投入了多少研发、设计或工程方面的努力,这如何影响性能? 这很重要,因为性能变化率的差异部分与创新发生的方式有关,随着创新周期的展开,这对公司和组织需要获取的能力类型有影响。

瑞贝卡·亨德森和金·克拉克借鉴了主导设计的概念以及不同类型的创新可以根据其对公司的既定能力的影响来描述的想法。他们提出了一个包含两个维度的模型。一个维度捕捉了创新对产品(服务或过程)组件知识的影响;另一个维度捕捉了其对这些组件之间连接的影响,即关于组件如何连接在一起使产品工作的"架构"知识。因此,可以有四种类型的创新,如图 2.3 所示,其中激进和渐进创新代表了创新空间中的极端点。根据亨德森和克拉克激进创新确立了一个新的主导设计,因此,新核心设计概念体现在新的架构中链接在一起的组件中。便携式磁带播放器如 Sony Walkman 到 MP3 播放器或 iPod 的转变就是一个例子。另一方面,渐进创新则是改进和扩展现有设计。改进发生在单个组件上,但基本核心概念和它们之间的连接保持不变。因此,一旦引入,MP3 播放器或 iPod 随后通过增加其存储器、延长电池寿命或提高显示质量得到改进。

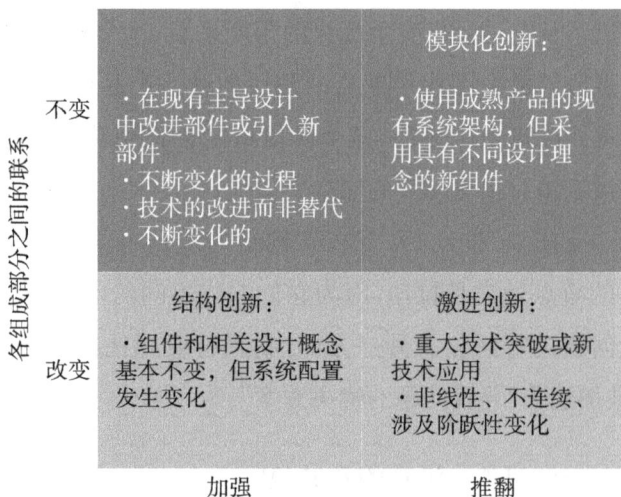

	加强	推翻
不变 各组成部分之间的联系	·在现有主导设计中改进部件或引入新部件 ·不断变化的过程 ·技术的改进而非替代 ·不断变化的	**模块化创新:** ·使用成熟产品的现有系统架构,但采用具有不同设计理念的新组件
改变	**结构创新:** ·组件和相关设计概念基本不变,但系统配置发生变化	**激进创新:** ·重大技术突破或新技术应用 ·非线性、不连续、涉及阶跃性变化

图 2.3 创新类型

资料来源:Henderson and Clark (1990)。

在这个模型中,模块化创新仅改变技术的核心设计概念。架构创新改变产品的架构,但保留组件及其核心设计概念不变。这通常是由于一个组件的变化导致与既定产品中其他组件的新互动,例如从吊顶安装到便携式风扇的转变,这是由电动机和叶片性能的提高引发的。

我们可以将库珀的模型与亨德森和克拉克的模型结合起来,创造出另一个创新视角,其中一个连续体代表渐进和激进创新之间的光谱,另一个连续体代表在组件或系统层面上的变化程度，如图2.4所示。

系统级别	现有产品的新版本	产品的更新换代，例如从磁带播放器到MP3播放器的转变	新模式，如蒸汽动力、生物技术
组成级别	改进组件	现有系统的新组件	改进产品部件的先进材料
	递增（做得更好）	企业新人	激进（初来乍到）

图2.4 创新的另一种分类

资料来源：Bessant and Tidd（2007）。

混淆"激进""不连续性"和"颠覆性"创新

描述更激进类型的创新时，术语经常被混淆。"不连续性""激进"和"颠覆性"创新这三个术语常被互换使用。虽然连续创新改进但保留了现有的做事方式，不连续创新则会对现状造成某种破坏（Tushman and Anderson，1986）。激进创新和不连续创新本质上是同义词，描述了现有技术的显著变化。但"颠覆性"创新一词有时也与激进创新互换使用。《金融时报》提供了一个简单的入门指南，如框2.6所示。我们在第六章详细讨论了"颠覆性创新"的概念。

框2.6 概念：不连续创新的定义

不连续创新导致科学或技术的范式转变和/或行业的市场结构变化。由于它们是全新的世界产品，是为了执行以前不存在的功能而被制造的，不连续创新需要现有组织及其价值网络，包括用户进行大量学习。不连续创新打破了既定的常规，可能甚至需要一套完全不同的能力和新行为模式。新颖性的概念是相对的，因此对一个组织来说是不连续创新，而对另一个组织来说则可能是渐进的。激进创新和不连续创新是同义词。在1997年之前，它与"颠覆性创新"曾是一个同义词。从那时起,这个术语与克里斯滕森的模型密切相关联。渐进创新是激进创新的对立面。

资料来源:http://lexicon. ft. com/Term? term = discontinuous-innovation

创新的起源——领先用户和开放创新

一项技术用户("最终用户")在其创新过程中所扮演的角色已被广泛探讨。公司与用户在新产品开发和商业化过程中合作的不同模式很多。正如我们可以根据创新的各种功能属性或新颖程度来分类,我们也可以根据其产生过程进行分类。

一种方法是思考最终用户在创新开发过程中的角色和知识共享的开放程度,即创新者在开发过程中如何自由地公开其知识产权(IP)。图2.5基于这一点对不同模式进行了分类,显示了从传统的供应商中心技术推动模式(其中创新背后的知识要么内部生成,要么外

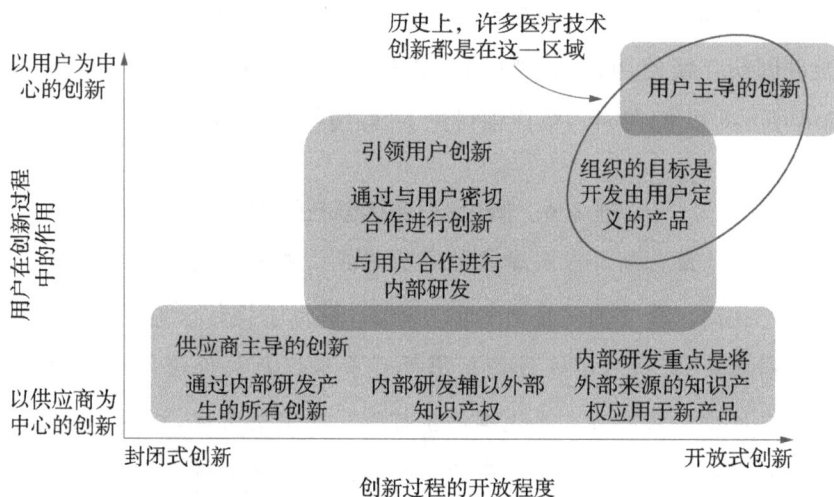

图2.5 区分供应商主导型创新、主导用户型创新和用户主导型创新

资料来源:基于 Savory(2009a)。

部获取），到更多以用户为中心的模式（其中"领先用户"在创新过程中扮演重要角色），再到"开放创新"模式（用户在创新的创建和开发中起主要作用）。

Von Hippel（2005）将领先用户定义为体验到领先于主流用户的需求的用户，他们的需求将最终成为常态，并且期望从获得满足其需求的解决方案中获得显著利益。领先用户对公司来说具有潜在的重要性，因为他们可以为创新开发提供意见。领先用户创新与更开放或用户主导模式的区别在于，谁控制开发和销售过程，在领先用户案例中，创新公司仍然控制着开发和销售过程。

另一种用户需求拉动是以"极端环境"作为创新来源的想法。"苛刻的客户意味着好的设计"（Gardiner and Rothwell，1985），这意味着极端环境或问题的需求驱动创新者提出尖端的想法和激进的创新。最初，这适用于解决雷达隐身军用飞机等问题的先进技术解决方案。最近，这一概念与"颠覆性"和"节俭创新"重叠，为以前未被满足的市场部分提供更便宜、更简单的解决方案，可能是为"金字塔底层"人群提供新的商业模式。

亨利·切斯伯在20世纪80年代末将这一研究领域的不同方面整合成了开放创新模型（Chesbrough，2003）。这一概念否定了创新仅源于组织内部研发能力的假设。相反，一些公司从外部寻找创新想法，将其开发并推向市场，或有时将其出售给其他方加以利用（Lichtenthaler，2010）。开放创新的重点是将这些内部和外部想法结合起来，以推进新技术的发展。这需要将实际和潜在用户的力量用于组织自身的资源上。

本质上，开放创新打破了传统的技术推动创新开发的范式。虽然技术推动可能仍然是许多部门的主导模式，包括很多医疗保健，但用户驱动的模式一直很重要，而开放创新被认为是产生新想法的越来越重要的方式。一些人将向开放创新的转变描述为创新的"民主化"（Von Hippel，2005）——产品的最终用户在其创新过程中是活跃的，经常在社区中协作(现在由社交网络工具辅助)并愿意自由地展示他们的创新。

开放创新因其模糊和规范的概念而受到批评,并且对其益处缺乏有力的学术研究(Tidd and Bessant,2014)。虽然它强调公司应从外部获取知识或其他创新资源,并与他们分享内部资源,但何时以及如何这样做尚不清楚。用户创新者可能不愿意在需要引入额外技能时放弃对其创新项目的控制。然而,如果留得太晚,开发可能已经在错误方向上走了太远;太早则可能导致创新者泄露他们的知识产权。表2.1描述了公司实施开放创新战略的各种好处和挑战。

> **框 2.7 概念:切斯伯的开放创新原则**
>
> (1)不是所有聪明人都为你工作。
>
> (2)外部想法可以创造价值,但需要内部研发来为你索取其中的一部分价值。
>
> (3)建立一个更好的商业模式比率先上市更好。
>
> (4)如果你能充分利用内部和外部的想法,你将获胜。
>
> (5)你不仅应该从别人对你知识产权的使用中获利,而且只要它能推进你的商业模式,你也应该购买别人的知识产权。
>
> (6)你应该扩展研发的角色,包括知识生成和知识中介。

表 2.1 开放创新的潜在好处和应用挑战

开放创新	潜在好处	应用挑战
利用外部知识	增加知识储备。减少对有限内部知识的依赖	如何搜索和识别相关的知识来源。如何共享或转移这些知识,特别是隐性和系统性的知识
外部研发具有重要价值	可以降低内部研发的成本和不确定性,增加研发的深度和广度	不太可能产生与众不同的能力,也更难实现差异化。竞争者也可进行外部研发

（续表）

开放创新	潜在好处	应用挑战
不一定要原创研究才能从中获利	降低内部研发成本，将更多资源用于外部战略和关系	需要足够的研发能力，以识别、评估和适应外部研发
建立更好的商业模式优于率先进入市场	更加重视获取价值而不是创造价值	初创优势取决于技术和市场环境。开发商业模式需要与其他参与者进行耗时的谈判
最好地利用内部和外部创意，而不是创造创意	更好地平衡资源，寻找和发现创意，而不是创造创意	提出想法只是创新过程的一小部分。大多数想法未经证实或没有价值，因此评估和开发成本很高
从他人的知识产权（向内开放式创新）和他人使用我们的知识产权（向外开放式创新）中获利	知识产权的价值对互补能力非常敏感，如品牌、销售网络、生产、物流以及配套产品和服务	商业利益或战略方向的冲突。就可接受的知识产权许可形式或条款进行谈判

资料来源：Tidd and Bessunt（2014）。

技术、创新和性能改进

通常，产品的性能会随着时间的推移而提高，单位成本会下降。我们在笔记本电脑、平板电脑或手机等消费品上都经历过这种现象。但是，预测创新的未来影响往往很难。我们可能对创新变化的速率、哪些参数或组件在变化或这些影响是特定于产品还是系统性知之甚少。更广泛地说，准确评估未来是困难的，因为在技术、经济、社会和政治变化的驱动下，特定行业的外部环境可能非常复杂且变化迅速。

使用"德尔菲"小组和情景构建是探索技术未来的两种方法。我们还可以使用历史数据告诉我们特定趋势在过去如何演变，并外推以指导我们了解其未来可能的演变，或者我们可以使用启发式方法——简单的现象心理模型。创新研究中的一个著名例子是性能"S 曲线"理查德·福斯特认为，产品的性能通常在早期阶段增长缓慢，然后加速，最后趋缓（图 2.6）。这是在给定创新架构内研发生产率先增加然后下降的结果。曲线的形状意味着在早期阶段需要大量努力,一旦学习完成,性能可以通过边际努力得到改善。对于某些行业或产品,可能会出现突破,进入新的曲线,激进创新完全改变了创新架构。换句话说,旧曲线和新曲线之间存在不连续性。理解 S 曲线的本质使我们能够洞察特定行业或技术部门的竞争动态。例如,在《创新者的困境》中,克里斯滕森讨论了每个连续的计算机硬盘行业如何被新技术平台引入所摧毁(Christensen, 1997)。

> "告诉我们未来会发生什么的有两类人——一类是不知道的人,另一类是不知道自己不知道的人"。(经济学家约翰·肯尼斯·加尔布雷思,《华尔街日报》,1993 年 1 月 22 日)。

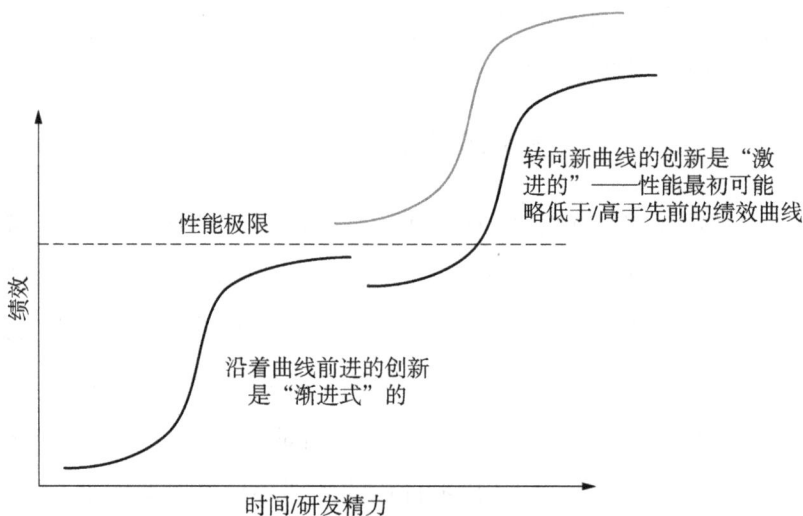

图 2.6　福斯特绩效 S 曲线

因此,这个 S 曲线模型有助于我们评估技术在其可能生命周期中的位置,并提供行业成熟度的指示。然而,它只是对观察到的性能变化模式的概括——实际上曲线的形状可能会有很大差异,我们无法推断未来可能的增益大小或何时以及如何出现不连续性(即激进转变)。然而,性能 S 曲线已在许多行业和许多技术中被观察到。

创新过程:发明、商业化、扩散

创新过程通常被分为三个阶段,被称为"熊彼特三部曲",以经济学家熊彼特命名:

——发明阶段:将想法转化为可行发明的过程,通常以验证概念的实验为特征。渐进创新可能涉及很少或没有实验,但仍需要大量技术开发。随着这些设备变得越来越耗电,在改进手机或笔记本电脑电池寿命方面做出的努力很大。

——商业化阶段:将发明的技术潜力转化为经济价值。商业化是解锁技术潜在价值以产生实际价值的过程。将一个想法商业化可能有许多方式,但只有少数可能成功。今天,"商业化"一词通常与"商业模式"概念同义,本质上是允许发明者从其想法中获利的工具(Chesbrough,2006)。

——采用和扩散阶段:创新被接受并在人口中传播的过程。这很少以稳定的线性速度进行。如果绘制创新产品的采用时间图,通常会显示出 S 形曲线,不要与福斯特的性能 S 曲线混淆。我们将在之后讨论采用和扩散曲线。

"创造性不能等同于新颖工件的开发,或广义上的新颖性和创新。相反,创造性可以被视为一个指数,表示对象或实践与开放可能性相关的程度……发明的不是工件和设备本身的创新,而是与其他对象和活动的新安排,既包括目前的,也包括未来的。"(Barry,2001)

区分这些阶段强调了成功的创新需要从发明到扩散的整个过程。发明只是一个初步创新,可能需要多年才能成为真正的创新。一个初步创新可能永远无法实现——它可能只是一个从未商业化的专利技术。由于创新的影响得到更全面的理解,即使在采用后也可能失败。未预见的副作用在广泛使用后才出现的药物就是一个例子。这些"失败的创新"很少被研究(Hadjimanolis,2003)。

这种方式表征创新过程存在一些弱点。特别是,熊彼特三部曲因被视为过于线性而受到批评。然而,线性模型由于其简便性,被政策制定者、商业界和学术界广泛使用作为技术创新活动的基本蓝图(Godin,2006)。公司中明确定义的创新策略(Cooper,2000;Cooper et al.,2000),如那些涉及新产品开发或新药开发(Northrup et al.,2012)——通常至少使用线性创新模型的某些方面。

然而,线性模型隐藏了创新过程的真正复杂性,因为这个原因,许多人认为它们具有规范性和决定论性。研究人员现在强调不同创新阶段之间的反馈以及参与者之间的互动。创新作为一个过程——因此更好地被表征为一个非线性、动态系统。发明和新想法可以在系统中的任何一点发生,它们可能需要适应当地的环境条件,其形式可能会在采用过程中演变。尤其在医疗服务中,创新过程往往是迭代的、以问题为导向的和协作的,从一个问题开始并定义潜在提供解决方案的创新。无论明确或隐含地,这个过程都可能受到"设计思维"的影响(Brown,2008)。

创新过程也很复杂,因为在某些工业部门,创新可能作为国家和区域创新系统内过程的输出而出现,这些系统由支持机构的基础设施维持(Edquist,2001)。其他创新系统可能是部门性的,围绕特定工业部门并基于关系网络(Malerba,2004),或技术领域(Carlsson et al.,2002),或它们可能借鉴来自不同工业部门或技术学科的专业知识,例如专利分类(Coombs et al.,2003)。

因此,技术创新需要被视为生态系统内部相互作用的结果,生态系统将特定技术或工业部门的公司和其他机构聚集在一起,而不是作为一个一系列离散过程的输出。不同行业有不同形式的创新过程,从高度结构化和正式的新产品开发过程到更具进化性和适应性。

新产品开发

从生产创新产品的公司角度来看,理想的过程是通过一系列系统地解决新出现的问题的阶段来解决研发问题从而逐步减少不确定性。通过这种方式,使产品沿着逻辑路径前进,从最初的潜在用户需求扫描,经过技术开发和原型设计,优化产品,最后推向市场。这需要公司在这过程中整合其市场和技术相关活动(Tidd and Bessant, 2014)。

"管理新产品或服务开发是在继续进行那些最终可能不成功的项目的成本(在机会成本方面代表其他可能性)与过早终止和淘汰潜在有前途的选项的危险之间的微妙平衡。"(Tidd and Bessant, 2014)

这一模型强调了开发阶段的一系列计划阶段,以减少风险和控制成本,以确保最终向客户交付可销售和可用的产品。在项目生命周期中,公司资源承诺和锁定的沉没成本不断增加,使其越来越难以改变方向(见图 2.7)。技术和创新管理的这一方面的核心是通过市场研究、竞争对手分析和技术研发获得知识。这使得不确定性可以转化为可衡量的风险,即能够就是否继续进行创新项目做出明智的决定。这

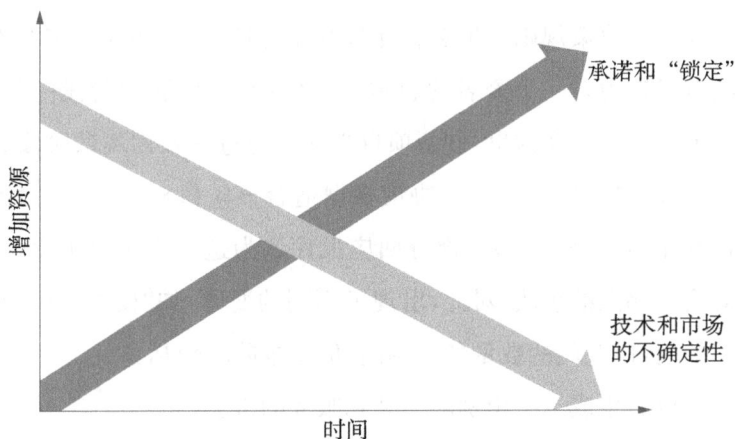

图 2.7 创新项目的不确定性和资源投入

资料来源:Tidd and Bessant(2014)。

个过程常常被描述为一个"开发漏斗",许多想法或原型随着不确定性的减少以及外部和内部资源限制的出现,许多想法或原型逐步被消减(Cooper, 2001)(见图 2.8)。

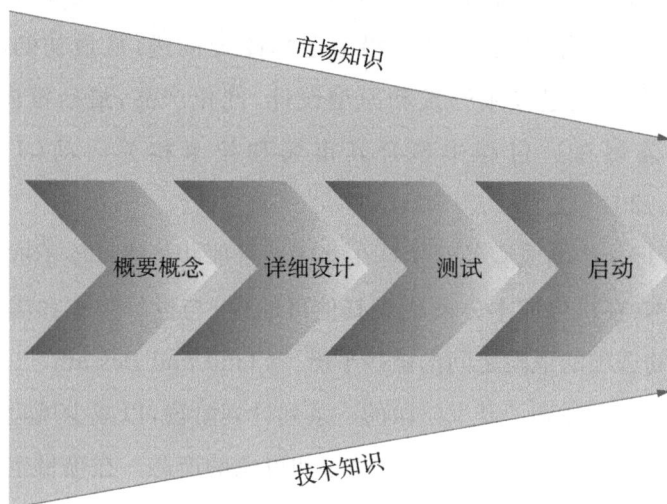

图 2.8　新产品开发的发展漏斗

资料来源:Tidd and Bessant(2014)。

主动管理技术项目从概念到开发和商业化的进展需要某种形式的结构化决策过程。这应该包括明确的阶段和在此基础上做出继续或放弃项目的决策规则。虽然有许多变体,但这一方法在许多技术部门中具有影响力。一个著名的版本是罗伯特·库珀的"阶段门"模型(Cooper, 2001)。在这里,创新项目必须在通过一系列离散阶段时满足特定的决策标准,即"门"。决策根据适合该阶段对的技术、财务或市场标准作出(见图 2.9)。部分回应批评认为这一方法过于僵化,无法应对更多偶然的想法,对此,出现了不同的变体,如"模糊"——不那么严格的门,以及门的数量各不相同,但基本阶段包括:

——概念生成——识别新产品和服务的机会。

——项目评估和选择——筛选和选择满足某些标准的选项。

——开发——将概念和选项转化为产品并测试获胜的想法。

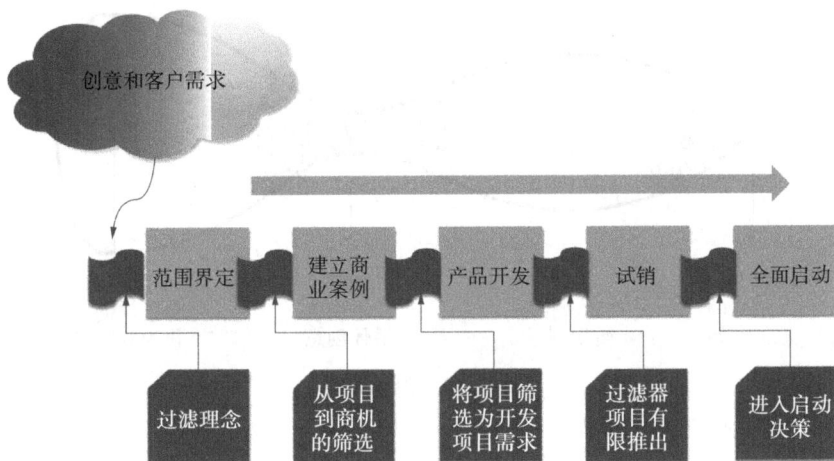

图 2.9 阶段-门过程

资料来源:Tidd and Bessant(2014)and others。

——商业化——推出和营销新产品。

实际上,新产品开发通常不是这些模型所暗示的简单线性和单向过程。现实往往要复杂得多,根据行业的特殊具体特征——其竞争或监管环境,或其使用并行工程等优化产品开发过程的方法的复杂度。

戴维·尼古斯(2007)批评了漏斗和阶段门概念,认为它们过于僵化并具有限制性,因为整个重点是从大量想法中筛选出少量想法,通过淘汰较弱的想法并挑选出赢家。他认为需要一种更具建设性的方法来加速创新过程。尼古斯提出了一种"创新火箭",即通过对问题的全面理解而明确最终目标,多个想法在"燃烧"过程中产生,潜在有前途的混合体随后接受更详细的研发以及获得可能的资助者和合作伙伴的关注,最好的想法通过开发过程被"加速"(见图 2.10)。

实验、"快速失败""安全失败"

一些公司通过实验、适应和进化的过程来应对创造新产品想法的挑战,使用试错法在越来越真实的环境中产生一系列可行的解决方

创新火箭

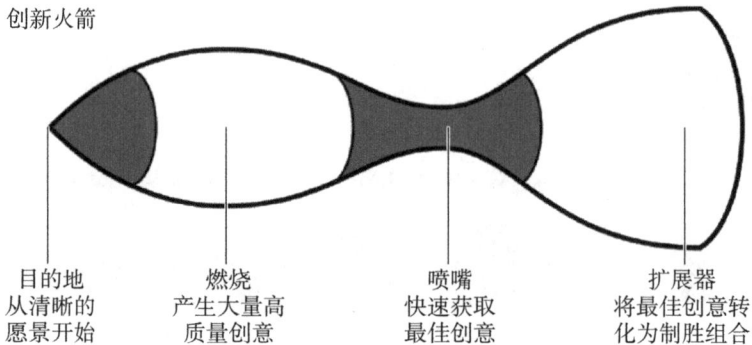

| 目的地
从清晰的
愿景开始 | 燃烧
产生大量高
质量创意 | 喷嘴
快速获取
最佳创意 | 扩展器
将最佳创意转
化为制胜组合 |

图 2.10　创新火箭

资料来源：Nichols（2007）。

案。实验可能涉及尝试创新的多种方法或变体，随着对创新及其影响的理解越来越多，逐步集中注意力。这是一种进化的方法，结合了变异——追求多种不同的选项如小规模干预或原型和选择，其中有效的变体被复制。本质上，这是一个宽度优先而不是深度优先的方法（Ellerman，2004；Barder，2010；Beinhocker，2006）。

巴德（Barder，2010）描述了一个新泡沫喷嘴是如何通过在初始原型上测试一组（随机的）变体，选择最有效的一个，然后在这个喷嘴上测试一组新的随机变体，如此进行开发的。事实证明，这种方法比让专家设计最优喷嘴更成功。我们得到的一个教训是重点不应放在始终为追求成功而奋斗或确保始终避免失败上。而是应该尝试没有用的想法并允许它们失败，但要以可控和可容忍的方式失败，为那些有益的想法能被采纳铺平道路——这是"安全失败实验"的概念。这一切都与快速和廉价学习有关——包括创新过程本身的成本和失败的成本——并让新出现的可能性变得更加明显。

因此，对于公司来说，安全失败实验是应对关键风险并在不浪费资源的情况下迅速得出结果的方法。开发创新产品的公司可能会使用替代品，如单一的细分市场或简化的技术，来测试一个假设并找出它是否有价值，而不是追求一个可能毫无结果的昂贵想法。这样做的目标是以较低成本尝试更多想法，从而可能发现意想不到的新价值来源，并确定可能采用的途径。

与此相关的是"快速失败"和"转向"的概念，即在开发阶段当公司意识到其产品走错方向时迅速调整方向。布兰克（Blank，2013）认为这有利于实验而不是详尽的规划，有利于客户反馈而不是直觉，有利于迭代设计而不是传统的"预先进行大量设计"的方法。"快速失败"概念受到了批评（见框 2.8），但从复杂性理论中接受"适应"和"涌现"概念原则已经成为包括医疗保健在内的许多领域创新过程的公认部分。制药公司与技术平台公司的技术创新和联盟有助于它们在更快、更系统的试错过程中进行大规模实验（见第四章）。

> **框 2.8　背景："快速失败"只是管理不善的借口**
>
> "快速失败"的概念被批评为时尚和误导的炒作。正如罗布·阿斯加尔所说：
>
> "忘记那些可爱的口号吧。没有人应该故意去失败。关键实际上不应该是拥抱失败，而是拥抱恢复力和重新振作起来的能力。我们的目标不应该是美化错误和灾难，而是培养从中学习和适应的能力。"
>
> 其他人进一步认为，"快速失败"和"转向"只是解释重复失败的借口，表明公司不知道其创新需要做什么才能满足客户需求（Villon de Benveniste，2014）。比"快速失败"更重要的是你从失败和成功中学习的速度，并迅速识别出如何修改创新以利用这些教训。

创新采用和扩散

正如许多关于"创新"的讨论一样，在描述创新如何被纳入主流使用时的术语有一定的模糊性。一些描述采用和扩散创新的术语往往可以互换使用,表示相同或非常相似的概念(见框2.9)。

框2.9　概念:一个词包含什么?

所有这些都是描述采用和推广创新过程的常规用语:

——采用-推广

——实施-传播

——规范化-传播

——常规化-转化

——主流化-转让

作为描述性术语,采用和扩散的初始描述似乎相当清晰。采用指的是决定采用或获取某物的过程——哪些因素起作用,我们对这些因素的重视程度,如何权衡这些因素,哪些情况下某些因素优先于其他因素等。扩散通常定义为创新在人群中或通过一个地区或国家进行的"传播"——创新被采用的速度及影响创新的因素。

但其他术语在创新研究和实践中也很常见——"实施""常态化""常规化""主流化""扩展""传播""翻译"(或"转移")。前四个经常被或多或少地互换使用,但它们之间也有微妙的区别。这些词语都含有行动的意思,通常与创新被组织采用并引入日常实践的过程相关。

关于"扩展"或"传播"和"翻译"或"转移"的定义没有达成共识。这些词在关于医疗保健创新中的采用的讨论中特别常见。我们在第五章详细讨论了这一点。简言之,扩展和传播体现了这一理念,即在更广泛的基础上传播成功的试验或创新会特别有挑战性,尤其在医疗保健领域,这也是研究人员、从业者和政策制定者长期以来一直在努力应对的问题。扩展的定义包括扩大干预措施的地理覆盖范围、使实践制度化、提高能力、动员民众并赋予其权利,以及通过扩大规模将成

功的试点项目转化为大规模或主流计划。（Bloom and Ainsuorth，2010）

技术"转化"或"转移"与将新想法从实验室环境转移到市场和日常使用中有关。这意味着将知识付诸实践。我们将在第四章看到，这在医疗保健与新技术的商业化中有多么重要。与扩散不同，其本质上涉及一个产品或想法在特定社会系统中的传播过程，技术转移则是一个更离散的点对点现象（Tidd and Bessant，2014）。

许多研究人员注意到，采用并不是一次性的、全有或全无的事件；它更像是一个过程，一系列的决策和行动。初步接受后，创新可能需要适应其当地环境，并在组织及其实践中制度化。因此，通常将组织内采用创新的不同阶段区分为"评估""启动""实施"和"常规化"（Damanpour and Schneider，2006）。特里沙·格林哈尔什、格伦·罗伯特和同事们认为，在医疗保健领域中，狭义的"采用"定义未能超越获取创新的最初决定，所以是无益的，因为实际上，大量艰苦的工作在于确保创新一旦被"采用"，就能够融入日常实践（Greenhalgh et al.，2004；Robert et al.，2009）。卡尔·梅及其同事还以医疗保健为重点提出了一种"常态化"理论，以解释在创新和其背景具有复杂性和突发行为的情况下，实施、嵌入和维持新实践所涉及的工作。

影响采用和扩散的因素

采用可以定义为影响创新决策的过程，而扩散则与创新在人口中的传播有关。影响采用的因素已被多个学科广泛研究。

经济学家通常将创新过程视为在有限信息和不确定条件下进行的个人理性计算的累积聚合，并受到成本效益评估的影响（Tidd and Bessant，2014）。这使得关于创新的信息转移在采用和扩散过程中变得非常重要（见框 2.10）。然而，这一观点受到了批评，因为它忽视采用者的社会特征、在创新过程中学习和反馈的影响以及其外部性（如越来越多用户采用创新的好处)。采用创新的最初利益可能很小,但随着改进、重新发明和外部性的影响,利益可能会增加,成本可能会随着时间的推移而降低,就像在手机被引入初期,随着越来越多的人成为手机拥有者,收益可能会增加,成本可能会降低。

框 2.10 概念:信息在采用和扩散中的作用

在各种采用和传播模型中,采用者之间的信息流动非常重要(Geroski, 2000):

——Probit 采用——潜在用户或客户权衡成本和效益。偏好的异质性意味着不同用户或客户以不同的速度采用创新。

——流行式采用——采用受到信息可用性的影响。随着潜在用户和客户了解创新的作用和使用方法,他们会采用它。

——信息级联和路径依赖——一旦创新建立,其(改进的)特征为人所知,它就会被合法化,网络效应也随之产生。

有时会出现"追随潮流"效应。这是由于已经采用创新的人数太多而造成的压力,而不是由个人评估其效益造成的。这可以使技术效率低下的创新被广泛采用和维持,如 QWERTY 键盘。

为了应对采用者通常基于有限信息做出决策的事实,开发了贝叶斯扩散模型。这些模型允许潜在采用者对创新的价值持有不同的信念,他们可以根据试验结果进行修正。如果这些试验是私下进行的,其他潜在采用者就无法从中学习,模仿也就无法发生。这意味着潜在采用者的信息丰富程度与他们采用创新的速度之间没有必然联系。

埃弗雷特·罗杰斯(Everett Rogers)于 1962 年首次出版的《创新的扩散》(*The Diffusion of Innovations*)一书影响深远。罗杰斯将与采用创新相关的决策过程分为三种类型:

——个人：个人是主要决策者。决策可能会受到社会特征和规范以及人际关系的影响，但最终还是由个人做出选择，与他人无关。这就是消费者决定购买新产品的典型例子。

——集体选择：在一个社会系统中，与他人共同做出采用选择，存在同伴压力或正式要求。例如，出台新政策促进家庭废物的回收利用。

——权威性：社会系统中少数具有专业地位或专业知识的人有权作出采用决策。对于某些类型的医疗技术，医生可能处于这种地位。

埃弗雷特·罗杰斯提出了五种以产品为基础的因素，这些因素制约着产品的采用和传播速度：

——可试用性——产品在推出前可试用的程度。

——兼容性——产品在多大程度上与用户的背景、价值观和经验相一致。

——可观察性——产品的使用和影响对他人可见的程度。

——相对优势——产品优于其替代产品的程度。

——复杂性——产品难以被理解和使用的程度。

不过，罗杰斯也强调，仅仅关注创新的相对优势，只能说明问题的一部分。价值观和信仰会随着社会、经济和文化背景的变化而变化。这反过来又意味着，采用者可能会对创新的成本和收益，或创新与其组织、生活方式或需求的兼容性持有不同的看法。借鉴农村社会学对农业创新的研究，罗杰斯将采用和传播描述为一个本质上的社会过程。行为者通过交流创造和分享信息，或许会受到舆论领袖的影响，并在此基础上做出决策。因此，假定所有潜在的采用者都是相似的，都有相同的需求是不现实的。我们也不能假定每个潜在的采用者都对创新及其质量有完美的了解。在实践中，一系列供需双方因素都会影响采用模式。（见表 2.2）

表2.2　需求方面和供给方面对创新采用的关键影响因素

需求方面的因素	供给方面的因素
与早期采用者的直接接触或模仿程度 采用者对效益和风险的不同看法	创新的相对优势 信息的可获得性 采用创新的技术或经济障碍 开发者与用户之间的反馈

　　意见领袖和创新"拥护者"对于采用和传播至关重要,尤其是当创新需要利益相关者或消费者改变其行为或态度时。研究表明,意见领袖和早期采用者对某些消费品的传播具有重要影响。在医疗保健领域,无论是在发达国家还是发展中国家的医疗保健系统中,他们在公共卫生计划或性教育中都尤为重要。关于不同形式的意见领袖和拥护者,以及他们如何帮助弥合不同群体之间的界限,已有很多研究。我们会在第五章中继续探讨他们在实施医疗创新过程中的作用。

　　这些理解影响创新在人群中传播的因素的方法有何意义?如何将它们转化为采用和传播模式?

　　罗杰斯基于正态分布(钟形曲线)提出了一个五类采用者的分类:

　　——创新者(采用者的2.5%)

　　——早期采用者(13.5%)

　　——早期大多数(34%)

　　——晚期大多数(34%)

　　——落后者(16%)

　　初始采用者——"技术爱好者"和"愿景者"的特征与其他潜在采用者相当不同,后者仅希望获得可靠、简便和成熟的产品或服务。因此,向这些群体的创新者需要不同的沟通和销售策略。杰弗里·穆尔的一本著名书籍详细阐述了这一思想,重点关注潜在采用者的特征,如他们的性格、价值观、态度、兴趣或生活方式。穆尔认为,初始采用者可能为创新公司提供可观的销售额和热情的反馈,但最终达到早期和晚期的大多数采用者对于商业成功更为重要。这些群体对产品及其潜在效益有不同的看法（即他们希望获得可靠和成熟的产品），因此可能需要对产品或服务进行重大改变。对于穆尔来说，"鸿沟"是早期采用者和晚期大多数人之间的潜在差距。

随着时间的推移，一个群体对创新的接受程度逐渐呈现出 S 形曲线特征。这一特征在许多产品创新中都可见。该模型假设潜在采用者是同质的。创新之所以会传播，是因为有关创新的信息通过与现有和潜在采用者的个人接触、观察和接近并在人群中传播的。

然而，许多创新都会偏离这条整齐划一的道路，这是因为取决于采用创新的当地环境的各种相互作用和情况的影响——其中包括影响采用创新决策的政策、监管或经济因素。萨沃里和福琼（2013）指出，创新发展过程中的线性假设也反映在创新传播文献中。罗杰斯的六阶段传播模型本质上是一种线性模型，不过他也谨慎地指出，偶然事件可能会使创新偏离正轨，他的模型只是一种一般性指导。

创新经过罗杰斯扩散模型中每个阶段所需的时间差别很大。从最初被爱好者或先驱者采用到主流使用之间可能会有很长的间隔。乔·蒂德和约翰·贝桑特认为，扩散研究中一个关键的问题是在常规的 S 型扩散曲线开始形成之前会发生什么。这对新产品的创造者来说非常重要。在新产品进入市场后，可能会出现一种不稳定的采用模式，即"前扩散阶段"。即使创新者已经投资于产品生产和销售所需的基础设施，情况也可能如此。处于前扩散阶段的市场是不稳定的。例如，在电子消费品领域，新产品和新服务的传播往往始于产品变体的推出、撤销、调整和重新推出，然后才会出现主流设计并开始传播。扩散前阶段的时间长短不一，但对产品和行业样本的研究表明，平均时间可能超过十年。

从"炒作周期"的概念中，我们可以看到关于采用和传播以及 S 型采用曲线的不同但相关的观点。这一概念由 IT 行业顾问加特纳提出。炒作周期将市场渗透过程视为与采用者不断变化的期望有关的一系列阶段。从最初的热情到幻想破灭、现实主义再到最终接受。这一模式似乎适用于许多技术创新。2014 年年中部分新兴技术的炒作周期示例见 http://www.gartner.com/newsroom/id/2819918。

因此,影响采用和传播的因素非常复杂。实际或潜在用户或客户通常具有不同的特征——他们有不同的需求,对如何最好地满足这些需求有不同的价值观。此外,他们的需求会随着时间的推移而变化。有时,这是由于外在变化造成的,换句话说,客户的需求是对其自身不断变化的环境或广泛的社会变革的回应。有时,这可能是由于内生性变化造成的,即客户自身的信念和行为因技术创新带来的新需求而发生变化。

通常很难让人们或组织采用新产品或服务。约翰·古维尔认为,大多数潜在客户在大多数情况下都不愿改变自己的行为。他们不熟悉新产品,新产品几乎总是要求他们在成本、功能、附加值和需求之间做出权衡。顾客往往对新产品的缺点过于敏感,因此他们会根据产品的相对价值对其进行评估。另一方面,企业往往会高估潜在的收益,却低估客户采用新产品的转换成本。因此,古维尔将新产品的采用视为"热心的卖家"和"冷淡的买家"组成的世界,其结果如表2.3 所示。

表 2.3　采用者行为变化、创新回报和成功可能性

		收益	
		低	高
行为	不多	容易销售	巨大的成功
改变	很多	肯定会失败	漫长的时间

资料来源:Based on Gourville (2006).

理查德·尼尔森(Nelson et al., 2004)及其同事根据两个方面描

述了四种创新采用和传播模式——采用创新是否存在收益递增(即随着采用创新的人越来越多,采用创新的价值也会越来越大),以及能否获得关于创新影响的明确反馈(即创新绩效的证据是否模糊)。如前文所述,这与技术的感知和理解方式——也就是价值可能是由社会构建的这一概念相一致。在表 2.4 所列的其中一个方案中,存在"锁定"次优、低效技术的可能性,因为随着越来越多的人使用创新技术,收益会不断增加。

表 2.4　创新传播模式

	不存在动态递增的收益	存在动态递增的收益
能够获得尖锐的有说服力的反馈	模式Ⅰ:理性选择传播	模式Ⅱ:具有"锁定"可能性的准理性选择
不能够获得尖锐的有说服力的反馈	模式Ⅳ:流行	模式Ⅲ:社会建设

资料来源:Nelson et al.(2004).

从注重个人用户的采用观点出发

大量关于工业和消费市场创新过程的研究表明,当创新具有简单、可试用和可观察等特点时,就更有可能被采用和融合——请回顾埃弗雷特·罗杰斯列出的因素清单。但是,无论是作为有关创新的一般知识体系,还是如我们稍后将看到的那样,在应用于医疗保健领域时,这些研究大多存在三个局限性。首先,研究的重点往往是新产品,而不是服务或商业模式。其次,所研究的创新往往是具有独特特征的单一产品——为用户带来明显利益的特定产品。在医疗保健领域,这种情况很少见。最后,所做的解释往往强调的是独立决策者做出个别采用决定的综合效应。涉及集体或组织决策的创新相对被忽视。在医疗保健领域,我们更有可能对后者感兴趣,例如,一家医院作为一个组织是否决定采用创新扫描仪,或者是否决定对操作流程进行一系列彻底改变。那么,如何在组织层面做出采用决定呢?

组织可能是高度复杂的实体,医疗机构可能更是如此。许多学术研究和其他研究都探讨了被视为创新型组织的特质。一个组织识别、吸收和应用外部知识的能力——即"吸收能力"——与对创新及其采用的态度密切相关。这反过来又有赖于正确的组织文化,为促进创新的氛围提供基础。创新型组织文化的重要特征包括:

——有利于试验和承担风险的氛围,期望所有成员挑战假设。

——关键岗位上有远见的员工。

——明确的战略愿景。

——强有力的领导。

框 2.11　概念:创新领导

创新领导的工作包括:

——创造创新发生的正确条件。

——建立支持创新思维的基础设施——角色、决策结构、网络、物理空间、设备等。

——展望更美好的未来。

——有勇气挑战现状。

——对风险承担感到自如。

——具备足够的自尊。

——促进和授权他人尽可能地发挥创造力。

资料来源:Malloch(2011)。

最后一点本身就要求具备一定的文化特质,如高度重视创造性和对新思想的开放性。因此,创新领导力要求领导者具备方框 2.11 所列的正确特征。

为采用其他地方产生的创新"做好准备"与"具有创新性"(从一个组织在内部产生和使用新创意的意义上来说)不一定是一回事,尽管两者之间存在模糊不清的地方；准备在世界上寻找新创意并加以采用的组织可能更容易自己产生创新。

在组织层面采用创新可能比个人对单一产品的决策更为复杂，而且会受到一些因素的影响，如参与采用创新决策的利益相关者的范围、他们的目标、他们的力量有多大，以及上述四个特征。创新效益的证据可能很重要——关于创新带来什么的事实有多清晰明确？创新的性质，是激进创新还是渐进创新，也会产生影响。

正如蒂德和贝赞特（2014）所指出的，采用渐进式创新的决策可能相当简单。可以收集一个定义明确的业务案例，论证成本和效益，并证明创新与组织当前活动的"契合度"。但是，创新越激进或越复杂，可能投入的资源就越多，采用的风险就越大，组织内部的情绪或政治影响就越大。

激进的创新可能要求组织重新构建其对世界的心智模式。组织会问自己有哪些替代选择（"如果我们不采用这种创新会怎样"），以及所涉及的战略决策是否相互一致。仅仅收集更多的效益证据可能是不够的，组织和组织中的个人可能需要改变看待和解释证据的"框架"，以使证据在其特定环境中具有意义。

如果一个公司或组织的核心竞争力很强，而且由来已久，这就尤其具有挑战性。无论是作为创新者还是采纳者，组织都有自己的"舒适区"，在"舒适区"之外，他们就不愿意或无法考虑创新项目。在第四章中，我们讨论了开发新产品的公司为决定是否继续开发而使用的阶段门模式。如果决策标准已经明确确立，并且所有利益相关者都认为是适当的，而且在世界没有快速变化的稳态条件下，这些模式就能发挥作用。但是，与更激进的创新相关的更高水平的不确定性给这些模式带来了压力。这可能会导致组织（或个人-见框 2.12）拒绝不符合其心智模式的想法。维护既有的心智模式可能并无不合理之处。根据与组织主导认知框架相关联的标准，不继续开展创新项目（或采用创新）的决定可能是合理的；拒绝的理由可能是明确的,并且符合组织自身的决策规则和习惯。但正如蒂德和贝赞特所解释的,组织可以利用经验证据或缺乏经验证据作为理由,为决策披上一层"理性"的外衣。说服这样的组织采用创新而并非简单地收集新信息——例如创新益处的证据——而是改变其看待和解释这些信息的框架。

框2.12　概念:个人对创新的认知障碍

我们接受变革的能力也受制于组织内个人层面的认知障碍。其中一些障碍与缺乏对创新的认识或了解有关,而另一些则与缺乏尝试创新的意愿有关(Lettl, 2005)。蒂姆·哈福德在其著作《适应》(*Adapt*)中描述了各种心理因素如何阻碍我们从失败中吸取教训并继续前进。其中之一是由于"认知失调"而导致的否认(挑战我们自己创造的现状),即大脑难以同时保持两种看似矛盾的想法。另一种是我们"追逐损失",试图让损失消失,这是典型的赌博行为。最后是"享乐主义编辑",我们说服自己以前的错误或问题并不重要,或者把过去的失败重新解释为成功。

这种视角使我们更容易理解许多行业中常见的"并非在此发明"综合症。这种情况在医疗保健领域尤为普遍,即使有良好的证据基础,不同机构也会反复试验创新。表2.5列出了各机构提出的不采用创新的代表性原因。

表2.5　组织不采用创新的理由示例典型

理由	现有心理模型中的潜在看法
"这不是我们的业务"	认识到一个有趣的新业务想法,但因其远离公司的核心竞争力而被拒绝
"这不是一项业务"	评估表明商业计划在某些关键方面有缺陷——通常是低估了市场发展和增长的潜力

（续表）

理由	现有心理模型中的潜在看法
"对我们来说不够大"	新兴市场规模太小，无法满足大公司增长目标
"不是我们发明的"	认识到有趣且有潜力的想法，但因发现其缺陷或与当前内部轨迹不符而被拒绝
"我们发明的"	认识到有趣的想法，但被拒绝，因为组织认为内部生成的版本更优越
"我们不是食人族"	认识到可能影响现有市场的潜力，但不愿采用潜在竞争的想法
"好主意但不合适"	认识到由内部生成的有趣想法，但其应用不符合当前业务领域——常导致发明被搁置或放置在架子上
"它没坏，所以为什么要修"	没有感知到采用新想法的相对优势
"伟大的头脑想法一致"	战略决策层的"群体思维"——新想法超出了集体的参考框架
"（现有）客户不会/不想要"	新想法对现有客户缺乏吸引力——本质上是不同的价值主张
"我们以前从未做过"	认为在市场和技术方面的风险太高
"我们现状不错"	成功陷阱——缺乏动机或组织松弛，无法探索当前业务线以外的机会
"我们设立一个试点"	认识到新想法的潜力，但对探索和开发其的承诺有限且不足——温和的支持

将技术和创新管理的经验教训应用于医疗保健

在本书的其余部分，我们将使用这些技术和创新管理研究中的基本构件来探讨它们对医疗保健行业的意义。此时要问的一个重要问题是，医疗保健行业的特征如何影响其创新过程。医疗保健行业的复杂性会带来哪些差异？其严格的监管环境对创新采用有何影响？对创新效益证据质量的态度如何？

医疗保健有两个关键特征：其创新往往具有模棱两可的特点——包括技术和组织成分。创新本身可能是多方面的，可能包括硬技术与大量组织变革的混合。采用者可能需要学习新技能（软技术）才能使用它。创新可能同时针对多个目标，如提高质量和安全以及降低成本。或者，改进性能的证据可能是模糊的，或被不同类型的医疗工作者所质疑。其采用的背景也可能是复杂的——可能有多个创新用户，他们都可以被视为"采用者"。这些可能位于不同类型的组织中，如初级或二级护理提供者，或者来自不同的专业团体或有不同的文化特征。此外，来自基础医疗、二级和社会护理的多个利益相关者可能会受到创新的影响，所有这些利益相关者都有可能否决采用创新的决定。

因此，医疗保健创新的采用和扩散往往是不稳定的。需要对广泛适用于各行业的常规模型进行调整。这意味着，不仅公认的最佳实践或循证创新的采用和使用在国家之间存在显著差异，在一个国家的医疗体系内也可能不均匀，一些医疗提供者使用最先进的技术和实践，而其他人仍在使用过时的方法。这可能在导致获得最佳治疗方面存在巨大的地理差异——因此，政策制定者对改进医疗保健创新过程感兴趣，特别是改善最佳实践在整个系统中的传播。

本章总结

——定义很重要——我们需要区分"技术"（知识应用于解决问题，而不仅仅是物理工件）和"创新"。

——创新不仅仅指发明——它既是一个过程，涵盖从最初的想法到采用和扩散的不同阶段，也是这个过程的结果——我们在提到某些新事物时称其为"创新"。

——我们可以从不同的方式看待创新——可以从其"新颖性"、形式（是产品、过程还是服务）或类型（是激进的、渐进的还是其他类型，取决于我们使用的理论）来看。

——特定技术或产品的性能改进通常被视为 S 形曲线，性能最初缓慢提高，然后通过研发和新知识的应用而加速，最终随着其达到极限开始减缓。

——创新的采用和扩散受到一系列因素的影响，包括创新本身的属性、采用者的个体或组织背景及其与该背景的兼容性，以及创新带来的益处前景。

——组织采用创新的过程往往更为复杂，受到组织文化和领导力、利益相关者的范围和权力等因素的影响。

——创新采用可以绘制为 S 形曲线，最初的采用速度缓慢，然后多数用户的采用速度加快，最终趋于平缓。

——在医疗保健背景下使用主流创新研究概念来解释创新过程和采用/扩散存在局限性。

问题讨论

1. 为什么我们要区分"技术"和"创新"？"硬"技术和"软"技术的区别是什么？

2. 解释"发明"和"创新"之间的区别。你认为哪个更重要，为什么？

3. 举例说明产品、服务和过程创新，并描述其主要特征。

4. 为什么我们要对创新进行分类？这对创新者和政策制定者有什么用处？

5. 什么是"激进创新"？举一个激进创新的例子，探讨其对社会的影响。对"渐进创新"也做同样的分析。

6. 使用 S 形技术性能曲线理论区分激进和渐进类型的创新，举例说明。

7. 选择一个创新，描述其类型，使用一种模型，描述创新过程中的各个步骤。

8. "开放"创新和"封闭"创新模型之间有什么区别?

9. 开放创新对个人研究人员和创新者意味着什么?

10. 为什么 Eric Von Hippel 将创新描述为已经"民主化"?

11. 将创新描绘为一系列阶段的局限性是什么?

12. 解释在创新过程中"阶段门"的含义,并讨论其优缺点。

13. 区分创新采用的三种主要决策过程。为什么在考虑采用如何发生时,我们会关注组织而不是个体用户?

推荐阅读

Chesbrough H (2003) Open Innovation: The New Imperative for Creating and Profiting from Technology. Cambridge: Harvard Business School Press.

Gourville J (2006) Eager sellers and stony buyers. Harvard Business Review 84(6):98 – 106.

Henderson R, Clark K (1990) Architectural innovation. The reconfiguration of existing product technologies and the failure of established firms. Administrative Science Quarterly 35:9 – 30.

Nelson R, Peterhansi A, Sampat B (2004) Why and how innovations get adopted: A tale of four models. Industrial and Corporate Change 13(5):679 – 699.

Rogers E (2003) Diffusion of Innovations. New York: Free Press.

第三章

医疗保健中的创新——一个特殊案例？

本章将帮助你：

——识别不同类型的医疗保健创新的特征。

——理解为什么医疗保健创新复杂。

——了解医疗保健创新的非同寻常的经济学。

——理解医疗保健创新的采用过程。

我们已经探讨了主流技术和创新管理研究中的重要概念。现在我们需要思考如何将这些概念应用于医疗保健。在本章中，我们将阐述医疗保健中的创新为什么以及如何不同于经济中的其他部门。莫里西（Morrisey，2008）的引述很好地概括了关键点。医疗保健的硬技术和软技术是在制药、生物医药技术和医疗设备部门的企业和研究生态系统中创造的。这些新技术的应用环境同样复杂，包括政策和法规、制度和组织结构以及文化。医疗保健创新和医疗保健服务还发生在一个分布在从低密度偏远农村地区到高密度大城市的各个地区的建筑和电信基础设施中。因此，一个普遍共识是医疗保健部门与其他商品和服务部门"不同"。框 3.1 总结了医疗保健的独有特征。剩下的章节将详细解析这些特征。

"医疗保健产品的定义不明确，医疗结果不确定，该行业的很大一部分由非营利性提供者主导，由政府和私人保险公司等第三方支付费用。其中许多因素在其他行业中也存在，但没有任何一个行业能够同时具备所有这些因素。正是这些因素的相互作用，使得医疗保健行业独树一帜"。（Morrisey，2008）

框 3.1　影响医疗保健创新过程的医疗保健独有特征总结

医疗保健"技术"和"创新"的性质：关键点是医疗保健创新的组织和技术方面的边界可能非常模糊。大多数医疗保健创新涉及"软"元素和"硬"元素的组合，它们之间的相互作用意味着许多医疗保健创新既是"过程"创新又是"服务"创新（Savory and Fortune，2013）。现代医疗保健结合了许多子学科，并需要技术先进的设备和药物，但它仍然非常依赖于人类互动。另一个特点是，起初作为一种创新的东西在其被不同的地方、国家或组织背景的用户采用时和在随后的适应中可能会变异。这种情况可能发生在当"创新"是组织和技术变革的混合体时，或者由负责实施的人解释到底采用了哪些元素的时候。

一种风险规避的文化和广泛的监管意味着医疗保健创新可能需要经历一个漫长的实验和合法化过程。为创新的益处收集证据是这一过程的非常重要的部分。但是，许多医疗保健创新的模糊性质不仅使得收集可靠的证据变得困难，而且关于什么构成高质量证据的观点也常常在医疗和社会保健系统的不同部分的利益相关者之间存在争议。临床医生、护士、全科医生和社会工作者对某一特定创新以及其定义组件的理解可能有所不同（Mackenzie et al.，2010）。

医疗保健的经济学和政治是创新采用的一个复杂因素。大

多数国家的政府在塑造医疗保健的规划、监管和融资方式方面发挥了根本作用。政治可能导致短期主义，结果是那些需要时间才能显现其益处的创新被拒绝，而优先选择快速见效的创新。围绕医疗保健创新的经济学受到国家医疗保健系统结构的影响。支付方（如保险公司或政府）与提供者之间的分离，并将后者分为不同的初级、中级和社会护理组织，意味着某一创新的成本和收益可能不会在整个系统中均等分配。创新的影响显现或实现的时间可能比一个政治或规划周期要长。由于创新复杂，所以确定这些影响实际上是什么可能会很困难，因为需要时间来实现其影响，或者它们在整个医疗系统中以不可预测的方式分散开来。因此，对于供应该创新的公司或投资于该创新的采用者来说，从创新中获益可能会很困难。

采用和实施新技术和其他创新的环境通常非常复杂，特别是在发达国家。来自整个护理系统的多个利益相关者可能参与采用决策。决策规则和过程可能是不透明的。某些创新的采用和推广责任被下放给医疗保健提供组织或个别医生，而另一些则集中在诸如英国国家健康与护理卓越研究所或加拿大药物与技术卫生机构这样的组织。由于健康系统的制度刚性、专业官僚机构、财政壁垒和既得利益，采用受到人们普遍抵制变革的限制。

什么是医疗保健技术和医疗保健创新？

"医疗保健技术"这个概念可能很难理解。当我们听到这些词时，我们往往会想到医疗设备和药物。我们倾向于将其与新技术和高科技联系在一起，而不是每天在医疗保健中使用的形形色色的物理产品，从膏药到先进的成像设备。正如我们在第二章中看到的，技术不仅仅是物理制品。它们在特定的社会和经济背景中使用,我们倾向于赋予它们意义和知识。人类行为——批判性和反思性实践——塑造了个别医疗保健技术的使用方式,国家和地方的财务、司法、伦理和行政管理结构也影响着它们(Webster,2007)。

在基于有形制品的创新元素("硬"技术)和基于技术应用中涉及的知识和人类活动的创新元素("软"技术)之间的区分可以应用于医疗保健技术。医疗保健技术的力量在于这些硬和软属性在特定背景下的使用方式——在其中嵌入的知识和技能、技术和实践。硬技术和软技术因此很少是离散的、不相关的实体。欧盟对医疗设备的定义也承认了这一点(见框 3.3)。

框 3.2　概念:医疗保健中的硬技术和软技术

——硬技术,物理制品——药物、设备、其他设备和物理基础设施。

——软技术,实践、程序、协议、服务设计和指南,通常与硬技术结合使用——例如,进行创新外科手术技术的协议,或更广泛地,提供"远程医疗"或"远程护理"的服务设计,结合传感器和其他设备来监测重要体征和其他信号,并提供家庭护理服务。

框 3.3　背景:什么是"医疗设备"?

欧盟对"医疗设备"的定义很长。注意,它承认单个设备可能是一个更大、更复杂系统的一部分:

"医疗设备"是指任何用于人类的仪器、装置、设备、软件、材料或其他物品,无论是单独使用还是组合使用,连同制造商专门为诊断和/或治疗目的而设计使用的软件及其必要的附件,目的是:

——诊断、预防、监测、治疗或缓解疾病

——诊断、监测、治疗、缓解或补偿损伤或残疾

——研究、替代或修改解剖结构或生理过程

——控制受孕

且其主要预期作用不是通过药理学、免疫学或代谢方式在人体内或人体上实现的,但可能通过这些方式辅助其功能⋯⋯

资料来源:欧洲议会 2007/47/EC 指令。

硬技术和软技术创建和部署的背景非常重要。这可以从个别患者到医疗保健组织或整个医疗系统。即使是明确定义的医疗保健过程,也可能根据具体背景进行一定程度的定制。因此,医疗保健技术相关的意义在特定背景下是"社会建构"的,并随着时间的推移而演变。这已在特定的医疗技术中得到了证明。例如,耳蜗植入(Garud and Rappa,1994)和白内障手术(Metcalfe et al.,2005)是发展和使用过程中演变的两个医疗技术例子。另一项著名的研究,关于 MRI 扫描仪的实施(Barley,1986),显示了两家医院由于实施环境和人类行为(在本例中是放射科医生对技术的理解)的影响,如何不同地实施相同技术。在人工晶状体和植入式髋关节(创新的硬技术)的情况下,与其使用相关的软技术——程序性和隐性知识——随着新技术的采用和传播逐渐建立并制度化(Metcalfe and Pickstone,2006)。软技术可能更容易获得适应和演变的效果,因为它们很容易在部署的机构中获得特性。例如,医院中的持续改进项目的引入可能最初是一系列相对不协调的活动,但最终成为组织结构和文化的一部分。

除了发生在新医疗技术的领域,创新还发生在医疗保健组织中,因为它们开发和采用新的工作方式、新的操作过程、新的协议或标准、新的支付和报销模式或新的组织结构。其中一些创新是由组织内部产生的,另一些是从其他地方学习的,还有一些是由政府或监管机构强制实施的。这些都可以被视为创新——正如第二章中所描述的,

"对于企业是新的"或"对于市场是新的"的创新——但为了确保它们被成功采用,它们的管理方式会根据实际情况而有所不同。

第二章中提到的技术的另一个方面是它的决定性,即某些技术轨迹可能是僵化的,难以摆脱。新技术必须与现有的软硬技术和制度结构相适应。几十年来,现代医疗保健的逐步发展意味着医疗保健系统是过去政策和过去技术的叠加。因此,创新的引入方式和后续发展路径深受特定医疗系统的普遍结构特征的影响,这些特征包括

——文化特征(如实践规范、公认的证据标准、专业身份和行为准则)

——物质特征(如医院和其他设施的基础设施或现有的技术架构)

——机构特征(构成卫生系统的组织结构、规章制度和财务系统)

要使某些创新技术行之有效,可能需要重新配置医疗服务,包括其地点、组织流程、工作角色和技能要求。但是,即使在有明显更好的医疗服务方式的情况下,那些寻求引进这些技术的人所能做出的选择也可能会受到游戏规则的限制。

医疗保健创新通常是什么样的?

在第二章中,我们看到了如何以不同方式对创新进行分类,例如,根据其范围(新颖程度)、形式(是产品、过程还是服务创新)和"创新性"(其组件有多少创新及其视角)。这些分类使我们能够区分渐进和激进,或连续和不连续——创新,以及其他子类别。我们还看到创新可以既被视为一种结果,也可以被视为一个过程——从最初的想法和创造到商业开发、采用和传播的各个阶段的行动。

"……任何创新都不是孤立发生或传播的,新医疗程序成功的决定因素往往在于辅助技术、药物和设备的发展"(Metcalfe et al.,2005)。

医疗保健领域的一个问题是,创新很少以整洁的物理制品或明确界定的过程形式出现。人们常常指出,具体体现的(产品)和非具体体

现的（过程）创新相结合会导致技术制品和与之相关的实践都发生变化（Bower，2003）。例如，通过一个技术创新，一个特定的医疗服务或实践的提供方式可能会改变，并伴随着工作过程和组织结构的调整。这在"远程医疗"或"远程护理"中非常明显，即使用传感器和其他设备来监测重要体征和其他信号，并远程提供护理。正如第五章中的案例研究所示，为老年人引入一个相对简单的远程护理服务涉及来自初级、中级和社会护理的广泛利益相关者，并且需要对其组织和财政机制进行大量关注。

因此，很难确定创新的范围、新颖程度，甚至很难确定创新主要是产品创新、流程创新还是服务创新。简单地区分产品创新和服务改进（HITF，2004），或组织实践、组织结构、技术和新角色，只能给我们提供一个片面的视角——实际情况通常更为微妙。一个领域的变化可能会及时引发更广泛的变化——新的硬技术，如更便宜、更简单的诊断设备，可能会导致破坏性创新，使技能较低的员工能够承担以前由专家承担的角色（Christensen et al.，2000）。研究表明，只有13%的医疗创新集中在新技术上，其余都是服务、组织或角色创新。

尽管并非医疗保健领域独有，但医疗保健领域创新的另一个显著特点是最终用户在新技术开发中发挥的作用。外科医生既是手术器械的设计者也是使用者的历史由来已久（Kirkup，2006）。随着时间的推移，临床医生越来越多地参与到医疗服务新模式的设计中，而最近的重点则是病人和公众参与服务的重新设计。

因此，在医疗保健领域，"创新"究竟是什么、如何产生以及由谁负责往往并不清楚。一种新的药物或医疗设备（如更好的手术刀）可能很容易识别，而且相对"离散"——新手术刀可能有一个明显的发明者，使用时不需要新的培训或新的组织流程。然而，医疗保健领域的许多技术创新并非如此。它们可能需要进行组织变革，以确保其有效运行。可能需要对操作创新的员工进行大量的新培训，或者创新可能会改变工作流程或特定专业群体的角色——例如,更便宜、更简单的成像技术可能会取代对放射科医生的需求。一种新的服务提供模式可能是在许多利益相关者的参与下逐步形成的,它可能涉及对医疗实践的多重改变。因此,许多医疗创新,尤其是以服务重新设计为目标的创新,其边界往往是模糊的。它们可能包含一些硬技术,但也有很多软技术,如新的服务提供模式或组织变革,而且它们可能试图实现多重目标。图 3.1 根据复杂程度对一些医疗创新进行了分类。

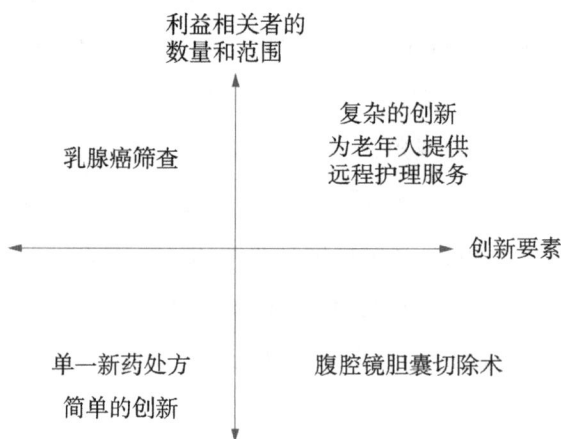

利益相关者的
数量和范围

复杂的创新
为老年人提供
远程护理服务

乳腺癌筛查

创新要素

单一新药处方
简单的创新

腹腔镜胆囊切除术

图 3.1　根据复杂程度对医疗创新进行分类
资料来源:Atun et al.。

在随后的章节中,我们将探讨这些特点通常意味着将创新应用于主流医疗实践绝非易事。由于一项创新可能具有多个层面、有形和无形特征以及多个目标,因此参与实施和使用创新的人员可能会对其有不同的理解。其有效性的证据可能难以被收集和解释,因此受到不同利益相关者的争议,或者可能没有广泛接受的效益判断标准。实施工作可能涉及整个医疗和社会医疗系统的多个利益相关者,需要征求他们的意见,并协调他们的利益。决策可能受制于复杂的规章制度。即使一项创新比较明确,涉及的利益相关者较少,并有良好的证据基础,但其采用和推广也可能非常繁琐。

框3.4　练习：分类医疗保健创新

以下所有示例都被认为是"医疗保健创新"。两个可以被描述为硬技术创新，两个是软技术创新。浏览材料并回答以下问题：

为什么你认为这些被描述为创新？

它们有什么创新之处？

尝试根据以下进行分类：

——它们的新颖程度（多新？）

——它们的形式或应用（产品、过程、服务）

——它们的"创新性"（激进、渐进、架构、模块）

你认为确保创新被广泛采用有多容易？有哪些组织、成本效益和其他接受问题？

硬技术创新

（1）机器人心脏导管。机器人手术涉及一个系统，该系统可以通过编程来帮助定位和操纵手术器械，使外科医生能够更高效或远程执行复杂任务。它开始在某些程序中被广泛使用，尤其是涉及胸腔和腹腔的微创手术。机器人手术需要采用一套不同的技术，外科医生从远程控制台操作设备，而不是亲自对患者进行手术。除了潜在的患者益处，例如降低风险和缩短恢复时间，更广泛的健康益处包括减少人为错误和加快外科医生培训的学习曲线。一个领域是开发用于插入导管的机器人设备，例如Hansen Medical 的机器人导管系统。这使外科医生能通过手部动作远程引导心脏导管，同时看到手术的3D视图。该设备可以更精确地在心脏内移动导管。

资料来源：http://www. hansenmedical. com/us/en/cardiac-arrhythmia/sensei-robotic-system/product-overview http：//www. youtube. com/watch？ feature ＝ player ＿ embedded&v ＝ e1aV34vlN0Q

（2）通过智能手机诊断白内障。诊断白内障通常需要一台价值5 000美元的设备和一名医生来解释测试结果。这些设备和医生在农村地区和低收入国家不容易获得。麻省理工学院的一组研究人员开发了一种简单的设备Catra，它可以夹在普通智能手机上，在几分钟内提供白内障诊断。该系统通过光束扫过眼睛以检测白内障引起的浑浊斑块，并创建一张显示其位置、大小、形状和密度的地图，比决定是否手术摘除晶状体所需的信息还要详细。像Catra这样的廉价便携式诊断设备在帮助世界上2.5亿因可预防原因而将导致失明的人们方面发挥重要作用。

资料来源：http：//web. mit. edu/newsoffice/2011/netra-cataracts-app-0701. html

http：//www. youtube. com/watch？ feature ＝ player ＿ embedded&v ＝ V2BXSWuQO0M

软技术创新

（3）Bupa Care Services：通过数字化质量过程改善住宅护理。2010年，英国健康和社会护理监管机构（Care Quality Commission，简称CQC）改变了其评估住宅护理院质量过程的方法。Bupa利用这一机会审查了他们的护理服务监控方式，并重新设计了其质量保证（QA）流程。其目的是确保所有QA流程内部集成，并与外部监管保持一致，使QA过程更简单并减少对护理院经理的负担，通过更好的治理和更透明的报告驱动质量改进。Bupa从纸质QA流程转向在线模式，将合规评估完全数字化。通过使用免费的Microsoft Sharepoint版本，Bupa能够在紧张的预算下开发系统。系统引入后，护理院经理花在向CQC提供合规评估报告的时间减少了，这意味着他们可以更多地关注居民及其需求。区域经理能够在提交给 CQC 之前看到报告，以确保其准确性。该系统还生成了更有用和可操作性的管理信息，能够快速识别问题，并允许经理在两次访问之间跟踪改进行动。

（4）南安普顿大学医院：通过医学情报寻找失踪的数百万人和减少入院人数。慢性阻塞性肺疾病（COPD）是英国患者第四大死因，具有巨大的社会和经济影响。它也是第二大紧急住院原因。英国肺基金会的报告《寻找失踪的数百万人》指出，南安普顿市是 COPD 的热点地区，但该病的诊断率严重不足，导致入院率较高。显然，需要一种策略来识别未诊断和误诊的 COPD。使用医学情报，根据估计的未诊断 COPD 患病率和住院率对 GP 实践进行优先排序。随后来自医院的团队访问并教育每个 GP 实践。此外，召开了更广泛的教育会议、为健康专业人员和患者提供了教育包和网站。医院雇用了一名专门的呼吸科护士来执行项目，并与初级保健部门密切合作。一项医院的出勤审计显示，34 名患者在前一年住院超过三次，占 22% 的入院人数。这些患者由呼吸团队独家照顾——在家中由顾问和专科护士检查其健康需求，优化当前治疗并调查他们需要住院的原因。实施项目后，诊断率从 1.5% 提高到 2.3%，而城市的患病率估计为 6%。COPD 恶化导致的住院率下降了 19%，30 天内的再入院率从 13% 下降到 1.7%。第一年的净财务金额节省估计为 301 800 英镑。

风险和监管

医疗保健的独特特征也影响了新产品（或实践、过程或服务）进入主流使用的方式。这部分与人们担心患者造成伤害的风险以及围绕医疗设备和药物的监管环境有关。它还与政策制定者、支付方和管理者以及公众对医疗保健的有效性和效率的关注有关。在过去的半个多世纪里,这一直是医疗服务设计和引入创新的主要力量。对有效性和效率的关注在很大程度上受到了科克伦著作的影响,他最初强调"随机对照试验"(RCT)作为决策支持的重要性,然后主张需要系统地组织医学知识(导致了"科克伦协作组织"),终于在 1972 年出版了《疗效与效益》(*Effectiveness and efficiency*)。自那时以来,有效性和效率的定义已经演变。这部分是由于关于通过不同方式(包括通过 RCT)收集的"证据"性质的辩论,部分是因为准确测量医疗保健生产率的困难变得更加明显,部分是由于新的"价值"概念在提供医疗保健中已经开始出现。

收集医疗保健创新的影响证据是更广泛的医疗保健监管框架的重要组成部分,它构成了其开发和实施的背景。根据创新的背景和类型,这可能涉及一个漫长的试验和评估过程,最终由医学机构和专业团体将其合法化。这一点在新药方面表现的非常明显,开发涉及多个标准化测试阶段和严格的监管。我们将在下一章详细讨论这一点。现在我们只需要注意,这些不同阶段的持续时间、活动、投资要求和成功概率各不相同——在药物开发管道的任何一点上都可能失败,失败率一般随着时间的推移而增加。由于医疗器械的异质化,在药品行业中明确的开发流程在医疗设备行业中不太典型,但两个行业都面临着监管机构、保险公司和支付方日益严格的审查,以寻求更高的性价比。

创新经济学——医疗保健为何不同的另一个原因?

早在 20 世纪 80 年代末,美国关于医疗改革的辩论就关注"技术性迫切需求"推动医疗成本上升的问题(Fuchs, 1986; Newhouse, 1992);事实上,早在 20 世纪 50 年代的研究就已将技术作为通货膨胀的主要驱动力(Chernew, 2010)。采用新医疗技术可以提高保健质量和结果,但其成本高于现有治疗,这仍然常常被认为是医疗成本不断攀升的主要罪魁祸首。然而,医疗成本通货膨胀的解释并不那么简单。

那么,真实的故事是什么？认为技术创新是实际医疗成本上涨的主要原因,这似乎与技术和创新管理中的传统观点相矛盾(Gelijns and Rosenberg,1994)。在其他部门,技术变革被视为提高生产率和经济增长的主要力量,它使得用更少的投入来生产给定的输出量成为可能。

过去,美国的医疗成本通货膨胀至少部分是由于医疗干预的实际成本和收益缺乏透明度造成的(Gelijns and Rosenberg,1994)。这部分是因为患者和医生在他们的医疗决策中不需要承担医疗决策的财务影响,因为保险公司承担了这些费用。这也是"过度治疗"——测试和程序使用增加的结果,这是由于对医疗事故诉讼的担忧以及医生和患者之间的信息不对称,使得医生能够影响对医疗服务的需求。

但技术创新也起到了作用。罗森伯格认为,这是因为美国与其他具有类似人口和疾病模式的国家相比,医疗技术的采用率较高。一种"技术迫切需求"向医学生灌输了一种理念,即使用创新技术是一种专业声望来源。为了保持竞争力,医院将技术作为吸引患者和医生的方式。美国的医学专业人员比例相对较高——他们比全科医生更有使用新技术的倾向——这进一步强化了技术采用率。一旦采用了某些技术,扩大其使用范围很常见；当医学专业获得了一种新技术和使用它的技能后,就会倾向于将其用途扩展到新的治疗领域或新的患者群体中。这在诊断(如 CT 和 MRI 技术的使用)和手术(如腹腔镜胆囊切除术和经皮冠状动脉成形术,见第六章)中都有许多例子。在这些情况下,性能的逐步改进开始使这些技术适用于最初被认为不适合采用的患者(Blume,1992；Legurreta et al.,1993)。

自 Gelijns 和 Rosenberg 写作以来,美国医疗体系的各种改革已解决了一些推动成本通货膨胀的因素,健康保险公司也对价格施加了下行压力。然而,他们还提出了一个重要且持久的观点,即医疗成本的长期通货膨胀在很大程度上受创新技术开发、采用和使用方式的影响。许多新医疗技术的实际益处在其初始采用后存在很高的不确定性。通常情况下,那些被认为可以降低成本的创新技术对成本产生的影响无法明确预见,这种创新技术可能会产生不可预测或模糊的成本影响,只有在实际使用后才能解决。这在诊断测试中已经得到了验证,广泛测试的影响最初可能不清楚。此外,技术开发并不一定在采用时结束,采用可能只是根据用户反馈的重新设计和调整过程的开始。

框3.5　摘要:技术引发的医疗保健成本通货膨胀

医疗保健行业因其经济性而在各行业中独树一帜。虽然技术创新通常被视为提高质量和降低成本来改善长期绩效的一种方式,但许多在医疗保健行业工作或研究医疗保健行业的人都注意到,医疗保健行业的情况并非总是如此。令人兴奋的创新层出不穷,这些创新有可能对病人及其家属带来很大的好处。但实施起来并不总是那么容易,因为它们可能难以管理或适应当前的医疗系统。但对于政策制定者和医疗保健人员来说,这并不是一件容易的事。但是,对于政策制定者和医疗服务提供者来说,技术创新也可能有其不利之处。但对于政策制定者和医疗服务提供者来说,技术创新也可能会带来负面影响,因为它可能会提高政府和纳税人的需求和成本。

试想一下,医疗和诊断设备的进步会增加就近或在家获得医疗服务的机会。病人可能会认为这是一大优势——他们不必花时间或金钱去医院看专家。但这很可能会产生新的费用,而这些费用必须由初级或社会医疗部门承担。其他例子包括:更好地监测病人不断变化的健康状况,从而发现以前未诊断出的问题(然后必须进行治疗);外科手术的进步扩大了有资格接受特定手术的病人范围(也增加了需求);或者新药可以减少住院治疗的需求(但增加了对长期支持的需求)。

框 3.6 概念：新技术对医疗保健成本的不同影响方式

——"治疗替代"发生在新技术替代旧技术用于现有患者的治疗时。新技术的单位成本可能高于或低于其替代的旧技术，但它们通常会带来一些健康改善，因为这是创新的目标。

——"治疗扩展"发生在新技术使更多人接受治疗时。随着程序的改进，可以治疗更广泛的人群或更多人被诊断出一种疾病。如果这些边缘患者的受益大于成本，那么治疗扩展是值得的。但事实并未如此，因此治疗扩展常被视为医疗成本通货膨胀中的一个主要因素。

——患者和行业也可能推动成本通货膨胀。随着新疗法逐渐被人们所熟知，严格的访问标准可能在患者需求面前被削弱。整个医疗技术行业或个别公司可能会游说患者优先考虑新疗法。

不同的医疗经济学家们都试图解开导致医疗支出上升的背后因素。经济学家通过研究成本通货膨胀的剩余部分来解决这一问题，在排除需求增加（由于人口变化）、投入成本上升和收入增加等各种可测量因素后，医疗技术的密集使用也起到了一定作用，尽管不太清楚这是由于旧技术的使用增加，或在新环境中使用旧技术还是使用全新技术造成的。

约瑟夫·纽豪斯在 20 世纪 90 年代初的著作引发了相当大的讨论，因为他的研究暗示美国自 1960 年以来医疗支出上升的一半可能是由于技术变革——或者如他所描述的"科学的进步"（Newhouse，1992，1993）。纽豪斯及其同事使用修正后的方法更新了他们的估计（Smith et al.，2009）。结果表明技术对医疗成本通货膨胀的单独贡献略低，但他们估计技术仍占观察到的人均实际支出增长的四分之一到一半。当然，在经济增长的背景下，医疗技术的蓬勃使用并不一定是个问题——正如史密斯等人指出的，GDP 的增长本身就是医疗成本增长的重要驱动力。

其他研究发现在治疗特定疾病时,技术会引起成本通货膨胀。例如,卡特勒和麦克莱伦 2001 年调查了五种医疗条件,发现其中四种条件的技术成本增加超过了健康益处的改善。在第五种条件(乳腺癌筛查和治疗)中,技术变革带来了一些益处,但这些益处大致等于成本。索普等(2004)估计,从 1987 年到 2000 年,美国医疗支出总额变化的43% 到 61% 归因于 15 种最昂贵的疾病。在其中八种疾病中,大部分支出增长的主要原因是每例治疗的成本上升,而不是治疗的病例数量增加。某些情况下,这与技术创新如新药的可用性有关。然而,情况复杂。人口因素解释了约 19%～35% 的支出增长。在某些条件下,流行病学患病率上升或医疗服务的改善以及更好的识别和诊断是大部分支出增加的主要原因。索普等因此警告人们不要过于简单化地解释技术创新在医疗支出上升中的作用。新方法可能确实会取代某一特定条件的成本较低的治疗,但旧治疗可能本来就不那么有效。

对政策制定者和支付方的影响

技术创新对医疗成本的影响对政策制定者、医疗服务管理者和技术开发者很重要。这提出了关于创新质量和水平的问题,例如,我们需要什么样的创新以及我们需要多少创新——换句话说,我们如何知道什么是"正确"的创新水平?新技术的引入可能会通过增加需求来提高整体支出,但结果和整体社会福利可能会提高更多。而且,至少部分医疗支出增长不是因为技术引起的通货膨胀,而是因为公认的最佳实践被更广泛地采用。这很可能涉及减少对低价值或负面价值创新的投资或放弃过时的实践。有评论者指出,对于许多医疗保健的技术创新而言,最终实现的利益有限甚至为负(Rye and Kimberly,2007)。大多数创新似乎位于表 3.1 中的"成本增加——质量可比"单元。

表3.1 医疗保健技术创新的可能结果及其对政策制定者和支付方的影响

	质量降低	质量可比	质量改善
成本降低	政治上困难	吸引政治家/管理者	对所有人双赢
成本可比	糟糕的主意	大多数创新在这里	吸引政治家、患者、纳税人
成本增加	糟糕的主意	医疗保健与其他部门相比而显独特	引发谁受益，谁支付的问题

因此，一个关键的政策考虑是如何在不减缓"好创新"的开发和采用的同时，从健康系统中剔除没有或几乎没有益处的创新。英国政府试图通过使用财务激励措施或强制要求采用新方法，来鼓励医院放弃以前采用的创新并采用有益的创新。脱离可能涉及在没有采用替代品的情况下停止使用没有治疗益处的创新，或者用另一种创新替代这一种创新。然而，这些过程和其发生的条件尚未得到充分理解。放弃创新是一个研究较少的领域，部分原因是已发表的研究偏向于影响采用和传播的因素，而不是关于为什么、如何以及在什么条件下组织放弃创新的问题（Rye and Kimberly，2007）。

当涉及关于是否采用或放弃一项创新的政策（或组织）决策时，关键在于是否有合适的措施来评估其质量和有效性。无论是在英国还是在美国，与研发相比，用于支持医疗保健创新的采用和传播以及评估其影响的资金远远不足（Barlow and Burn，2008）。

一个特定问题是，确保我们了解许多类型的医疗保健创新的附加值的工具发展不足。一些国家采用了正式的健康技术评估（HTA）方法，但使用适当的评估方法来评估干预措施的生命周期，或评估复杂干预措施，仍然是一个挑战。我们将在第四章和第五章中回到这一点。

从更广泛的政策层面来看，关于在哪里集中创新力的信号也存在问题。医疗保健的支付和报销系统在一定程度上为研发提供了信号和优先事项。一个问题是，接收这些信号的技术创新生态系统的不同部分在不同的时间范围内运作,并且受到不同的激励(Gelijns and Rosenberg,1994)。非营利性研究机构与盈利性技术供应商之间的对比,以及后者中医疗设备行业和制药行业之间的差异。所有这些都对政策和市场信号敏感,但药品制造商的研发管道通常比设备制造商要长,而非盈利组织(如大学)的基础科学时间线可能更长。在国家研发战略中对这些不同的工业、政策和健康服务需求进行协调可能具有挑战性。

卫生政策信号与不断变化的医疗保健需求之间的关系不大,加上对创新的评估机制不足,是另一个重要政策关注点背后的原因。自20世纪80年代以来,特别是在美国,以过度治疗和治疗不足作为衡量标准的医疗系统中的巨大浪费已成为医疗系统改革的主要内容。过度治疗被视为采用成本高且边际价值低的技术创新的结果。根据最新估计,医疗保健领域中"浪费性支出"的水平占总医疗支出的四分之一以上(Berwick and Hackbarth,2012;Sahni et al.,2015)——每年约1万亿美元。这其中并非全部由技术引起。唐纳德·伯威克和安德鲁·哈克巴斯将浪费分为六类——过度治疗、保健协调失败、保健过程执行失败、行政复杂性、定价失败和欺诈性滥用。即使美国实施所有已测量出有效的办法,他们估计只有40%的浪费性支出会得到解决,这为新思维和引入合适类型的组织、技术和过程创新留下了重大机会。这包括找到提高治疗的渐进式价值和提高生产率的方法。

医疗保健中的生产率问题

对公共支出上升造成的影响感到担忧的政府似乎面临一个悖论——技术创新可能推高成本,但如果新技术的引入可以提高医疗保健的生产率,那么这将有所帮助吗?在政治家和管理者眼中,提高生产率应该释放资源以引入高价值的医疗保健创新。在美国,患者保护与平价医疗法(或"奥巴马医改")的改革建立在医疗保健可以更高效的假设上。在英国,自2010年以来政府向国家卫生服务(NHS)提供的资金增长出现了前所未有的放缓，要求其实施自 1948 年成立以来最雄心勃勃的生产率提高计划。

但人们对此举在多大程度上可行存在不同意见。与其他经济部门相比，医疗保健长期以来被视为"非生产性"的部门。这部分是因为医疗保健行业对人力资本的高度依赖严重限制了通过技术改进带来提高成本效率的机会（Romley et al.，2015）——我们不能指望医疗保健变得更高效，因为它主要涉及高度训练的健康专业人员的个性化劳动，这无法简单地通过技术复制（Baumol，2012）。有人认为，这本身并不一定是个问题。鉴于技术创新对各行各业就业水平的潜在影响，医疗保健可以为在其他经济领域中找不到其他就业机会的劳动力提供一个不断增长的需求来源（见框 3.7）。

框 3.7 背景：让我们变得不那么高效

来自萨里大学的蒂姆·杰克逊解释了我们如何可能已经将生产率推到了极限，"如果我们的经济不继续扩张，我们就有可能让人们失业"。一个解决方案是接受生产率的提高，缩短工作周并分享可用的工作。但正如杰克逊所说，或许一个更有说服力的解决方案是"放松对生产率的不懈追求"，这涉及在传统上被视为低生产率的部门（如医疗保健、社会工作和教育）中创造就业机会，在这些部门中，追求生产率增长是没有意义的，因为它们的活动本质上依赖于人的时间和注意力。杰克逊指出，"一个人对另一个人的关心和关怀是一种特殊的'商品'。它不能储存起来。通过交易，它会被降级。它不是由机器提供的。其质量完全依赖于一个人对另一个人的关注。即使是谈论减少所需时间也是误解了它的价值。"因此，当保健工作依赖于保健人员的时间和注意力时，将重点放在提高生产率上是不合适的，因为它可能会危及健康或社会保健的质量。如果医生和护士每天接诊的病人数量较少,但与病人相处的时间较长,尽管从纯粹的吞吐量上看,他们可能会显得"效率较低",但他们可能会更快乐,因为他们觉得有更大的独立性和对自己日程的控制,这可能反映在更好的患者治疗结果上。

资料来源:Jackson(2012)。

但也有一个有力的论据认为,我们不应该假设当前在医疗保健中所做的一切都是必要和有益的,因为显然有些低效活动几乎没有或根本没有价值,甚至可能有害。因此,医疗保健提供者和政府在提高生产力方面的努力往往集中在消除这类浪费上,同时简化医疗保健过程,包括某些常规任务的自动化。广义上说,健康系统和医疗保健提供者可以通过两种方式实现更高的效率。首先,可以在提高生产率和价值的同时削减成本——简而言之,以较少的投入获得更多的回报。其次,医疗保健提供者可以通过更均匀地应用已知有效的循证流程将资金投资于真正增加价值的地方。例如,据 2010 年的估计,如果英格兰的所有地区的生产率都像西南地区那样,NHS 可以在不减少治疗患者数量的情况下削减 32 亿英镑的支出(Bojke et al., 2010)。

不过,一个问题是,大多数医疗系统中缺乏准确的医疗成本数据,衡量生产率的方法也不完善。这对评估和旨在提高生产率的具体创新和干预措施的经济影响具有启示意义。由于提供者不完全了解自己的成本,他们无法将成本与过程改进或结果联系起来。在医疗专科或医院部门层面上汇总和分析成本——传统方法——不能告诉我们在其整个护理周期内治疗个别患者的成本,也不能告诉我们有关最终衡量标准的信息,即附加值,特定投入所获的"健康"量。尽管越来越多地关注医疗成果的衡量,但衡量实现这些结果所需成本——价值方程的另一侧相对被忽视了。

这就是为什么医疗保健行业中的生产率情况是复杂多变的原因

之一。无论在美国还是英国，最近的估计都表明，在多年生产率下降之后，医疗保健生产率出现了增长的迹象。仅以医院为重点，罗姆勒等（2015）发现了某些医疗条件的累计年生产率增长的证据，尽管他们承认趋势的驱动力尚不清楚。在英国 NHS，对各种医疗程序进行更全面的生产率测量，结果显示，从 2004 年到 2010 年生产率增加了 8%（Street，2013）。

医疗保健为何不同——创新采用过程

参与医疗保健技术开发和使其商业化的公司常常认为，由于采用和实施新技术和其他创新的环境复杂，他们面临着其他行业中不曾有的挑战。许多来自保健系统不同部分的利益相关者可能参与到采用新技术的决策中，对于某些创新技术，国家机构通过收集证据和批准新技术作为健康系统的门槛。即使技术开发者已经证明了其创新的有用性，采用和传播的旅程仍然充满困难。公司可能需要与各种在规模和经验上差异很大的采购组织谈判。因此，前一章讨论的"主流"创新研究中的技术和创新管理的经验需要针对医疗保健行业做出调整。

研究人员从多个角度探讨了医疗保健创新的采用和传播问题，包括创新本身的属性、其组织环境的方面（如领导力或吸收新知识的能力）、专业"孤岛"的影响、同行和专家意见或社会网络对创新知识的影响，以及医生等个体决策者的特征和态度。

已有对影响医疗保健创新的采用和传播因素的系统评审，包括格林哈尔希等（2004a，2004b）、罗伯特等（2009）、赖伊和金伯利（2007）、弗勒等（2004）的评审。萨沃里和福琼（2013）的报告也对研究文献进行了有用的总结。我们将在第五章详细讨论所有这些研究。现在，也许最主要的经验是由赖伊和金伯利（2007）总结的以下几点：

"研究组织创新在医疗保健领域中的采用和传播是一个复杂的问题，因此遗憾的是，很少有研究考虑到了这种复杂性。"

　　赖伊和金伯利认为,研究人员不仅很少考虑到促进或阻碍采用和传播的创新特性,而且过于关注单个组织单位采用的定义明确、界限清晰的创新(即单个医院或团队采用的新设备)的情况,而不是研究因为结合了技术和组织变化而不太明确的创新。此外,尽管研究人员强调了更广泛的背景在塑造采用决策中的重要作用,但大多数研究集中在少数因果变量上,如组织规模或组织文化的衡量标准。对于变量之间的相对影响和它们与环境影响之间的相互作用了解甚少。研究往往分别探索主要理论类别,如创新属性、采用者属性或组织特征,无法阐明它们对采用可能性的相对贡献。这对理解医疗保健创新的采用和传播是一个特殊的问题,因为管理层、医生和其他医疗人员的不同利益——以及各种专业团体、实践社区、次文化及议程——可能加剧对创新资源、政策实施或证据解释的冲突(Ferlie et al., 2005)。特别是,专业团体接受或拒绝某一项技术的力量可能很大,因为他们会影响认证和培训标准,并验证与其相关的证据和新知识。另一个问题是,面对技术、政策和经济因素的变化,医疗保健中本已复杂的组织结构正在迅速变化,使得权力关系和治理结构中的动态变化更加复杂(Rye and Kimberly, 2007)。

医疗保健创新的"过程"研究

　　为解决这些局限性,对"过程"研究的采用和传播已经成为一种趋势。这些研究强调医疗保健创新的动态性和复杂性。它们关注创新本身和采用组织的特征、与医疗保健组织所处大环境的互动,以及随着时间推移而展开的创新活动和行动。关键信息包括:

　　——通常不会单一地采用决策——决策过程通常涉及多个利益相关者,并随着试验的进行而展开。因此,避免僵化地分离"采用"和"同化"在常规医疗实践中的概念非常重要。

　　——权力和政治的作用,以及医学专业的主导地位至关重要。

　　——决策过程的组织方式很重要——是分散还是集中,正式还是非正式？

——决策通常采取短期视角，未能考虑创新的长期可持续性——一旦初始试验期结束，创新有多大可能性持续下去？

过程研究的开始显示医疗保健创新的采用和可持续性如何受到医疗保健系统本身结构——其机构的组织方式及其财务模式运作方式的影响。成本和收益的脱节是阻碍创新采用的一个重要因素。如果创新对医疗系统不同部分都产生影响，那么问题可能来自成本和收益在不同的医疗保健组织之间的分布不均，例如，一个组织或部门对创新进行财务投资，其收益（或成本）却体现在另一个组织或他人的预算中。

医疗系统内的组织碎片化往往会加强"孤岛预算"——初级、中级和社会护理系统在很大程度上保持财政自主，尽管近年来英国和其他地方引入了一些综合初级、中级和社会护理服务的措施，试图解决这一情况。例如，推出加快老年患者出院的措施可能会减少平均住院时间，降低医院成本，但会增加社会或初级护理部门的成本，因为老年患者在家中需要额外的支持。这在很大程度上取决于保健服务的组织和融资方式，但这种问题可能会使采用组织的决策陷入瘫痪。因此，尽管创造了一个看似不错的主意，创新者也可能会发现他们的新产品或服务实际上并不吸引人。

阻碍创新采用的另一个特点是创新收益实现所需的时间，特别是那些复杂且涉及多个组织的创新。长期来看，创新可能是节省成本的，但实施创新相关的短期过渡成本通常没有资金支持，这为那些可能需要大量前期支出的创新留下很少投资创新的余地。

医疗保健与其他部门的另一个不同之处在于循证医学深刻影响了新技术的采用方式。正如我们在第二章中看到的，面临购买创新新产品机会的个人或公司会权衡利弊，判断其对自己的价值。与现有技术、产品或实践相比，创新需要展示出明确的相对优势，才能被成功采用和传播。由于健康系统内的资源是有限的，显然需要基于新技术的相对临床和成本效益以及实践循证医学的愿望来控制新技术的引入。然而,收集和解释医疗保健创新有效性的证据是有问题的。旨在评估、试验和鼓励新技术传播的机制作为采用新技术的筛选器。对新医疗产品的安全性和有效性的强调、高度监管的市场环境和实证科学方法——通常是医疗保健中创建和验证新知识的主要方式——共同提升了"证据"在医疗保健创新采用中的重要性。如果证据缺乏可信性(源于科学方法)就可能成为创新采用的严重障碍,从而阻碍投资决策。涉及多种干预措施以修改服务的复杂医疗保健创新通常不适合这种类型的随机对照试验方法,因此需要更多元的证据收集方法。然而,这可能会提供更模糊或难以解释的结论,而这些结论可能不会被所有参与采用决策的利益相关者接受。我们将在第五章中回到这一点。

本章总结

——新医疗保健技术被采用的环境复杂,通常与其他行业或经济部门截然不同。这是因为医疗保健是一个非常复杂的系统,涉及各种组织、机构和法规之间的相互作用。

——与其他行业相比,在医疗保健行业中,往往不太清楚"创新"是什么,许多创新不以明确的物理产品形式出现,而是将新技术、组织或服务模式的变化结合在一起。

——医疗保健领域的技术创新可能会导致医疗服务在采用创新技术的直接背景之外发生变化,并带来其他意外后果。

——医疗保健技术创新的经济学原理与其他行业的创新不同——通常整个医疗保健系统、支付方或政府的成本会上升,因为新技术允许提供更多的整体医疗保健的"数量"。

——证据对医疗保健创新影响的作用以及其在采用决策中的使用方式如何与其他经济部门不同。实证科学方法如 RCT 可能不适用于许多类型的复杂医疗保健创新。

——近年来,医疗保健创新采用的"过程"研究趋势强调了医疗保健中动态和复杂的创新过程。

问题讨论

1. 与其他行业相比,医疗保健创新往往难以确定。你认为这种情况在多大程度上成立,为什么?

2. 通过一个医疗保健创新的例子,根据产品与过程、激进与渐进以及架构与组件等创新维度对其进行分类。为什么对医疗保健创新进行分类很重要?

3. 相对于渐进式创新,医疗保健中鲜有激进创新。你同意这个说法吗?说出你的理由。

4. 选择一个医疗保健创新的例子,并确定其中发生的一些渐进式创新。

5. 为什么近年来对医疗保健创新采用的"过程"研究有趋势,例如格林哈尔希等人的研究?这些研究的主要特点是什么?

6. 如果你是一个医疗保健提供者的 CEO,或者是一个政治家或卫生部长,你会如何向公众解释"更多不一定更好"?

7. 那些支付医疗保健技术创新的人如何防止或减少其增加整体医疗支出的趋势?

推荐阅读

—Cutler D, McClellan M (2001) Is technological change in medicine worth it? Health Affairs 20(5):11 - 29.

—Ferlie E, Fitzgerald L, Wood M, Hawkins C (2005) The nonspread of innovation: The mediating role of professionals.

Academy of Management Journal 48(1):117 - 134.

—Rye C, Kimberly J（2007）The adoption of innovations by provider organisations in healthcare. Medical Care Research Review 64:235 - 278.

第四章

创新过程第一部分——开发和商业化医疗技术

本章将帮助你：

——了解新药和医疗设备是如何开发的，以及公司在将新产品推向市场时面临的挑战。

——理解开放创新和用户主导创新的含义及其在医疗创新中的重要性。

——了解政府如何支持创新过程。

在第四章和第五章中，我们将深入探讨医疗保健技术和创新管理中涉及的流程。我们将研究公司在开发创新产品时面临的挑战，医疗服务提供者在决定采用和如何采用新技术时的应对措施，以及政府在支持创新型医疗经济中的作用。

本章重点关注医疗保健技术创新过程的早期阶段。我们特别关注有形产品创新，但也应记住，硬技术和软技术是交织在一起的，医疗保健产品的创新通常也涉及服务或组织的变革。我们从药品和医疗设备行业的角度探讨新产品开发过程的不同阶段。我们还讨论了为什么可能需要政府的支持来帮助刺激新技术从初始开发到商业化的流动以及在医疗保健系统中的应用。

本章包含对一家小型初创医疗设备公司(Peezy Midstream)的案例研究,该公司开发低技术、低成本的标本采集系统。这提供了一个示例,说明初创公司在不同阶段需要灵活的融资方式,以及在漫长的开发过程中需要从不同来源筹集资金。该公司还发现,有必要越来越多地关注证据的收集,以说服潜在的产品购买者。迷你案例 4.2 是一个众所周知的例子,说明一家更大的医疗设备公司 Coloplast 如何使用其阶段门方法进行新产品开发,以及如何对其进行调整以应对更激进的想法,使其通过审核。

我们在第二章讨论的新产品开发模式在现实世界的医疗保健技术开发中看起来如何?在某些方面,医疗保健技术的开发和商业化遵循与其他新产品相同的模式——个人或公司提出新想法,最终会转化为商业产品,销售给医院、医生和其他医疗服务提供者。但是这种观点过于简单化;通常认为医疗保健技术是一个具有其独特性的难以进入的市场。

要了解医疗保健领域技术创新的创造和采用,我们需要认识到从研发、制造、政策和资金方面的各种参与者在药品和医疗设备行业的不同价值链中的作用。我们需要理解它们之间的相互作用、监管对设计和安全考虑的影响以及新技术购买者的作用及其面临的经济限制。在药品和医疗设备领域,创建新产品往往遵循第二章中描述的传统新产品开发模型,但重要的是区分这两个行业。药品开发受到更为结构化的过程和更严格的监管。我们也不应忽视源自医疗服务提供者(如医院)的创新。这些通常更注重流程或服务的改进。因此,这些组织在通过这些创新获取知识产权或任何随之而来的收入方面的潜力较小。然而,在医疗保健专业人员的努力下,开发创新医疗设备或外科器械也有着悠久的传统,稍后将在本章中介绍。

因此,支持和规范创新的机构的基础设施从根本上塑造了医疗技术的创新过程。在医疗保健领域,不同国家拥有自己独特的机构、公司和研究组织的组合。这些创造和部署了在诊断、治疗或医疗保健服务操作方面的产品和流程创新的知识、能力和技能。基于特定技术领域(例如药品)的公司、研究机构、政府机构和其他机构的网络形成了独特的创新系统,并整合了各种支撑技术。这些关系有助于定义创新过程以及创新商业化的方式。地理位置也可能很重要,因为随着时间的推移,特定医疗行业或技术领域的公司集群可能会出现,从而影响研发的关系和成果(见框 4.1)。

框 4.1　背景:医疗技术集群

没有公认的产业"集群"的定义。定义包括地理上的接近性或邻近性、公司的集中度和互联性。一个共同的线索是所有相关方的增长都可以通过物理上的共同定位来增强,这使得知识和技能的相互交流或者共享基础设施成为可能。一些定义强调公共和私营部门公司和组织之间联系的重要性,作为促进创新的一种方式。

许多研究集中在欧洲国家(特别是瑞典、丹麦、德国和英国)和美国的医疗设备行业集群效应上,但现在也有一些关于亚洲医疗技术集群的研究。这些研究通常强调公司与大学、私立研究机构、研究实验室和医院等研究领导者合作以刺激创新的重要性。例如,韦斯纳和威廉建议,将研究型大学或国家实验室作为集群的核心是将区域技术优势转化为公司的一种重要方式。行业、大学和医院之间的知识转移是"Medicon Valley"发展的原因之一,该集群跨越瑞典的斯科纳省和丹麦哥本哈根地区,是领先的医疗技术集群之一(Gestrelius 和 Oerum, 2006)。集群还涉及跨制造业部门和学科界限的知识转移(Izsak, 2014)。

虽然强有力的研究联系是成功合作的关键因素,但由于财务、行政和文化原因,这可能是有问题的,因为学术界项目的计划和交付时间通常比企业要长得多（Lindqvist and Sölvell，2011）。当公共和私营部门支持创新开发或采用的机构能力薄弱或缺乏强有力的领导和合作指南时，跨组织的互动可能会变得困难。强有力的领导对于建立软技能至关重要，软技能对于支持与潜在合作伙伴的正式和非正式网络以及小型医疗技术公司的扩张至关重要。

生物技术领域的集群形成尤为明显。顶尖大学的博士生数量和研究资源及基础设施的可获得性与生物技术集群的出现有关。在英国，剑桥生物技术集群创建了一个强大的研发基地，涉及剑桥大学与 AstraZeneca 和 Gilead Sciences 等世界领先公司的合作。附近的斯蒂夫尼奇子集群将 Wellcome Trust 和 GSK 联合在一起。

有时跨集群的合作是由竞争驱动的。德国图特林根外科器械集群受到来自巴基斯坦锡亚尔科特集群的压力，该集群以低价生产大量外科器械。图特林根决定将生产外包给锡亚尔科特（以及其他低成本集群），以提高制造生产率，同时将一些技术知识转移给这些地方的制造商（Nadvi and Halder，2005）。

其他集群是由政府政策推动的。法国政府积极支持创建医疗技术集群，以回应人们对该国在医疗设备领域专利申请落后的担忧。这些机构提供业务发展和技术转移服务，例如帮助研究人员和公司在本地网络中找到合作伙伴，并协助希望在该地区设立开展业务的公司。

新产品开发——药品行业

每年全球处方药的支出约为 1 万亿美元，年增长率约为 2.4%。基于生物技术的药物每年增加 2 330 亿美元的销售额，年增长率近 10%（DTT，2014；IMS，2012；BIS，2013）。

制药行业的研发过程风险高、耗时且成本高昂。有些估计表明，从基础研究到新药获得许可并推向市场需要大约 14 年（Paul et al.，2010），并且在美国将一种新化合物带到初始市场批准阶段的成本可能超过 10 亿美元（Di Masi 和 Grabowski，2007）。这个 10 亿美元的数字已经流传了一段时间，最近也受到了一些审查，但无论金额多少，开发新药无疑是一项非常昂贵的业务。到 21 世纪第 1 个十年初，业界普遍认为其商业模式面临前所未有的挑战（PwC，2011a，2011b；Paul et al.，2010）。这些挑战是由于以下几方面的综合作用导致的：

——技术风险——随着时间的推移，开发复杂疾病领域的药物变得越来越困难。

——商业风险——越来越多的药物专利到期，面临其他制造商的竞争；同时支付者越来越不愿意承担昂贵创新药物的费用。

框 4.2　背景：发明新药到底需要多少成本？

马修·哈珀对每种新药 10 亿美元的估算进行了解读。这个数字来源于 2003 年 Joseph Di Masi 及其同事在塔夫茨药物开发研究中心的一项研究。2014 年，这项研究数据更新了，显示成本估计为 26 亿美元，调整通货膨胀后几乎是之前估计的两倍半。这引发了更多的讨论。

哈珀指出，10 亿美元的数字对制药行业很有帮助，因为它表明开发过程并没有从昂贵到最终无用的地步，但可以用来证明药品应该定价高昂的观点。事实上，无论这个数字是高还是低都有点随意——这完全取决于如何计算。InnoThink 生物医学创新研究中心的伯纳德估计，单纯根据当前的失败率调整估计，每种获批药物的成本为 40 亿美元。而当将每家药品公司的研发预算除以获批药物的平均数量时，成本甚至更高。根据自 1997 年以来的药物审批和研究预算，调整通货膨胀后，Amgen 每种新药的研究成本为 37 亿美元（相当于有史以来销售额最高的药物一年内产生的收入），而 AstraZeneca 的成本为 120 亿美元。然而，文章评论者 M. R. 舒彭豪尔指出，衡量"真实"成本不仅非常复杂，还取决于研发费用的会计处理方法，其中管理层对包括哪些内容有相当大的自由裁量权，而且规则随时间变化。例如，批准后的成本和产品线延伸的成本可能包含也可能不包含在研发预算中，收购药品产品的成本也不完全包括在研发费用中。如何衡量药品开发和审批的时间也会影响成本的处理方式。

无论"真实"成本如何，哈珀认为：

"开发药物的高成本不应成为制药公司的一种荣誉徽章；没有理由非得这么昂贵。用研究成本来证明处方药价格高昂的做法一直是制药行业的愚蠢之举。昂贵的东西并不代表它就是好的。还有一个问题：许多药物价格过高，但高成本药物只是我们总体健康成本问题中的一小部分。药品只是最容易成为替罪羊的产品之一，因为它们的价格更容易追踪。"

资料来源：Herper(2012)。

这些影响被描述为一种创新生产力危机（Munos，2009；Paul et al.，2010；Dhankhar et al.，2012；PwC，2011b），反映在新药开发和批准数量的减少以及研发成本的不断上升上。药物开发渠道早期阶段的成功越来越难以预测后期阶段的成功——科学上的成功仍然可能伴随着商业上的失败、监管机构或支付者的拒绝。

研发生产力下降的一个原因是主要制药公司同时追求相似的重磅药物目标（这些药物每年销售额至少为 10 亿美元），导致重复和浪费精力，并导致回报递减。但另一个原因可能仅仅是随着"唾手可得的果实"的机会被耗尽，人们的注意力转向患有复杂慢性病和共病的老年人身上，基础科学的发现变得更加复杂。这导致制药公司在

6 000 种罕见疾病中寻找新市场,这一领域开始展示出较高的生产力和潜在的吸引人的未来回报(Clark,2015;Deloitte,2014a,2014b)。然而,在药物开发和供应方面仍然存在显著的差距,例如被忽视的热带病和新的抗生素/抗微生物药物。

决定制药行业研发成本的两个关键因素是药物开发成功率和开发时间。本质上,创造新药的过程包括两个不同的价值链结合在一起形成一个商业模式(Northrup et al.,2012):

——科学创新业务——发现和早期临床开发。

——创新采用业务——创建监管机构和客户所需的信息并传递给他们。

临床研究过程本身高度结构化,本质上遵循阶段门方法,但增加了高度形式化的监管和证据收集过程。基础和应用研究(发现)会导致一期和二期试验,以测试毒性和临床有效性,然后是更大规模的三期试验,进一步的临床开发、注册、营销和最终批准。在药物上市后,可能还有更多的后续研究(四期)以监测任何可能在样本量和研究持续时间足够大时才显现的安全问题。

传统的分阶段试验过程现已随着"适应性许可"等新批准形式的引入而发生了一些演变。适应性许可本质上是一种前瞻性计划的、灵活的药物监管方法。该模型背后的一个原则是没有唯一的时刻可以证明药物是安全和有效的。承认这种不确定性意味着在存在严重未满足的需求或显著医学进步的潜力时,药物可能在某一个阶段完成之前就被释放,而释放后继续进行学习和发展将减少这种不确定性。因此,在进行监管评估和许可之前,适应性许可因此涉及证据收集的迭代阶段,以减少不确定性。它寻求在患者及时获得新药与提供足够的利弊信息之间找到平衡(Eichler et al.,2014)。

二期和三期阶段仍然是药物开发过程的重要里程碑。未能成功完成初始发现和开发阶段主要是科学问题。这本身可能成本高昂,但二期试验涉及的资金投入越来越大,即公司的沉没成本(见第二章中的图 2.7）。这是因为三期更严格的监管要求导致公司在二期扩大测试的个体数量，以便更好地了解进入三期的商业可行性（Scannell et al.，2012；Mestre-Ferrandiz et al.，2012）。

因此，三期代表了制药公司研发活动中的一个发展理念的显著转变（Northrup et al.，2012）。进入这个阶段意味着公司押注成功，并开始表现得好像它有一个可销售的药物。尽管在科学上失败仍然是可能的，但这一阶段的研发活动重点在于与监管机构、支付者、医生和消费者建立关系，以证明药物的作用并确定任何需要谨慎的领域。此阶段的试验通常涉及与当前的治疗标准进行正面对比研究。除了安全性外，监管机构的主要兴趣是证明药物相对于现有市场竞争者相比的优越性，包括其经济效益。

四期试验——也称为上市后监测——在监管批准后开始，是"药物警戒"过程的一部分。它们旨在监测药物在一般人群中的安全性，并发现早期阶段可能没有被发现的任何问题，例如药物对患有各种疾病的人或同时服用其他药物的人的影响。美国食品药品监督管理局（FDA）现在要求对快速通道产品和需要确定儿童安全使用的产品进行强制性上市后试验。

因此，开发一种新药是一个多阶段过程，其特征是强有力的监管，以确保药物对消费者是安全、有效和可及的（见图 4.1）。开发的每个阶段需要不同水平的资源和科学知识，以及大学和其他研究机构、制药公司和其他公司的不同能力。研发过程的各个阶段在持续时间、范围、投资需求和成功概率上是不同的，这取决于药物目标、市场特征和公司的策略（Mestre-Ferrandiz et al.，2012）。实际上，研发渠道并不是一个连续不断地向市场提供新药的顺畅流程。药物"失败"——未能推进到下一个阶段——可能发生在开发渠道的任何阶段。尽管这取决于开发阶段和治疗领域的类型，但总体上失败率随着时间的推移有所增加。有研究人员估计，只有约 10% 的候选药物成功完成了 Ⅱ 期中期药物发现阶段（Paul et al.，2010；Mestre-Ferrandiz et al.，

2012）。其他人估计，约 11% 的候选药物通过了所有三个阶段（Pammolli et al.，2011；Di Masi et al.，2010,2015）。

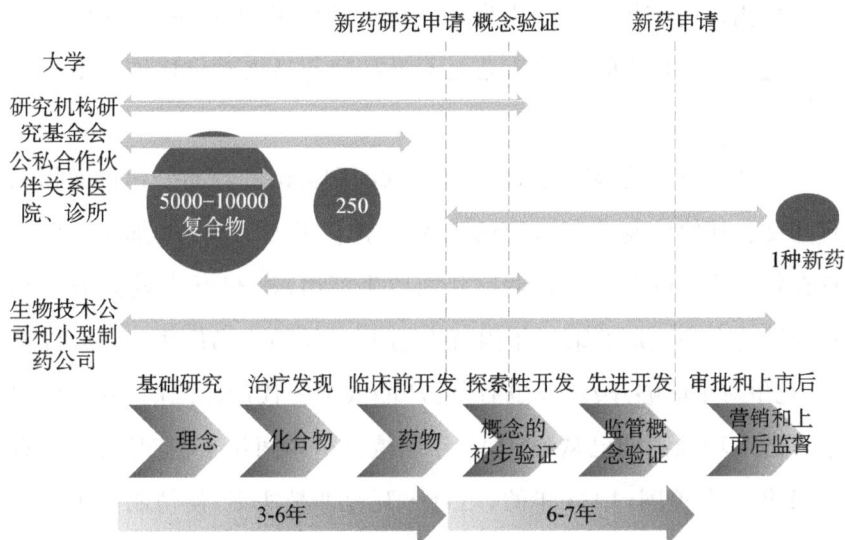

图 4.1　药物研发的参与者和阶段

这些特征意味着制药公司的创新过程本质上是"块状的"（Northrup et al.，2012）。为了缓解晚期药物失败带来的的高昂成本，公司试图在每个阶段提前提供潜在的机会——它们试图拥有大量一期候选药物，只有一部分进入二期，而二期候选药物的数量多于进入三期的。这导致成功药物的输出具有高度周期性，这一特征可能由于后期阶段的大量失败而加剧，从而影响收入并进而限制早期研发工作。这些特征转化为一种研发模型，其中不成功药物项目的成本远远大于成功药物的成本——制药行业的长期资本成本的三分之二可能归因于失败。

除了药物开发渠道的这些固有特征外，制药公司的商业模式在过去十年左右的时间里还必须应对一系列其他挑战。

仿制药使用的增加

负责购买药品的支付者和监管机构越来越关注新药的增量效益

和成本。这导致了更多低成本仿制药的广泛使用,这些药品与品牌药或参考药品相当。像英国国家健康与护理卓越研究所(NICE)这样的监管机构作为市场的守门人发挥了更大的作用,而在美国,医疗保险公司通过寻找替代的后续药品而不是品牌药品来对价格施加下行压力(见框 4.3)。

与这些监管趋势同时发生的是,欧洲和美国的药品公司也面临来自印度和其他仿制药制造商的更大竞争。"推广"的速度加快了——现在仿制药可以在专利到期后几周内生产出来——仿制药处方现在在品牌药专利到期的第一年内就占据了 84% 的市场份额。在允许竞争、竞争对手能够开发"我也有"的产品或下一代产品之前,制药公司享有的市场独占期已从长达 10 年缩减至平均两年半,有时甚至只有 1~2 年。在美国,1984 年的《哈奇·瓦克斯曼法案》使仿制药更容易获得批准,这也是导致专利申请时间缩短的主要原因,但激烈的竞争也意味着后续生产商倾向于越来越早地申请专利,从而缩短了许多药品的上市时间(Burns et al.,2012)。

框 4.3　背景:英国仿制药处方的兴起

自 1976 年以来,英国初级保健处方的支出在实际价格上增长了 4 倍,到 2013/2014 年约为 80 亿英镑。处方药的数量从 2.85 亿增加到 2013/2014 年的近 10 亿。但是 NHS 越来越多地转向价格更便宜的仿制药,导致了处方药和药物分发的种类发生了显著变化,同时药品价格也发生了变化。据估计,如果仿制药处方率保持在 1976 年的水平,那么到 2014 年,NHS 的支出将需要增加八倍(而不是四倍)才能支付处方药费用。如果仿制药处方率从 2013/14 年的约 70% 提高到总数的 90%,这可能会在 2024 年其他条件相同的情况下允许处方总数增加 51%,而支出仅增加 4.4%。

资料来源:Appleby(2015)。

日益严格的监管和支付环境

从基础研究到越来越复杂的试验,再到最终获得监管部门的批准,一种成功药物的诞生之路漫长而复杂。除了越来越复杂的科学之外,医疗行业的盈利能力和增长前景也面临着支付方和政府降低价格以及监管成本不断增加的压力。制药公司需要提供要求更高、质量更高的临床数据,而获得监管批准所需的时间也一直备受批评。一项估计显示,FDA 的审查时间在 2000—2009 年间平均为 1~1.4 年(Northrup et al.，2012)。

在化学和生物技术为基础的药物开发的监管审批过程中,虽然主要关注的是安全性,但两个部门之间存在一些差异。在化学药物开发中,重点是最终产品的药理学特性。而在生物技术领域中,开发和制造过程的不可预测性及其对最终产品稳定性的影响意味着监管机构更关注开发的早期阶段。临床试验在生物制品审批中的作用部分是为了展示产品特性及它们之间的相似性。在美国,这被认为延缓了"生物仿制药"的引入,这些是生物药物的仿制药(Pfeffer，2012)。直到最近,美国才为生物仿制药或后续生物制品的批准建立了监管路径——FDA 在 2010 年开始提供生物仿制药的监管路径批准,而欧洲药品管理局(EMA)则在 2004 年启动了其批准过程。然而,美国的医疗改革也将生物技术产品的专利保护期延长到了 12 年,这可能会减缓生物仿制药的发展(Deloitte，2014a，2014b)。

开发和批准新药所需时间对价格的影响促使监管机构寻找简化审批过程的方法。美国的 FDA 和欧洲的 EMA 都推出了新的快速通道审查程序。在美国,2014 年批准的新药中约有三分之二是通过快速通道审查的,旨在更快地将新药带给患者。同样,英国的药品和健康产品管理局(MHRA)也设立了一个创新办公室,从开发过程的早期阶段就开始支持公司,包括设计能够产生监管机构所需证据的临床试验,以便迅速做出决策。

欧洲药品管理局（EMA）引入了一个"患者路径的适应性"的试点计划，该计划基于"适应性许可"的理念，目标是解决某些未满足的高需求或有显著医学进展潜力的新药。其目的是在药品审批的速度和安全性这两个相互竞争的要求之间找到平衡。在常规的三阶段试验过程完成之前，可以有条件地提供药物，同时在临时推出后继续收集进一步的安全性和有效性证据。这需要主要利益相关者——药品公司、医疗支付方和提供者以及患者群体之间通过"证据开发覆盖"和"非标准授权"等机制进行风险分担。

制药行业对生产力危机的应对

制药行业的初步策略部分包括一轮合并和收购（M&A）。虽然这对拥有即将超过专利期的大片药物但又缺乏足够的开发渠道来替代它们的公司来说可能是一种合理的短期策略，但它并不一定是应对研发生产力放缓的有效应对措施。关于合并和收购对药品行业创新影响的研究证据尚不确定。有些研究表明，合并和收购并没有导致研发支出的增加，也似乎没有表明制药行业的规模和研发生产力之间有关系（Burns et al.，2012）。其他研究则显示出并购和联盟对研发成功率有积极影响，这取决于开发管道阶段（Danzon et al.，2005），药物上市时间（Hirai et al.，2010）和公司的内部生产力率。事实上，有人认为，并购活动非但不是制药行业生产力问题的解决方案（Burns et al.，2012），反而可能是部分问题的原因之一。这是因为它分散了人们对研发的关注，减少了市场上的公司数量，从而减少了竞争和创新驱动因素。

制药公司的另一种应对措施是通过加快开发时间、提高研发效率和降低成本来改善其创新过程。公司已经采取了几种策略：

——创建专注于特定治疗途径的药物性能单位，并与外部 CEO 和风险投资家建立投资委员会（Burns et al.，2012）。

——减少其活动的规模和范围，例如涉及的治疗领域数量，并将其治疗项目外包或授权给外部公司。

——在药物制造过程中进行创新,以提高效率和降低成本(见框4.4)。

框4.4　背景:药物制造过程中的创新

药物制造过程常常在制药行业的研究中被忽视。然而,随着公司寻求提高效率和降低成本,这一过程也在发生创新。

药物制造过程分为两个阶段——药物物质的制造(活性药物成分)和药物产品本身的制造:

——药物物质制造是一个由科学和技术驱动的过程。不同制药公司采用了不同的方法:Bristol Myer Squib 将大部分这些操作外包,而 AstraZeneca 则自己进行,直到散装药物合成的最后几步。

——药物制造涉及将活性药物成分加工成最终产品。这通常在"成型–填充–完成"(FFF)站点进行,由于各国对包装和安全有各种不同的规定,因此一般不外包,而是在当地进行。

生物技术中的制造过程往往更昂贵,因为散装过程依赖细胞的生物反应来生产活性药物成分,并且需要在无菌操作环境中进行制造。最初这需要为每个产品专门设置昂贵的工厂,但现在正在引入供多种产品使用的灵活平台。

药物制造不仅仅是试验药物制造的放大版本。因为这一过程需要足够稳健,以确保所有步骤都能产生预期的结果,并满足监管机构的要求。因此,制药公司需要协调药物设计和开发阶段与制造阶段,以确保化学或生物过程在制造过程中得到优化。公司往往将开发和制造视为不同的功能,但随着越来越多的制造实践受到监管审查,促使制药公司仔细研究药物开发这一方面。

> 人们对将 3D 打印技术应用于药物制造一直很感兴趣。2015年，美国食品和药物管理局批准生产第一种 3D 打印药片 Spritam，用于控制癫痫发作。这种制造方法的好处在于，可以按照精确的剂量将药物层层包装，从而有可能根据患者的具体需求制造出定制药物。
>
> 资料来源：Northrup et al.（2012）。

制药行业在过去十年中已经开始以一种日益复杂和细分的方式进行创新。其公司采用了多种不同的研发模式（见框 4.5）。越来越多的人认为，药物的发现和开发的任务变得过于复杂，单靠一个公司无法独立完成，现在必须通过公司间的合作模式和"开放式创新"形式来实现。我们将在下文详细讨论这些。其他趋势包括：

——增加对"药物狩猎"的关注，雇佣更多药物发现领域的科学家，以增加人才和专业知识的储备。

——重新审视现有的未充分开发的化合物，并重新配置现有产品以寻找新用途（再利用）。

——专注于选择较少数量的化合物进行开发，以便在可能取得突破的领域进行更少但潜力更大的赌注。

制药公司也越来越关注药物在各个研究阶段所花费的时间，在每个阶段都加快终止表现不佳的研究项目。例如，阿斯利康采用了一个新的项目审批框架。其"5R框架"定义了五个关卡：正确的目标、正确的组织/暴露、正确的安全性、正确的患者和正确的商业应用。这个框架缩小了创新组合的规模，使公司能够专注于成功率更高的项目，并通过淘汰未能通过初步审批检查点的项目来提高成功的可能性（Cook et al., 2015）。

框 4.5 背景：制药公司采用的不同研发模式

——纯创新模式：礼来、百时美施贵宝、武田专注于在其自己的实验室或从其他公司获得许可的新分子实体（NMEs）。这些公司通常避免仿制药，专注于制药创新和研发。辉瑞、默克、第一三共株式会社也采用类似的重点战略，但也进入了仿制药领域。

——集团模式：强生、诺华、罗氏、雅培等大型多元化公司能够在多个领域进行投资。

——从仿制药基础上创新：Teva、Dr. Reddy、Cipla、Wockhardt、Torrent 等公司通常来自非高收入国家，正在从仿制药转向创新开发。

——以服务公司为基础的创新：亚洲和俄罗斯的制药服务公司通过自行承担风险的开发和启动风险投资小组来扩展其创新活动。

——虚拟制药模式的创新：GSK、礼来正在重组其研发团队，其监督和资金来源类似于风险投资模式。

资料来源：Northrup et al.（2012）。

有迹象表明，随着生产率的不断提高，制药行业可能正在出现转机。2014 年全球新分子实体的数量（46 个）是 1997 年以来的最高水平，高于前一年的 29 个。自 2008 年以来，该行业的第三阶段成功率也开始上升。这在一定程度上可以解释为向专用药物（许多针对罕见疾病）的转变，其中许多是治疗罕见病的药物，这些药物往往通过临床开发更快地取得进展（Hirschler，2015）。

医学生物技术的兴起

医学生物技术公司是药物行业日益重要的组成部分。更严格的监管和支付环境、重磅产品的专利悬崖以及传统制药行业在创新生产力上的挣扎，导致制药和生物技术行业更加紧密地联系在一起。因此，生物制品因此在制药公司的开发渠道中做出越来越大的贡献，预计到2018年，前100名产品销售的一半将由生物制品产生（Deloitte，2014）。

制药公司的传统核心优势包括管道管理、销售和营销，以及动员其财务储备来支持开发和商业化。生物技术行业的优势则在于发现新的生物制品。因此，将两者结合起来对在开发渠道方面面临日益增长的挑战的制药行业具有吸引力。传统制药公司之所以对生物技术感兴趣既在于他们相信获得许可的化合物可能比内部研究带来更多价值（Pfeffer，2012），也在于小型生物技术公司的灵活性和创业精神有望与自身的药物开发专长相结合。

最初，制药公司通过许可证从生物技术公司引进新产品，这部分是由于有证据表明这种联盟有助于提高研发生产力。确实有一些显著的商业成功案例——辉瑞的许可药物立普妥成为第一个年度销售额超过100亿美元的制药产品。然而，可利用的后期许可化合物并非是无限的，并且如果公司希望保持自身的创新能力，内部许可模式存在缺点，而且管理这种联盟也需要额外成本（Burns et al.，2012）。因此，制药公司正转向更加开放的创新模式。

随着时间的推移，两个行业之间的关系不断发展，无论是在战略企业联盟方面，还是在与不同类型的合作研发关系方面。这种关系是共生的——与制药公司的合作使生物技术公司能够获得研究资金，并验证其创新成果，从而提高在投资者中的可信度。制药公司可获得新的产品机会和支持药物发现和开发的创新技术，以及一些在生物技术公司中发现的科学创新文化。

生物技术和制药公司之间的合作带来了创新过程和技术的重大优势。制药行业生产力问题的一个根本原因是缺乏药物靶点——酶、生化途径或离子通道——这些是研发努力的目标（Sammut，2012）。研究表明，在直至20世纪90年代末的半个世纪里，制药行业的所有努力基本上是以试错的方式针对了大约400个靶点进行的。这极大限制了新药物的创造前景。重组技术和遗传学的发展,以及生物技术行业内其他技术创新(见框4.6),使制药行业能够用一种更系统的模式取代这种试错方式。然而,大多数制药公司选择将这一部分药物开发过程外包给新的基因组学和蛋白质组学公司,以及提供快速分析能力的技术平台公司,而不是提高自己的能力来进行这一过程,因为这需要招聘新的科学家并支付新的设备费用(Sammut,2012)。这些公司与制药公司之间的联盟是围绕特定治疗领域发展起来的,重点是疾病类别或生理因素的组合,如哮喘或慢性阻塞性肺病。另一种联盟涉及数据挖掘,即大规模生成和筛选组合蛋白、基因序列和蛋白质结构库。还有一些技术开发联盟,包括一家基因组学公司召集一系列专业合作伙伴,以生产可授权给制药公司或由其他专家推向市场的化合物。有时,这些安排是由制药公司赞助的。

因此,生物技术创新生态系统比传统制药业更加动态化和复杂,不同的参与者在创新过程中扮演着不同的角色和关系。对于制药公司来说,一个关键问题是选择哪种创新模式。不同的公司采取了不同的方法(见框4.5)。总体而言,公司通过减少研发投入,加大对大学研究活动的调查力度,及时了解潜在的有价值的新发现,来应对他们所面临的压力。然后,他们的目标是通过与大学或较小的专业公司的最佳团队合作来补充自己的研发活动,而管理方面的挑战是如何确保内部研发和外包研发。

框4.6　背景:创新技术——生物技术行业的关键驱动力

医学生物技术和非医学生物技术的发展是由四十多年来在不同技术领域的各种产品和工艺创新所支持的:

——单克隆抗体:与化学合成的药物相比,这些药物在阻断分子相互作用方面具有某些优势,因为它们与靶标结合得更具体和完全,可能毒性较小,并且可以用于阻断小分子无法阻断的相互作用。

——基因组学和蛋白质组学：DNA 测序速度的巨大提升为更个性化的药物提供了前景。新的公司正在出现，它们为生物技术公司和制药公司提供测序能力，还有一些公司提供直接面向消费者的个人基因测试和分子诊断公司，使用个性化的基因信息来诊断和指导治疗。蛋白质组学是关于理解蛋白质在健康和患病动物系统中的特定功能，以帮助科学家确定其作为潜在药物靶点的角色。

——组合化学：通过各种可能的方式组合分子的化学构建块，加速了新化学实体（NCE）的创建。这项技术的成本在相对较短的时间内迅速下降，这意味着随着制药公司发展自己的能力，最初专门从事这项技术的公司被淘汰出局。

——高通量筛选：一种快速测试和合成大量化学分子的自动化机器人平台，也成为所有制药公司的标准药物发现工具。高通量筛选技术使用 DNA 微阵列或 DNA 芯片来寻找与特定形式的DNA 结合的分子。

——基因治疗：一系列使用基因治疗或预防疾病的技术，最早在 1972 年提出。目前几种基因治疗方法正在开发中。首个商业化的基因疗法，Gendicine，于 2003 年在中国获得批准，2012 年一种治疗罕见遗传疾病（Glybera）的疗法成为首个在欧洲和美国获批临床使用的治疗方法。表观遗传学研究的是基因是如何被不同的酶开启和关闭。

——反义 RNA（asRNA）和 RNA 干扰（RNAi）：利用核糖核酸（RNA）阻断基因表达以获得治疗效果的药物开发方法。RNAi 可用于大规模筛选，系统地关闭细胞中的每个基因，有助于确定特定细胞过程背后的成分。2014 年，美国食品和药物管理局批准了两种反义药物。

——系统生物学：复杂生物系统的计算和数学建模。通过整合有关相互作用的数据,可在整个生物体水平上预测新药等干预措施的结果。这一概念指的是一些相互重叠的学科,而不是生物信息学等单一的界限分明的领域,如生物信息学。

——合理药物设计:它利用计算机分子建模和其他技术来设计出具有非常特殊形状的分子,以适应药物靶点。

资料来源:参考多种资料,包括 Pfeffer(2012)。

开发新医疗设备:行业结构和创新趋势

医疗设备广义上被定义为用于预防、诊断、监测或治疗疾病和医疗状况的产品。目前市场上有多达 500 000 种不同的医疗设备(Eucomed,2012)。这些设备范围从简单的一次性注射器到复杂的植入式和混合设备,这些设备结合了工程和制药方面的创新,如缓释药物支架,它可缓慢释放药物以阻止细胞增殖。

全球每年约有 4% 的医疗保健支出用于医疗设备(Eucomed,2012)。其销售额约为生物制药行业的三分之一,每年约为 3 500 亿美元,但增长速度更快(DTT,2014;BIS,2013)。2009 年,医疗设备行业全球销售额的 62% 为医疗设备,其余为夹板或手术刀等商品供应(Kruger and Kruger,2012)。

由于其广泛的范围,医疗设备行业在有关医疗保健的学术和政策讨论中往往被忽视。潘纳伯(Pannenborg,2010)指出,半个多世纪以来,医疗器械行业可以说是“新兴”行业,尽管其具有提供广泛健康利益的潜力,但与药品行业不同的是,在国家政府和全球机构中,医疗设备仍然是一个相对较低的优先级。然而,历史上该行业一直具有高度创新性,创造了需要机械和电气工程、新材料和设计等方面的大量研发活动的新设备。我们将看到,医疗设备开发商和供应商与医疗专业人员之间的关系可能非常密切。

考虑到该行业的多样性,在思考创新过程和未来行业增长率时,重要的是区分那些已经确立并显示出适度增长的产品(如心脏起搏器)和可能在未来几年推动行业增长的创新。我们在本章中主要关注行业中技术密集的部分。

Kruger(2012)描述了医疗设备行业的一些决定性特征使其经济性与其他行业不同。尤其是,该行业通过以下特征避免了来自购买者和监管者的价格下行压力:

——该行业的部分产品不受供求规律和定价规律的制约,即需求弹性大(即不依赖于价格),特定产品的高利润可以长期维持。部分原因也可能是因为该行业比制药行业小得多,因此受到监管机构和政府定价政策较少关注。高利润也是通过渐进式创新维持的,即定期推出具有轻微产品变化的新版本。

——医疗设备的异质性,即使在同一功能类别中,也使购买者难以比较品牌(见框4.7)。此外,转换成本也可能相对较高,一旦医院投资于特定品牌及其相关培训和基础设施,转换到另一产品时可能会产生巨大的成本。

——对节省时间和金钱并改善患者手术结果的设备的需求推动了需求。公司能够根据性能推销产品和成本加成定价模式销售产品。

——部分医疗设备行业受到保护,不会向消费产品模式转变,而这种转变在一定程度上影响了制药行业——虽然许多药物可以由患者自行服用,但患者显然无法自行植入心脏起搏器或支架。

框4.7　背景:膝关节置换行业的异质性

2011年,全球膝关节置换市场价值84亿美元,由四家公司主导——B. Braun、Smith and Nephew、Stryker、Zimmer and DePuy Synthes——它们共同占据了市场总额的近80%。2013年,美国骨科医生协会记录了超过150种不同的膝关节置换设计。

资料来源:Transparency Market Research(2012)。

医疗设备行业由大型多元化公司主导,其中许多公司来自美国。这可以用以下原因来解释:由专家主导的医疗专业、高消费者对购买最新创新产品的需求压力相对较大以及缺乏政府对报销的控制和其他据说阻碍欧洲或一些亚洲医疗系统采用健康技术创新的其他障碍。美国的医疗技术市场确实具有吸引力——人均支出是世界其他地区的 13 倍以上(Kruger and Kruger,2012)。

欧洲的医疗设备行业是全球第二大市场。该行业极具创新性——在研发投资方面位居前列,申请专利数量超过任何其他行业(Eucomed,2012)。但医疗设备公司发现由于欧洲国家卫生系统的分散性、其技术采购方式的多样性以及患者选择的水平较低,它们难以获得临界规模。这反过来影响了它们实现规模经济的能力。欧洲行业由成千上万的中小型企业主导——22 500 家公司雇用了大约 50 万人,其中 80%是中小型企业(Eucomed,2012)。

欧洲和美国的医疗设备制造商并非不受竞争压力和其他挑战的影响。近年来,该行业经历了一段与制药行业类似的经济和结构变化时期。尽管体外诊断的需求迅速增长,预计到 2018 年将成为行业最大的细分市场(Deloitte,2014),但整体行业增长率有所下降。这部分原因是心脏病学、成像和骨科等大型部门的增长放缓(Kruger and Kruger,2012)。亚洲低成本国家的医疗设备供应商也在某些部门对价格施加了下行压力,尽管发达国家卫生系统的监管和安全框架对新参与者的进入设置了一些壁垒。

医疗设备公司面临的另一个问题是监管机构、保险公司和采购机构的审查日益严格。美国和欧洲的新医疗设备审批法规在收紧,这意味着制造商需要满足更高的标准才能销售其产品(Deloitte,2014)。此外,采购者已开始采用更严格的健康技术评估,以寻求物有所值。在美国,医院雇用了更专业的买家,他们能够更好地让供应商之间竞价以降低成本,而医生越来越不愿推销特定制造商的产品,因为他们现在直接受雇于医院或由医院负责与技术供应商谈判(Monheim,2011)。

在英国,对某些产品价格的基准测试已经突出了医院支付价格的显著差异,并且正在改变购买者和供应商之间的权力平衡(见框4.8)。大型医疗设备公司面临着减少现场销售队伍的压力——这通常是与医生互动的主要场所——这也可能影响创新率,因为医生是新产品创意的重要来源(Kruger and Kruger,2012)。

框4.8　背景:英国医疗设备价格基准测试

英格兰和威尔士的国家医疗价格基准测试项目旨在突出骨科植入物的价格差异。这些产品由当地或区域采购机构(即医院信托)购买,各采购机构根据当地条件和采购量与供应商协商定价。早期迹象表明,购买量未能吸引适当的折扣,并且某些假体的价格存在显著差异。2012/13年与三家采购机构的试点计划取得了成功,表明每年可节省50 000英镑至200 000英镑不等。2014年,除了在线报告工具外,国家联合登记处采购团队和医疗保健管理部门推出了一个价格基准服务。

资料来源:国家联合登记处(2013)。

因此,医疗设备公司越来越多地寻求新的业务途径,而不再局限于制造。其中一个趋势是采用疾病领域,而不是仅仅关注某个阶段的疾病(MIT Technology Review,2013)——例如糖尿病患者的胰岛素输送,医疗设备公司可能提供从健康和肥胖预防措施到血糖监测和药物输送的一系列护理服务。这使公司能够更好地理解和展示其产品的成本/效益潜力,并开发新的商业模式。美敦力公司经历了一次根本转型,被一位评论员描述为:

"像医疗连续保健、疾病管理、人口管理和综合保健这样的术语,即使在五年前也不会出现在其词典中,但现在却出现在其首席执行官的演讲中,出现在其与投资者和分析师的沟通中,当然,还出现在其开展业务的理由中。

2013 年,美敦力推出了心导管实验室管理项目,并收购了为心力衰竭和其他慢性病患者提供远程监测服务的供应商 Cardiocom。该公司表示,其目标是将自己从主要的设备供应商转变为"未来全球医疗技术解决方案的主要合作伙伴"。随后,该公司收购了一家荷兰糖尿病诊所和研究中心,进军糖尿病综合治疗领域。这些举措让一些人质疑美敦力是否还能被称为设备制造商(Parmar,2015a)。由于美敦力的医生可能会迫于压力而开出该公司的医疗设备的处方,因此人们担心可能会出现利益冲突,对此,美敦力公司允许临床决策保持自主权(Parmar,2015b)。

行动中的创新 4.1:从设备制造向服务提供模式转变: 美敦力的心导管实验室项目

美敦力意识到需要从一家医疗设备公司转变为一家医疗保健公司,以保持在该行业的领先地位。这要求公司扩大其在整个医疗保健连续体中的角色,通过整合诊断、治疗和疾病管理的信息和服务来实现。这反过来需要一种新的风险分担模式,用于开发新产品和相关服务,包括对风险和失败的更高容忍度。

这种方法的一个结果是建立了一个新的业务部门,与医院密切合作,开发和引入新产品。2013 年,医院解决方案部门推出了心导管实验室管理项目,其中包括采用风险分担的方法来提高效率,节省因引进新技术而产生的临床费用。美敦力还帮助合作医院实施精益六西格玛效率项目,以及供应链管理、基准测试和质量报告,并引入心血管信息系统。

据说,合作医院的平均效率提升范围为 20%～25%,患者通过率和等待时间减少,医护人员满意度提高,患者满意度也有所提升。该项目现已全球扩展,并已发展到包括治疗后保健、家庭保健和监测。截至 2015 年,美敦力已与 50 家医院签订了长期合同,合同平均期限为 5～6 年,总收入达 15 亿美元。

资料来源:PwC(2013),Parmar(2015b)。

医疗设备创新路径

对于大型医疗设备公司来说,开发新产品的过程与制药行业相似——市场研究先于技术研发、产品开发和测试等。与某些药物的开发一样,规模较小的创业公司或学术研究人员可能会启动一个新想法,并专注于研发的早期阶段,然后由成熟的公司接管后期研发和商业化阶段。但医疗设备行业的多样性使得从初始想法到产品开发,再到商业化和采用的过程更加多样化且不太正式。学术、行业和政府研究人员的合作方式也更复杂(Corr and Williams,2009)。许多医疗设备的复杂性以及其周围的监管和安全框架,意味着通常需要来自多个学科的专家投入。

对于大型医疗设备公司来说,新产品的开发流程遵循典型的阶段门过程。安全性和有效性监管的参与程度取决于医疗产品的类型及其相关风险。在美国,制造商可能需要向药监局寻求上市前许可或上市前批准。上市前许可通常不需要临床数据,这是最常见的途径;某些设备(如植入式设备)需要上市前批准并需要临床数据。与药品一样,获得上市前批准的过程可能很复杂。需要多少临床和技术数据,以及需要多长时间获得批准,是根据三层风险分类系统确定的(见框 4.9)。

行动中的创新 4.2:Coloplast 进展的演变框架:将创意转化为产品

康乐保(Coloplast)是一家创新型丹麦医疗产品制造商。其成立于 1954 年,起源于一名护士为其胃癌患者姐妹开发的首个自粘造口袋。康乐保管理其创新过程的方式被广泛报道。公司的

AIM(加速创意到市场)流程旨在明确开发流程中的规则和责任，使公司能够在适当时刻迅速做出关于新创意进展的决定。

AIM 流程规定了创新项目团队应遵循的规则。开发流程分为五个阶段，每个阶段包含并行和协调的活动，旨在细化客户需求的定义并开发技术解决方案。每个阶段以通过一个门槛结束，即由高级管理人员对项目进行审查的决策点，他们有权确保项目迅速推进或终止。当这些把关人认为该项目在技术和经济上可能满足客户需求，以及符合康乐保的财务、质量和环境影响标准时，项目进入下一个阶段。

康乐保创新的一个例子是为回肠造口术(即小肠通过腹部开口引流)患者开发了三种替代袋子。AIM 过程使一个包括造口护理护士和患者在内的工作组能够清楚地了解用户的需求，并将其转化为最初的想法。这些想法被转化为原型，可以与用户一起进行开发和测试。1997 年 6 月，开始了过滤器和输出系统的技术开发。1999 年 11 月，进行了正式的临床试验和测试营销，并从2000 年开始将其引入医疗保健市场。AIM 有助于确保更快和更系统地将初始想法向最终产品转化，并通过公司与用户和专家的密切互动，在此过程中进行了广泛的学习。

虽然 AIM 被认为非常有用，但也有人担心该过程不能很好地应对那些可能最终产生创新产品，但因结构不够完善或太过激进而难以推进的好想法——进入 AIM 过程的想法通常被认为不太可能失败。因此，管理 AIM 过程所使用的例行程序需要被重新设计，并在阶段门方法中注入更多灵活性，以容纳更多失败的可能性。康乐保随后设立了一个"外部研发"部门，负责开放式创新活动，如技术侦察、与外部创新者的关系以及创新的内部许可和外部许可。现在一个关键的过程步骤是将这些外部来源的创新转化为康乐保环境，并了解如何将其与公司的目标和实力最好地结合起来。

2007 年推出的另一项变革是"从创新到加速全球推广"
(FIGARO)产品发布战略。其目的是通过加快市场分析、商业概
念和商业案例开发阶段,以及更紧密地协调研发、营销和运营、销
售流程,进一步缩短总体产品的开发时间。

资料来源:Bessant et al.(2004),Foss et al.(2012),Tidd
and Bessant(2014)。

框4.9　背景:医疗设备的风险分类

——一级包括低风险产品,其一般控制措施足以确保安全有
效使用。

——二级产品具有中等风险,需要额外信息以建立适当的控
制措施。

——高风险(三级)产品由药监局定义为支持人类生命且在
预防损害方面具有重要意义,或具有潜在的受伤或疾病风险。这
些产品包括冠状动脉支架、除颤器和组织移植。

与制药行业相似,医疗设备的审批过程也变得越来越复杂和昂
贵,尤其是在美国。从 2000 年初开始,由于对产品安全的高度关注以
及对召回故障医疗设备的需求增加,药监局在产品上市前阶段要求进
行大规模临床试验。这意味着美国公司获得创新产品批准的时间比
欧洲公司长四倍以上——从首次与药监局沟通到批准需要 54 个月,
而在欧洲只需 11 个月(Kruger and Kruger,2012)。

尽管较快的监管过程可能对欧洲的医疗设备公司尤其是较小和
更具创新性的公司有利,但他们在产品开发路径上仍面临重大挑战。
小公司往往缺乏与金融合作伙伴、监管机构或客户打交道所需的相关
学科或技能,并且由于规模太小,无法资助任何需要安全性或实证性
的试验。医疗设备行业的普遍分散性也使合作变得更难且成本更高。

中小企业与大学的合作可能因为多种原因而存在问题——对合作研究活动所产生知识产权的所有权不明确、研究成本的核算方式不同以及时间范围不同,学术研究者通常在开始研究时并不一定知道终点是什么或何时达到终点。

事实上,正如我们在下一章将看到的,对于医疗设备公司来说,采用新产品的问题往往比产品开发的挑战更大。在英国,行业普遍认为将产品商业化并确保其被采用的途径不可靠(BIS, 2012a),尽管各种政策和其他举措已经开始将关注点从支持新技术推向卫生系统,转向以需求为导向的拉动创新模式。

用户在开发医疗保健创新中的作用
——引领用户、用户主导和开放式创新

我们在第二章中看到了"需求拉动"如何成为创新的强大触发器,但这并不意味着最终用户是创新者所提供产品的被动接受者。正如乔·蒂德和约翰·贝桑特所描述的,用户对现有解决方案的不满可能会促使他们进行试验,并创造出最终成为主流创新的早期版本。

纵观历史,新医疗设备的开发一直与用户创新者密切相关。这些人通常是外科医生,他们发现了对新产品的需求或改进现有产品的可能性,然后尝试开发解决方案(Kirkup, 2006)。他们不仅是新创意的重要来源,有时还是最初开发工作的参与者,他们还经常作为发起者、开发者、企业家和营销者来引领创新过程(Lettl, 2005; Lettl et al.)这一作用源于医疗保健行业的特殊性——在高压、以问题为导向的环境下和可能缺乏适当能力和资源的组织中工作的具有创造性和创新性的人才的组合(Lettl, 2005)。一项研究得出结论,在美国约 26 000 项医疗设备专利中,近 20% 是由内科医生开发的;另一项研究发现,22% 的手术设备是由外科医生开发的。有时,新医疗设备的基本创意来自与基础或临床研究毫无关系的个人。例如,用于排出脑积水患者

脑脊液积聚的设备的想法和初始模型就来自一名患儿的父母。虽然新型医疗保健技术的开发跨越了所有的创新模式,但我们有必要更详细地了解主要用户和开放式创新形式,因为它们在医疗保健技术领域,尤其是医疗设备领域具有重要意义。

虽然用户—创新者模式带来了医学进步,但也并非没有问题。提出新想法的医生或其他终端用户往往需要借助其他技术和商业技能来增强他们的创新能力。一种常见的模式是,医生先与当地大学的工程师合作开发原型,然后再求助于医疗设备制造商。挑战在于如何确保在创新过程中的适当时机引入合作伙伴。当需要引入更多技能时,用户创新者可能不愿意放弃对创新项目的控制,从而减缓或阻碍商业化和应用。或者,医生的视角可能过于狭隘,导致对医疗系统的采购和采用流程理解不透彻,并对市场规模和进入市场的难易程度估计过高。过于狭隘的视角还可能意味着,临床医生为解决特定问题而开发的创新可能不被其他临床医生接受,即使是在同一专业领域。克利夫·萨沃里和乔伊斯·福琼对英国国家医疗服务体系内的创新进行了详细研究,发现以临床医生为主导、用户为创新者的模式似乎并没有使创新更容易被采用。这部分是由于国家医疗服务系统开发的技术与商业开发的技术之间的界限模糊不清,这就很难证明创新的起源有什么不同。在某些情况下,国家医疗服务系统内部的开发有助于顺利采用创新技术,但有时也会限制创新技术的采用。这种情况发生在创新重点狭窄的时候,可能是因为个别发明者对创新的目的或可能的用途持有特殊的看法。相比之下,萨沃里和福琼认为,商业开发者采用的更以市场为导向的方法有时会确保扩大特定创新的范围,以吸引尽可能广泛的市场。

用户创新者在医疗保健领域的作用意味着,开放式创新的概念对开发新医疗技术的意义也引起了人们的兴趣。药品和医疗器械行业的一些公司认为,开放式创新是增加创新过程的数量、速度和价值的一种方式。这一方面是为了应对成本上升和传统研发方法生产率下降的问题,另一方面也是因为人们认为真正有趣的创新是由小型创业公司、个人或大学开发出来的。

> **框 4.10　概念:医疗保健专业人员作为主导用户**
>
> 　　在医疗保健技术的开发过程中,医疗保健专业人员也可以成为重要的主导用户,因为他们有能力界定问题,然后为新的解决方案提供具体说明或意见(Liithje and Herstart, 2004, Hinsch et al., 2014)。在开发和采用复杂的医疗保健产品(如医疗和科学仪器或 IT 系统)时,主导用户通常对新产品的共同开发、测试和早期采用至关重要。

医疗设备行业中的开放创新

　　医疗设备行业的特征——严格的监管、时间和成本高昂的产品开发过程以及小公司的主导地位——都意味着公司在开发创新产品时越来越倾向于与外部合作伙伴合作。在一项关于荷兰医疗设备公司的协作网络的研究中,普伦等人(2012)发现,表现最成功的公司展示了一种“商业化”的合作方法——客观、专注且相对封闭,相比之下表现较差的公司更倾向于与网络中的合作伙伴进行非正式合作。然而,开放式创新范式中的流动和非正式模式已被认为是医疗技术公司武器库中的必备部分,无论他们是寻求新想法还是在寻找合作者来帮助研究过程本身。

　　在医疗设备行业中有一些高知名度的开放式创新案例,例如通用电器公司于 2012 年推出的“超声波创新圈”。这是一个开放式创新倡议,旨在加速超声波研究,通过向独立研究人员提供通用电器公司技术和人力资源的权限来激励他们。合适的想法被引入公司自己的开发过程中,研究伙伴关系由通用电器公司的许可部门管理(Hollmer, 2012)。各种开放式创新网络平台也开始出现。例如,e-Zassi,它旨在帮助创新者连接和合作，并引导他们穿越所谓的"碎片化的医疗设备生态系统"。

然而，现实情况是，在医疗设备行业，开放式创新尚未在日常实践中普及。调查显示，虽然开放式创新文化正在缓慢形成——至少人们已经认识到需要将更外向的文化融入新产品开发方法中——但医疗设备制造商在这一方向上迈出了微小的步伐。在 PA Consulting 的一项研究中，大多数受访者都渴望采用宝洁公司那样的开放式创新计划，但很少有公司制定了开放式创新战略或行动计划（Buntz，2010）。

普华永道 2013 年对医疗技术公司创新趋势的研究发现，只有三分之一的公司在过去共同创作了创新产品和服务，只有 22% 的创新产品和服务是与外部合作伙伴共同开发的。然而，开放式创新被认为是未来最具增长潜力的两种方法之一——33% 的受访者认为设计思维是主要的增长驱动因素，其次是开放式创新（28%）、孵化器（19%）和公司风险投资（8%）。医疗技术行业的一个主要挑战被发现是缺乏与患者的合作。报告解释了这如何阻碍引入更开放的创新模式作为新创意的来源。这也影响了销售过程，因为医疗服务提供者和保险公司在衡量创新的整体性能时不仅依赖于设备或药物的临床价值，还包括患者满意度评分。雇用具有更广泛医疗行业经验的专家是医疗技术公司采用的一种策略，但报告结论显示，他们还需要越来越多地寻求外部合作伙伴，以帮助扩大潜在商业创意流入公司的渠道。

制药行业的开放式创新

制药行业在多大程度上可能实现开放式创新？开发新药需要在一个高度规范的开发流程中部署巨大的资源。越来越多的人认为，单靠制药公司难以承担这一任务的成本和复杂性。用户实验和开发新药（并自由披露他们的知识产权）的想法似乎有些极端。然而，制药行业的研发生产力危机促使其将开放式创新视为一系列新的创新模式之一。

在 20 世纪 90 年代,大学等研究机构与制药和生物技术公司之间的合作通常采用线性、交易模式:每个参与者基本上局限于特定角色,以一种非接触的方式将其活动的输出移交给下一个参与者。制药公司将研究成果转化为专利候选药物进行开发,成功的产品最终销售给医疗服务提供者。后者被 Pigott 等人(2014 年)描述为"行业选择开发和推出的产品的被动接受者"。这种系统本质上是封闭的:发现早期就被申请专利,各方之间或更广泛的利益相关者之间的互动有限。但这种模式由于不同的利益方可能会追求相同的药物目标,从而浪费资源。如果未能在早期阶段就将支付者和患者纳入药物发现过程中,可能会导致代价高昂的后期失败,因为药物被证明过于昂贵或患者未能遵循复杂的用药方案。传统的封闭模式在制药行业中越来越难以奏效,这反映在研发生产力的下降上。

框 4.11　背景:制药业的开放式创新举措

礼来公司(Eli Lilly)——创新激励计划,与外部研究人员合作,采用假设驱动的方法进行早期药物发现,提供礼来公司的研究工具和数据。

辉瑞公司(Pfizer)——与 20 家学术机构建立合作伙伴关系,强调合作关系而非交易关系的重要性。

阿斯利康(Astra Zeneca)——开放式创新平台,帮助在药物发现的各个阶段确定和建立与合作伙伴的合作关系,包括化合物、技术和/或知识的交流。

葛兰素史克公司(GSK)——广泛采用开放式创新作为其竞争战略的一部分,目前该公司约有一半的产品是开放式创新的成果。

作为回应,大型制药公司不仅试图改变其内部组织结构,试图像小型灵活且创新的生物技术公司一样行事,而且他们现在认识到,采

用更开放的研发架构可能会有所帮助。如果创新过程"位于公司围墙之外,可以不受束缚地茁壮成长",那么至少部分创新过程的管理可能会更容易(Pfeffer, 2012)。在制药行业,包括开放式创新形式在内的各种创新模式越来越常见。这些模式并不互斥;大型制药公司在几个业务领域采用不同的创新模式——某些疾病采用更开放的创新方法,有些涉及特定目标的生物技术公司的收购,另一些则采取更传统的内部模式。图 4.2 总结了不同制药公司在其创新管理方法中的情况(专注于内部或外部资源)以及外部获取的研发项目与内部生成知识的比例:

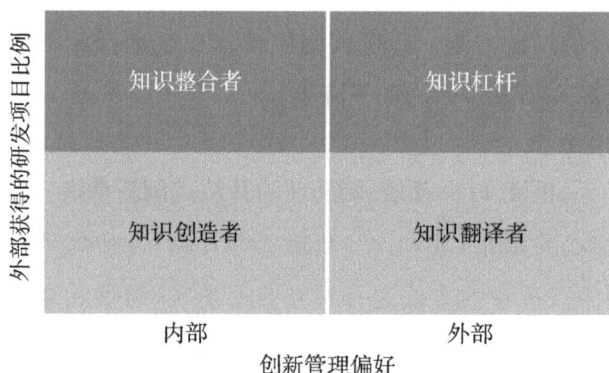

图 4.2　新型制药业创新模式

资料来源:Schumacher et al. (2013)。

——知识创造者遵循传统的制药业模式,主要依靠创造新理念并在内部管理其进一步发展。

——知识整合者从外部获得大部分研发渠道(候选药物、技术和研究知识)的许可或收购,并运用内部专业知识对其进行进一步开发。

——知识转化者在内部产生新想法,然后将项目组合外包给外部合作者和伙伴,以有效管理研发工作。

——实行知识杠杆的公司既获取外部产生的创新,又综合利用内部和外部资源进一步开发项目。在舒马赫等人 2013 年的分析中,

Shire 是唯一一家属于这一类的公司，其创新模式结合了开放式合作以及企业与外部合作伙伴的合作，类似于研究基金会。例如，Shire 公司与意大利生物医学慈善基金会 Telethon 基金会合作，资助 Telethon 遗传学与医学研究所(TIGEM)建立罕见病研发合作伙伴关系。

　　开放式创新和其他研究关系的类型多种多样，所追求的目标也各不相同。其中包括创造新产品、开发工具和模型、构建信息数据库，以及获取技能和群体资源解决方案的举措(Pigott et al.，2014)。因此，曾经在范围上相当有限的产业—学术合作关系在一系列学科领域中变得更加系统化(Kleyn and Kitney，2007)，最初针对被忽视疾病等非经济领域，但现在也关注许多治疗领域的商业市场。

　　最近的一个趋势是以较低的成本或免费共享数据，利用大型数据集的力量，并通过众包与更广泛的合作者群体接触。众包一般被描述为一个在线社区，它将发明者和创新者聚集在开放的论坛上。在互联网上发布挑战，任何人都可以提供解决方案。解决方案可以是透明的，也可以是保密的。众包在药物发现领域的第一个例子可能是由礼来公司发起的。后来已经发展成为 InnoCentive，拥有 20 多万支持者。通过 InnoCentive，全球结核病药物开发联盟得以加快 PA-824 的生产过程，这是一种可大幅缩短治愈结核病的时间的新疗法。开放源平台的一个例子是开放药理学空间(Ecker and Williams-Jones，2012)。

框 4.12　背景：生物制药领域的一些众包举措

　　——礼来公司的表型药物发现(Phenotypic Drug Discovery)，这是一种让研究人员的研究成果通过一系列检测方法进行测试的机制。

　　——拜耳医药保健公司—通过 Grants4Targets 资助早期项目。

　　——罕见病倡议，如 Telethon 遗传学与医学研究所(TIGEM)—Shire 已向罕见病研发合作项目投资 2 200 万美元。

——WIPO Re:Search,这是一个制药和生物技术联合体,专注于热带疾病目标。

——葛兰素史克公司已公布了 47 项疟疾药物的数据,并承诺披露结核病先导药物的结构。

——MRC-AstraZeneca 在阿尔茨海默氏症、癌症和罕见病研究方面的合作。

——辉瑞公司通过其治疗创新中心与学术医学中心开展合作。

——PatientsLikeMe 成员为满足自身特殊需求的临床试验筹集资金。

资料来源:Judd(2013)。

药品研发向更智能、更有针对性的方向转变,推动了众包和其他合作模式的发展。这种研究模式的核心是在制药公司开始设计药物之前,开展早期阶段的合作,以处理海量数据,并增加发现一种病情或疾病潜在因素的机会。

透明生命科学公司(TLS)据说是世界上第一家完全基于开放式创新的药物开发公司。该公司的宗旨是让所有利益相关者——患者、医生、监管机构、研究人员——通过共同提出想法和设计临床试验,参与未满足需求领域的药物研发。它力求通过远程监测获得的数据来减少试验参与者面对面参与实地考察的次数,从而降低试验成本。可能的产品组合由临床阶段的化合物组成,这些化合物有可能被其他制药公司和大学重新利用。通过知识产权许可、建立合作开发协议和合资企业来创造价值。

制药业开放式创新的另一个特点是研究人员共用实验室。阿斯利康和葛兰素史克都在健康研究慈善机构、学术研究人员和其他生物制药公司之间制定了开放式创新计划,其中包括科学家共享实验室。

在英国,葛兰素史克公司和惠康基金会(Wellcome Trust)建立了一个生物医学开放式创新园区——斯蒂文尼奇生物科学催化剂（SBC）。该园区将孵化器和加速器设施与业务支持服务结合在一起，为早期公司提供"避风港"和交流机会。前提是在大型制药公司旁边建立一个孵化器，以促进参与并带来新的商业机会。韦尔科姆信托基金会的目标是通过早期医药行业的参与促进转化研究。英国技术战略委员会（Technology Strategy Board）和商业创新与技能部（Department of Business Innovation and Skills）也为该倡议提供了支持，它们都希望促进当地的经济发展。

从知识产权保护的角度来看，众包的使用一直备受关注（Foreman，2014）。众包固有的透明度意味着存在潜在风险，即外部观察者可能会在发明人申请专利之前申请专利，或者专利的商业价值可能会在无意中被淡化。而由大型制药公司主导的，有组织的、可信赖的平台参与的开放式创新模式则不太可能出现这种情况。这些平台为发明者提供创意评估和产品开发支持，但没有创意被盗或个人资本损失的风险。

"生物黑客"这一概念仍处于药物开发开放创新的边缘。这本质上是一场"DIY 生物学"运动，旨在实现生物工程的民主化，使非专业人员也能获得必要的工具和资源。罗氏公司于 2015 年宣布，将斥资 20 万欧元支持在巴黎生物黑客空间 La Paillasse 开展一项癌症流行病学的开放式"大数据"研究计划。罗氏公司没有具体的商业目标，并解释说"作为开放式方法的一部分，与流行病学的传统方法相反，我们最初并没有提出科学问题。因此，我们不知道会得到什么也很难知道接下来会发生什么。"

政府支持医疗保健技术创新——以英国国家医疗服务体系（NHS）为例

在英国和其他地方，医疗保健技术的发展被视为经济的重要组成部分，因此政府非常关注使这个过程尽可能有效。医疗保健作为医疗技术市场的特殊性意味着政府经常积极参与塑造创新的过程,以确保新技术能够得到成功开发和商业化。干预涵盖了创新渠道的所有阶段,从基础研究到技术开发和试验,再到采用和传播。

英国的医疗设备市场是世界上最大的市场之一,但直到最近,对其特征和需求的关注相对较少(Prime Faraday Partnership,2003)。大多数公司是中小企业(SMEs)——58%的公司拥有 10 名或更少的员工,90%以上的公司拥有少于 50 名员工(BERR,2008)。英国的医疗技术公司在将创新技术推向市场时面临一系列问题。这些问题主要围绕着在合适的时间获得合适的融资,以及向国内市场最大的买家——英国国家医疗服务体系(以下简称 NHS)出售产品的困难。

反创新文化?

普遍认为 NHS 的组织文化低估了创新的价值——对员工参与创新活动的期望很低,几乎没有财务或其他激励措施让他们这样做。还有许多其他因素阻碍了创新,无论是在采用医疗设备行业开发的新技术方面,还是在 NHS 内部生成的创新方面:

——NHS 的结构和文化特点。包括其基于功能的组织结构,包括专业等级、部门和财务筒仓。这导致了一种"不是我发明的"心态,并影响了创新的经济学。

——临床医生的权力、功能专业化和自主性,这意味着创新可能受到个人观点的限制,尽管这些属性也可以刺激用户驱动的创新。

——提供一致医疗服务的日常运营需求意味着创新项目有较少时间或优先权。

——NHS 内部变革的速度和重组的频率不可避免地导致了一定程度的"创新疲劳"。

近年来,已采取了重大努力以创建一个更具创新性的 NHS。这通过两种方式实现。首先,通过支持内部开发创新成果的生成和商业化,通过努力获取和保护 NHS 内部产生的知识产权,并通过许可或创建衍生公司对其加以利用。其次,通过实施机制来改善采用率,并支持过程再设计和持续改进的文化,以确保创新和公认的最佳实践在整个服务中得到共享。我们将在下一章讨论政府支持 NHS 中的创新采用和传播的方式——这里我们集中讨论促进强大医疗技术部门的机制。

框 4.13　背景:国家医疗服务系统如何定义创新

21 世纪的第 1 个十年后期,人们越来越关注国家医疗服务体系缺乏创新及其对医疗系统绩效的影响。达齐报告(Darzi report)设想,提高质量和创新的部分动力来自员工的自我完善。随后的一份报告(卫生部,2011 年)认为:

——创新必须不仅仅是简单地提高绩效,为了实现其对国家医疗服务体系的最大附加值,它需要在类似的环境中得到复制。

——因此,创新既是在新的环境或组织中创造一种全新的理念、服务或产品,也是创造一种全新的东西。复制是件好事。

卡卢瑟斯报告将创新定义为"一种理念、服务或产品,它是国家医疗服务体系的新理念,或以一种国家医疗服务体系的新方式被加以应用,无论应用于何处,都能显著提高医疗和保健质量"。将其与第二章中的创新分类进行比较。

弥补资金缺口

考虑到医疗技术部门对国家经济的重要性,政府工业和卫生政策的一个重要组成部分是支持在英国创造的创新成果从初始想法到市场的历程。正如我们在第二章中看到的,创新"管道"通常被视为一系列阶段,包括发明、评估、采用和扩散。现在已被接受的是,这些阶段既不是独立的也不是线性的——创新过程是混乱的,在不同阶段之间会发生反馈和适应。对于许多新的医疗保健创新来说,从初始概念到采用和传播的历程并不形成一个整齐的路径。这对于那些涉及一定程度的组织或服务变革的产品尤其如此,因为这在医疗保健行业中很常见。

医疗设备创新者和制造商面临的一个主要问题是在创新路径的不同阶段获得适当的财务支持。这不仅仅是英国独有的问题——整个欧洲的种子基金和早期融资机制是不充分的,是初创企业达到关键规模的障碍。然而,在英国这个问题显得更为严重,欧洲委员会的一份报告(European Commission, 2009; NESTA, 2009)发现,19%的中小企业(不是专门的医疗技术企业)认为有限的融资渠道是一个制约因素——而芬兰这个比例为7%,瑞典为9%,当然,这意味着大多数英国中小型企业在获得融资方面并不困难(NESTA, 2009),尽管2000年后期的趋势是融资越来越难(BIS, 2012b)。

通常情况下,随着技术和业务的发展以及资金需求的变化,新的创新会经历资金"扶梯"的不同阶段(见图4.3)。然而,对于英国医疗设备公司来说,顺利通过这些阶段似乎是个例外,而非常规(参见Peezy Midstream设备开发的案例研究4.1)。一个广为人知的问题

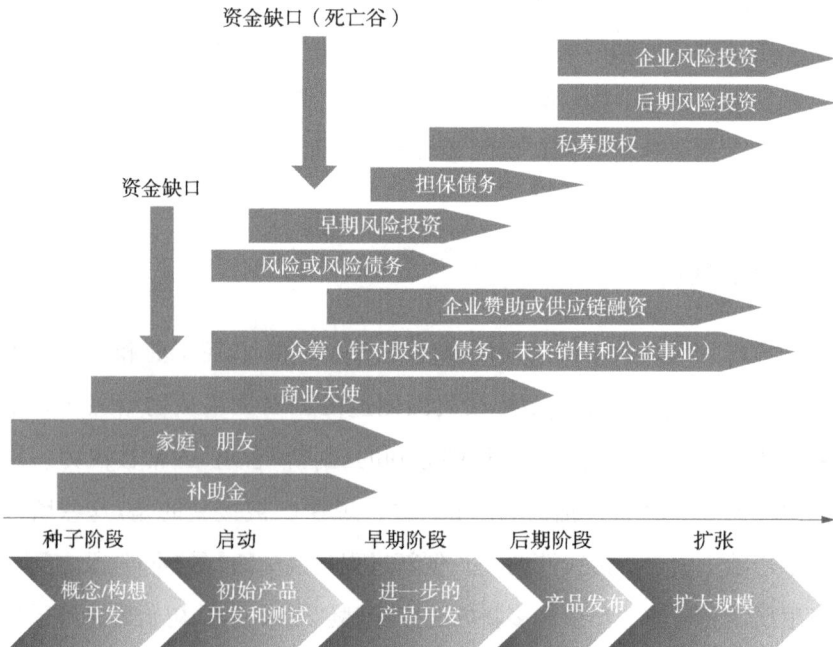

图4.3　按创新阶段划分的资金来源

是,在股权资本和成长资本方面存在不同的"资金缺口"。这些缺口主要出现在创新管道的中期阶段。

最初的研发阶段可能会得到政府机构或研究资助者的资金支持,但在进一步开发、测试和推出之前,如果需要在足够大的试验中证明预期新技术的可行性,就会出现缺口。这通常被称为"死亡之谷"。它的存在意味着医疗技术中小型企业可能会有一段收入有限或没有收入的时期。这使初创企业面临更高的风险,要么将投资者拒之门外,要么意味着他们要求中小型企业在进行投资之前必须保证有后续资金。在创新过程的后期,假设创新已经取得了足够的进展,有了令人信服的商业案例,在需要融资进行可扩展的商业开发时,也可能会出现缺口。相关潜在收入的有限数据使投资者规避风险,从而倾向于与更成熟的医疗技术公司进行规模更大的交易。

在创新过程的不同阶段,越来越多的资金来源可以获得,从天使投资人、朋友和家人提供的种子资金,到各种形式的风险资本资金,再到首次公开发行和二次发行。风险资本资金往往集中在某些行业领域,包括生物技术和部分医疗技术。作为投资者和创新者之间的纽带,众筹和其他点对点融资模式也正在兴起。这些模式各有不同,但基本上都要求创新者向众筹平台提出自己的想法,然后在平台的支持下开展融资活动。

在英国,已经建立了一系列机制,通过创新历程的不同阶段为医疗技术提供支持(我们将在第五章对此进行更详细的讨论)。与其他欧洲国家一样(见框 4.14),现在有许多重叠的组织和资助计划,从为基础研究提供资金的研究理事会到旨在支持采用和推广的学术健康科学网络(AHSNs)等组织。医疗保健创新格局已被全面描绘,但就公共资金而言,到目前为止,用于研究阶段的资金仍占最大比例,部分资金来自允许研究活动的税收减免的支持(英国税务与海关总署,2012年)。英国未来技术基金(UK Future Technologies Fund)等风险投资基金也已成立,利用公共和私人资金支持以创新技术为基础的中小型企业的各个发展阶段。然而,仍有批评声认为这个支持不全面,尤其是在"死亡谷"附近。这一直是小企业研究计划的目标,但可用资金仍然相对较少。

框 4.14　背景:使法国和丹麦技术创新基础设施合理化

由于担心现有的支持新技术开发人员的系统过于分散,法国一直在更新其创新基础设施。这包括建立更大规模的地区技术转让组织,以及建立支持概念验证和原型开发的新机制。2012年,在 10 亿欧元国家贷款的支持下,法国成立了新的"技术加速"公司(Sociétés d'Accélération du Transfert de Technologie,以下简称 SATT)。SATT 的部分活动旨在创造创新的医疗技术,为有前途的新技术的概念验证提供资金,以帮助它们达到足够的发展水平,从而走向商业化。SATT 作为一个地区的单一联络点,具有管理专利、许可和工业合同的专业知识。在成立 SATT 之前,阿尔萨斯有 6 个不同的研究商业化组织。阿尔萨斯康奈科特SATT 成立后,批准许可协议所需的时间从 9—12 个月缩短至2—3 个月(LIF/Vasco Advisers, 2013)。

丹麦也在努力加强其国家技术创新战略。与法国一样,多年来出现了许多支持创新的组织和资助机制,系统变得过于复杂,许多服务相互重叠。人们还担心创新资金缺乏战略性投资。丹麦已制定了一项新的创新战略,其中包括将三个不同的国家机构的活动合并为一个单一的战略研究、创新和先进技术委员会,该委员会拥有自己的创新投资基金。此外,还设立了"市场成熟"(Markedsmodningsfonden)基金,帮助中小企业解决技术商业化过程中的障碍。

资料来源:Crasemann et al.（2012）；LIF/Vasco Advisers（2013）。

案例研究 4.1　Peezy Midstream

Forte Medical 是一家小型初创公司，主要开发技术含量低、成本低的标本采集系统。首款产品 Peezy Midstream 于 2001 年问世。尽管它操作简单、性能优越、成本低廉，但现在才开始被更广泛地采用。该案例研究说明了小公司将新医疗技术推向市场所面临的困难和在不同阶段使用不同资金来源的方式，以及获得临床证据和可靠经济证据的重要性。

研究背景

尿样分析在临床上的重要性不亚于血液检测，但采样标准却没有那么严格。目前的偶然采集方法会导致尿液样本受到混合生长的污染。在英国国家医疗服务系统每年采集的 6 500 万份样本中，15%～30% 的样本出现混合生长，需要重新检测，费用高达 5 200 万英镑。还有新的证据表明，在基本尿液标本采集工作方面不认真可能会导致广谱抗生素处方过多，特别是在非工作时间的医疗服务中，在尿液分析确认所需的目标抗生素之前，处方就可能已经被开出。正如 Forte Medical 公司首席执行官乔凡娜·福尔特所描述的那样：

"尿液分析是许多临床领域的重要诊断工具，但令人不解的是，它似乎被视为二等公民。随手采集是不可接受的。将受污染的尿液标本送往实验室，就好比让侦探透过肮脏的窗户去破案一样。"

现有的尿液收集方法不仅不符合英国的尿液微生物学调查标准，而且对个人来说也很不方便，湿瓶子、湿手也有可能不卫生，尿液还可能在临床环境中传播。尽管 Forte Medical 为这些问题开发出了简单的解决方案，但将其推向市场的过程却艰辛而漫长。

Peezy Midstream 是一个简单的漏斗和一个通用容器。它们与常用的 30 毫升通用容器和 10 毫升主管相匹配，可直接用于实验室分析仪。尽管该产品简单易用、性能优越、成本低廉，但却经过了十多年的时间才被人们所接受。

悠久的发展历史

2001 年，全科医生文森特·福特博士得出结论，传统的采集方法导致无法对尿路感染未愈的女性患者进行可靠的分析、诊断和治疗。他听取了人们对收集方法的抱怨，发明了女性自由漏斗，并获得了专利保护。次年，该设备获得了"医学未来奖"。在妹妹乔凡娜的支持下，他们进行了市场调研，探索商业合作伙伴关系，并开始设计开发。最初的资金来源是文森特的储蓄和乔凡娜当时经营的公关公司提供的个人资金。

到 2006 年，在研究了包括可冲洗环保材料在内的各种技术方案后，公司获得了 15 万英镑的种子资金，其中一半来自伦敦发展署的早期发展基金，一半来自天使投资人。最初的生产合作伙伴也提供了实物投资，他们以支持研究、开发和原型工具作为回报，入股公司。这使得概念验证试验得以开始。2008—2009 年，第一批原型机开始制造和试用。团队制定了质量保证计划，并在向英国药品和保健品管理局（以下简称 MHRA）注册之前提交了认证。一项重大挑战是说服MHRA，使其相信早期的概念验证试验不属于临床性质；未经监管机构事先批准，不得进行任何临床试验。质量保证工作包括让测试和认证机构确信产品符合一系列质量标准。

第二轮投资从现有股东和新的天使投资人那里筹集到了更多资金，使产品材料和生产工艺的规范工作得以开展。产品于 2009 年开始生产。尽管得到了诺福克和诺威奇医院 NHS 信托基金会顶尖临床医生的支持，但一项拟议中的临床试验成本过高，公司无力支持。他们在不同的医院产前部门等场所中转向不那么正式的评估。然而，这些评估数据的收集方式不够严谨。

在开展评估工作的同时，公司还开始了市场营销和销售活动，并于 2009 年获得了英国国家医疗服务系统颁发的"医疗与社会护理创新技术奖"。随后又获得了设计行业权威《设计周》（*Design Week*）颁发的最佳工业产品奖和最佳展示奖。第二年，公司对英国各地泌尿科和产前部门的护士进行了销售拜访，鼓励她们进行试验和评估，为改进设计提供依据。第三轮投资从现有投资者和新的天使投资人那里筹集了更多资金。

到 2012 年，生产工艺已经改进为创建一个注塑模具，从而降低了成本。公司还采取了进一步保护 Peezy Midstream 的知识产权的措施，并将其列入英国药品关税清单。新的私人投资者财团和继续支持公司业务的现有股东为公司提供了更多资金。此时，Forte Medical 完成了英国国家医疗服务系统泌尿科产品供应链招标，并在系统的目录中占有一席之地，使一线员工更容易订购 Peezy Midstream。遗憾的是，这对销售并无帮助，销售人员被派往英国各地继续开展业务。

根据一线护士和试用过 Peezy 的患者提出的建议进行改进，完成设计迭代后，新版产品于 2013 年发布。NHS 医院信托基金会泌尿科的详细评估经过同行评审，并在 2013 年国际泌尿外科学会和 2013 年世界腔内泌尿外科大会上进行了介绍。喜欢 Peezy 概念的主要泌尿科专家建议公司与伦敦大学学院联系，该学院正在开展一项临床试验，研究最有效的尿液收集方法。该试验从准确性、效率、患者偏好以及首次尿液标本采集的经济意义等方面，对标准技术与 Peezy Midstream 和导尿管尿液采集进行了比较。在撰写本案例研究报告时，结果尚未公布。

与此同时，美国斯坦福医学院在互联网上搜索"准确的尿液标本采集"时发现了 Forte Medical 公司，并与该公司取得了联系，因为他们需要降低急诊科的高污染率。因此，他们进行了一项完全随机的临床试验，将 Peezy 与传统的采集方法以及采集前用微生物擦拭布进行清洁的方法进行比较。该试验尚未完成，预计将在 2016 年 7 月之后得出完整结果。

第五轮融资于 2013 年启动，用于支持规模化生产以及继续开展销售和营销活动。此时，现有的研发合作伙伴和制造商建议需要一家新的制造商来应对他们最初预见的销量。2014 年，公司与一家专业塑料制造商达成了一项新颖的工具换股权交易。这也使得最终的设计得以改进，允许尿液从病人到实验室分析仪的过程中不需要换瓶，从而减少了处理过程和外部污染的风险。

整个英国的销售额都在增长，救护车服务、泌尿科和血液科诊所、精神卫生、产科服务等都通过国家医疗服务系统供应链合同下了订单。出于准确性和患者安全的考虑，两家大型私立医院集团也采用了 Peezy Midstream。与国家医疗服务系统市场相比，私营部门的采购限制较少，因为在国家医疗服务系统市场中，"筒仓预算"意味着采购 Peezy Midstream 的部门（其成本高于其他方案）不一定能从减少重新检测而节省的费用中获益。当时，为了应对政府节省资金的压力，大多数 NHS 信托基金也实施了"无新产品"的一刀切政策。另一个问题出现在被指定处理 NHS 服务的私人实验室上，这些实验室通常按数量付费，这意味着减少复检并不受欢迎，因为这可能会减少利润。

2014 年，一家专业销售公司找到了 Forte Medical，但该公司随后未能实现自己设定的宏伟目标。同年晚些时候，Forte Medical 重新获得了销售控制权，并制定了新的市场战略。其中包括更多地利用社交媒体，并与一个全国性育儿品牌建立战略合作伙伴关系，以促进对助产士、社区护士和孕妇的宣传和销售活动。Forte Medical 还聚集了来自卫生部门的拥护者和支持者。除了两家连锁私立医院外，护理工会也认为其成员可以从 Peezy 的感染控制、患者安全和第一时间正确护理等优势中受益。Forte Medical 目前的重点是产前、老年护理和儿科等特定领域，并针对孕妇等需要非常精确尿检的患者群体推广处方 Peezy。此外，在美国也建立了销售合作伙伴关系。

为了改善在国家医疗服务体系中的应用前景，Forte Medical 已经任命了一名卫生经济学家来探讨为国家医疗服务体系节省开支的可能性。这项工作目前正在转化为经济学营销和媒体宣传活动，伦敦大学学院和斯坦福大学的试验结果将为这项活动提供支持。公司还任命了高级销售主管，直接与国家医疗服务体系的财务和采购主管打交道,因为他们更容易意识到跨预算节约的重要性。与此同时,来自市场的反馈也在帮助公司确定新的未满足的尿液采样和其他标本采集需求;目前正在开发用于 EN2 前列腺癌、宫颈癌和膀胱癌尿检的新产品,以及用于肠癌和结肠癌的粪便采样产品。

重要经验

Peezy Midstream 案例表明,开发和营销一项看似简单、成本低廉的医疗技术创新是如何需要耐心、毅力和灵活的筹资方式。

——自 2001 年以来,在不同阶段使用了不同的资金来源。这些资金来源包括个人资金和赠款,以及天使投资人和其他私人投资人的五轮独立融资。每一轮融资都增强了公司开展创新活动的能力。此外,生产合作伙伴也为公司提供了支持,他们以入股的形式为公司提供研发支持和原型工具,并与一家专业生产商达成了工具换股权的协议,以便对最终设计进行改进。Forte Medical 公司认为,它已经认识到了绝不能高估销售预测和低估资金需求。

——获得早期临床试验证据的重要性,以及对客户和患者利益的清晰认识,是 Forte Medical 公司吸取的另一个教训。

随着时间的推移,收集可靠的经济证据,即为不同利益相关者节省实际的成本也变得非常重要。评估不是一次性活动——它需要在各种情况下进行,并随着产品的发展而继续。必须为评估筹集资金,包括聘请一名卫生经济学家。与世界领先的大学合作伙伴合作,为开展系统的试验提供了可能性。

——Forte Medical 在销售过程中吸取了经验教训。重要的是要找到能够在其所在机构和更大范围内(例如通过医疗会议)支持 Peezy 的个人。一旦实现了初步销售,就必须与客户保持定期沟通,收集他们对产品的反馈意见,并建立定期销售。

——最后,Peezy Midstream 的开发过程表明,利用客户反馈进行持续的设计开发,既需要在不同阶段定期提供资金,也需要了解何时获得知识产权保护——在本案例中,是在最初的发明之后以及制造工艺完善之后。

问题

——Forte Medical 是否应该考虑将注意力集中在英国以外的市场,那里有更多的私营医疗服务提供商,市场也不那么复杂? 这种战略的利弊是什么?

——你认为政府的进一步支持是否有助于加快 Peezy Midstream 的发展? 在这种情况下,什么是有效的支持类型?

——Forte Medical 公司如何解决 NHS 中的"筒仓思维"问题? 什么样的论据最能说服购买者采用他们的产品?

资料来源:与 Forte 医疗首席执行官 Giovanna Forte 合作编写的案例研究。

在国家医疗服务体系内建立开放的、由用户主导的创新模式

自 20 世纪 90 年代末以来,政府逐渐认识到从公共部门研究机构向医疗保健实践转移技术的重要性,同时寻求利用 NHS 内部产生的知识产权的方法。NHS 作为从卫生技术部门"拉动"创新的积极合作伙伴的潜力得到了越来越多的重视(Baker,1999; Department of Health,2002; HITF,2004)。NHS 创新中心设立的目的是帮助在 NHS 内部开发的技术转移到更广阔的市场。然而,这些创新中心在捕获和利用 NHS 内部产生的知识产权方面的成功程度尚不确定(Savory and Fortune,2013)。这可能部分是由于难以将商业技术转移模型转化为 NHS 文化(Savory,2006)。

总体上,过去十多年来,政府政策和举措已经开始将 NHS 视为更广泛的创新系统的一部分,在该系统中,相互关联的因素影响着卫生技术的创造和采用。认识到 NHS 组织的采用并不是独立于创新系统中其他活动进行的,因此促进采用的有效策略需要考虑不同活动之间的关系(Savory and Fortune,2013)。特别重要的是临床需求的评

估、促进研究和传播研究成果、支持创造适当的创新技术以及提高NHS 采用这些技术的能力之间的联系。

在这里,开放和用户主导的创新视角可能提供有价值的经验教训(Savory and Fortune, 2013)。一个关键挑战是确保知识在参与医疗技术创新系统的不同组织之间有效转移——作为领先用户和开发者的 NHS 组织和员工、患者、开发新技术解决方案的公司、研究人员和资金提供者。这导致萨沃里和福琼提出了被称为"三级螺旋"技术转移模型的扩展(Etzkowitz and Leydesdorff, 2000),该模型强调了大学、政府和行业之间的关系。他们认为,卫生技术的创新往往发生在正式研究组织、行业和 NHS 组织的边缘地带。与一些开放创新的例子不同,商业技术制造商对创新的轨迹和重点拥有一定程度的控制权,与之相反的是,NHS 的例子表明其员工如何能够保持影响力,并作为临床倡导者和意见领袖。因此,"三级螺旋"模型需要从更多的用户主导视角来捕捉医疗技术创新过程的特征。因此,修订模型的第四部分是医疗保健系统本身。萨沃里和福琼认为,这种改进可以为理解导致 NHS 中创造和采用新技术的各种知识转移提供有用的基础。这也有助于建立 NHS 采用创新的"吸收能力"。

本章总结

——许多生产创新药物或医疗设备的公司在技术和创新管理方面遵循与其他行业公司相同的做法:阶段性决策、根据成功可能性平衡潜在新产品组合、决定内部研发与外包研发的比例,等等。

——但与其他行业相比,医疗保健部门的技术创新过程也有其特有的特点。

——新卫生技术的开发将大学和其他研发组织、药品和设备制造商、资金提供者和政府监管机构,以及国家、地区和部门创新系统中的终端用户结合在一起。

——尽管制药和医疗设备部门之间有一些相似之处，但前者的开发过程更为结构化且受到的监管也更严格。

——对于许多卫生技术创新来说，由于其涉及大量科学和工程内容及监管过程的复杂性，其开发过程非常耗时且成本高昂。

——医疗设备的开发通常由用户驱动，例如由临床医生确定尚未完全满足的特定需求。创新可能发生在一个开放创新网络内，也可能发生在更广泛的知识和资源网络内。

——可能需要政府支持来解决研究与实施之间的"转化差距"，并支持在技术开发过程的不同阶段的创新。

问题讨论

1. 为什么公司常常发现将新医疗保健产品推向市场很困难？请提供例子来说明你的答案。

2. 医疗保健技术开发和商业化的关键阶段是什么？描述新药物和新医疗设备创新过程中通常发生的活动。

3. 描述新产品开发的"阶段门"方法。该模型在医疗设备和新药物之间的应用有何不同？创新者还使用了哪些替代模型？

4. 回顾第二章关于新产品开发的经验教训和平衡实验与风险管理的必要性，并参考创新实践4.2：

——采用标准化阶段门方法进行新产品开发的利弊是什么？你认为这在多大程度上可能损害了康乐保的内部创造力？

——你认为康乐保在选择外部来源的想法进行进一步开发时可能面临哪些挑战？

5. 你认为制药和医疗设备行业的创新努力在多大程度上停滞不前？为什么？这些行业正在做些什么来应对其创新生产率的挑战？

6. 开放和用户驱动的创新在哪些方面对医疗设备和制药/生物制药公司有利？描述公司采用这种方法的潜在好处和挑战。

7. 在医疗技术创新中,医疗保健从业者有多重要?

8. 讨论制药公司如何处理与开发新药物相关的技术和市场不确定性。

9. 为什么新医疗设备的开发者常常在创新过程的某些阶段求助于个人网络、朋友、家人以及众筹? 还有哪些其他选择?

10. 选择一个医疗技术初创公司的例子,概述他们在融资方面面临的问题。他们是如何应对这些问题的?

11. 小公司开发医疗设备时经常面临的现金流缺口是什么,为什么称其为"死亡之谷"?

12. 为什么政府应该为保健领域的创新者提供帮助? 选择一个倡议实例,描述其目的并评估其有效性。

推荐阅读

Burns L, Nicholson S, Wolkowski J (2012) Pharmaceutical strategy and the evolving role of merger and acquisition. In Burns L. (ed.), The Business of Healthcare Innovation. 2nd Edition. Cambridge: Cambridge University Press.

Chesbrough H (2006) Open Business Models: How to Thrive in the New Innovation Landscape. Boston: Harvard Business School Press.

IMS (2012) IMS Market Prognosis International 2012 - 2016. IMS Health.

Lindqvist G, Sölvell O (2011) Organising clusters for innovation: lessons from city regions in Europe. CLUSNET final report.

Metcalfe J, James A, Mina A (2005) Emergent innovation systems and the delivery of clinical services: The case of intra-ocular lens. Research Policy 34(9):1283 - 1304.

Northrup J, Tarasova M, Kalowski L (2012) The pharmaceutical sector: Rebooted and reinvigorated. In Burns L. (ed.), The Business of Healthcare Innovation. 2nd Edition. Cambridge: Cambridge University Press.

Savory C, Fortune J (2013) NHS adoption of NHS-developed technologies. Final report, NIHR Service Delivery and Organisation programme.

Von Hippel E (2005) Democratizing Innovation. Cambridge: MIT Press.

第五章

创新过程第二部分——实施和维持医疗保健组织中的创新

本章将帮助你：

——了解在医疗保健领域采用创新时为什么需要仔细考虑更广泛的背景以及创新本身的性质。

——解释效益证据在采用决策中的作用，以及为什么许多医疗保健创新难以收集这些证据。

——理解为什么政府使用财务手段来激励医疗机构采用创新。

在上一章中，我们探讨了创新者在尝试创建并将新的医疗保健技术推向市场时面临的挑战。在第五章中，我们从医疗组织的角度出发，讨论他们如何在日常实践中采用创新技术。我们还讨论了政府决策者为激励医疗保健提供者的创新行为而实施的机制。我们将继续讨论之前提到的问题，即创新效益的证据问题，以及这如何促进或限制它们的采用。正如我们所论述的，当创新具有明显的益处时，我们可以尝试并观察其影响，它与正在采用的组织或卫生系统兼容，并且它不是那么复杂以至于无法轻易复制，所以它更有可能被采用。然而,许多医疗保健创新是复杂的,涉及技术、组织和服务交付的混合变化,因此尽管有充分的证据证明其好处,潜在的采用者仍然会谨慎对待它们。

本章中有两个案例研究。"Columba 项目"(案例研究 5.1)展示了实施和推广一项复杂创新的困难,这种创新将新技术与卫生和社会保健服务模式的变革相结合。这些困难是由于需要在整个保健系统中广泛参与,以及随着不同利益相关者对新出现的卫生政策需求作出反应,项目目标不断变化。案例研究 5.2 探讨了如何利用财务激励措施来促使医疗保健提供者在患者家中采用血液透析。英国国家医疗服务体系尝试了不同类型的激励措施,结果各异。其中一个问题是,地方医疗提供者对提供透析服务的成本缺乏了解。这意味着他们无法清楚地看到自己从财务激励中获得的益处。

迷你案例 5.1 描述了 20 世纪 50 年代脊髓灰质炎疫苗的开发。这是一个通过技术试验提供明确反馈,让医疗界有信心使用新产品的故事。迷你案例 5.2 展示了一项基于证据的技术最初进展缓慢,但在医学专业机构发布指导后得到了推动。迷你案例 5.3 从技术制造商的角度探讨了引入远程医疗(远程保健和远程护理)时遇到的问题,以及分散和无序的市场如何阻碍了采用。

关于医疗保健创新的采用和传播,人们普遍认为这是一个问题——对于政策制定者、行业、医疗保健提供者以及支付者和政府来说都是一个问题。尽管在卫生系统中经常有卓越的领域,在这些领域公认的最佳实践或最新的基于证据的创新很容易被采用,但这些新思想往往无法进一步传播。有时,知识的传播机制不完善,无法在医疗专业人员、卫生组织管理者或政策制定者之间有效传递知识。或者,一项创新无法在小规模试验阶段之后继续发展——即使在进行试验的本地区域内也是如此,因为人们觉得相对于预期收益来说,挑战被认为过于高昂了。也许地方资源——技能或财务不足以进一步扩大创新试验。当试点项目的资金用完且没有人愿意为更大规模的试验支付或投资并将创新推广到主流医疗实践中时，这种情况可能会发生——这里有第四章中我们看到的创新医疗产品"死亡谷"问题的影子。

如我们后面所述，证明创新有益的证据的质量和性质对于说服怀疑者非常重要；感知到证据不足有时被用作不作为的借口。因此，问题往往不在于创新技术本身——至少不是它的物理或技术属性。更重要的是围绕其采用的组织和财务方面的挑战。

医疗保健领域之外的创新采用研究告诉我们什么——回顾

第二章借用了主流研究机构的研究成果，研究了创新产品的采用和传播。我们认为，直到最近，这些研究还存在一些局限性。首先，它们的焦点主要集中在新制造产品的引入，而不是服务或商业模式的创新。其次，所研究的特定创新往往是具有明确特征的个别产品，也就是说，创新带来了明确而具体的益处，如移动电话、微波炉或杂交玉米。再者，解释框架往往集中在独立决策者的个体采用决策的总体影响上；涉及集体或组织决策的情境相对被研究人员忽视。最后，直到最近，很少有关于创新在公共部门或非营利部门的采用和传播的研究。

有时，其他行业的传统采用和传播模型在医疗领域也是适用的。这种情况可能会发生在当创新本身没有歧义的情况下，并且如埃弗雷特·罗杰斯所描述的特征——可试验性、可观察性等——明显影响个别临床医生的采用决策时。或者，采用创新的决策由较为充分知情的个人作出，他们可以权衡利弊并在不受其他因素影响的情况下作出决定。脊髓灰质炎疫苗就是医疗保健领域的一个很好的例子。另一个例子是脂质乳剂在麻醉中的采用和传播，这是由对其益处的逐渐认识、引入正式的使用指南和简单的决策环境的结合共同促成的（见创新实况 5.1 和 5.2）。

创新实况 5.1：明确的创新属性如何促进采用和传播
——脊髓灰质炎疫苗的故事

正如埃弗雷特·罗杰斯在 2003 年所论述的，创新的感知属性——其"相对优势""兼容性""可试验性""可观察性"和"复杂性"——共同影响采用的速度和程度。有时在医疗保健领域，这些属性是明确的，采用会迅速发生。理查德·尼尔森及其同事描述了如何通过敏锐而有说服力的反馈，加上随着疫苗被更广泛地采用所带来的益处，促成了脊髓灰质炎疫苗的快速传播。（见第二章，表 2.4 关于尼尔森等人的解释模型的细节）

在 20 世纪 40 年代末，人们对于使用活（减毒）病毒还是死（灭活）病毒进行脊髓灰质炎疫苗接种的方法存在不确定性。由阿尔伯特·沙宾开发的活病毒需要更长的开发时间。过去疫苗的经验表明，它可能提供更长时间的免疫力，但也可能导致更高的毒性。灭活疫苗是由乔纳斯·索尔克倡导的。这种疫苗可以更快地被开发出来，但对于其提供免疫的时间长度存在不确定性。

两种技术的开发工作始于 20 世纪 50 年代初到 1952 年，索尔克已研制出一种候选脊髓灰质炎疫苗，该疫苗在猴子和少数人类身上显示出良好的效果。1954 年，这种疫苗在美国 180 万名儿童中进行了试验。1955 年公布的结果清楚地显示了疫苗的益处，在结果公布的几天内，美国政府授权了六家疫苗制造商生产该疫苗。由于试验结果非常明确，并且被医学界广泛接受，疫苗的使用迅速传播。十年内，超过一半的人口接种了该疫苗。然而，仍有一部分人对于使用索尔克的疫苗存在一些犹豫，部分原因是它需要三次单独注射才能覆盖每种脊髓灰质炎菌株。1959 年，沙宾开发了一种可以口服的活病毒疫苗，可预防所有三种脊髓灰质炎菌株。在苏联进行的大规模试验后,该疫苗被认为与索尔克疫苗一样有效。它还能更快、更持久地产生免疫力。疫苗上市不久后,就得到了美国医学协会(AMA)的认可,并迅速在发达国家传播开来。到1968年,沙宾疫苗的使用比索尔克疫苗更广泛。

尼尔森等人在2004年将脊髓灰质炎疫苗的案例描述为一个技术试验迅速生成有效性反馈的故事,它向医学界和消费者迅速反馈了疫苗的功效,导致了人们对疫苗使用的信心不断增加。此前关于疫苗接种益处的经验更普遍地加强了这种信心。尽管最初传播了一种被证明为劣质技术的疫苗,但由于从索尔克疫苗到沙宾疫苗的转换成本很低,避免了"锁定"早期技术的问题。

资料来源:Nelson et al.(2004)。

然而,医疗创新通常并非如此。采用和传播通常发生在更模糊或复杂的背景下。这种情况发生在创新的属性不那么清晰的情况下,因为它们涉及技术和组织变革的元素,并且采用创新的决策是由组织而非个人作出的,或在很大程度上受政府目标的影响。

创新实况5.2:指南在采用"脂质救援"中的作用

脂质是一组自然存在的分子,包括脂肪和脂溶性维生素。它们包含在脂质乳剂中供人类静脉注射时使用。1998年,首次提出了使用静脉脂质乳剂治疗严重局部麻醉药物过量的可能性。随后在2004年,发布了对局部麻醉引起的心脏骤停的人类治疗方案,称为"脂质救援"。尽管脂质救援并不比正统治疗方法更有优势,但在2006年至2008年间,同行评审期刊报道了其在治疗这种类型的心脏骤停患者中的成功应用。研究表明,静脉注射脂质几乎没有任何损失,如果能挽救生命,则可能获益颇多。此外,脂质乳剂对麻醉师来说很熟悉,并且在大多数医院药房中已经有存货,且成本很低。因此,脂质救援的广泛采用应该是合情合理的。2007 年 8 月,英国和爱尔兰麻醉学会(以下简称 AAGBI)发布了推荐脂质救援的指南。当时英国一个地区的相关医院中只有一半多一点使用了脂质救援。在指南发布后,采用率迅速增长,到几个月后的调查时,只有 14% 的医院表示没有使用脂质救援(见图 5.1)。

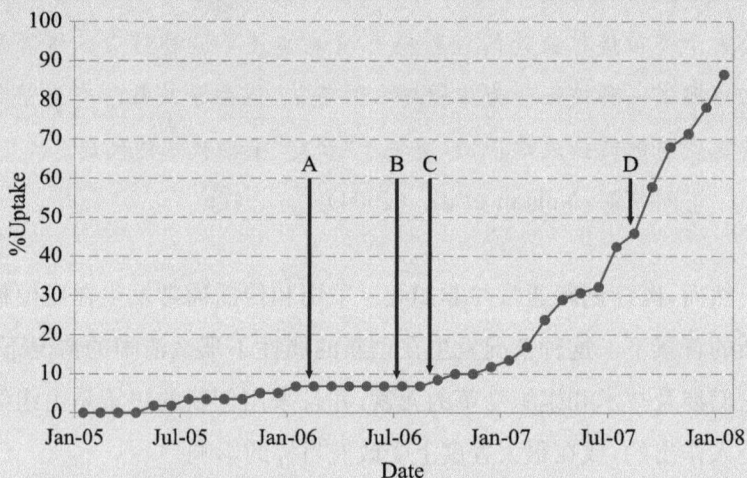

图 5.1　2005 年 1 月至 2008 年 1 月接受调查的医院中脂质救援的采用情况

A:2006 年 2 月——《麻醉》编辑部
B:2006 年 7 月——首次病例报告发布
C:2006 年 8 月——第二份病例报告发布
D:2007 年 8 月——AAGBI 指南发布
资料来源:Picard et al. (2009)。

因此,脂质救援传播广泛且迅速——首个关于其在人体使用的报告于 2006 年中期发布。到 2007 年 12 月,该地区约有 80% 的医院已经采用了它。然而,这不仅仅是由于证据的发布和 AAGBI 指南的发布。随着知识的传播,传播曲线已呈上升趋势。指南只是强化了正在进行的传播;还有其他因素在起作用。在许多医院,采用是由一个几乎独自行动的热心人士推动的;在其他医院,热心人士被当地药品和治疗委员会阻止。尽管各家医院地理位置很接近,并且都由接受过类似培训的医生组成,但脂质救援的采用在不同医院以不同方式进行。事实上,只有约一半采用脂质救援的医院将采用理由归因于指南的发布。

资料来源:Picard et al.（2009）。

因此,有必要区分不同的采用决策情境:

——个人作为主要决策者,独立于同龄人的情境。

——与他人在社会系统中共同作出选择,并伴有同伴压力或正式要求的集体决策的情境。

——由于少数人的权力、地位或专业知识(权威性)而做出决策的情况(Rogers,2003)。后一种情形是医疗保健系统的特别特征。

我们在第二章中也看到,创新的传播通常呈现S形曲线,反映了随着时间推移其在群体中的累计接受情况。人们从多个角度研究了采用决策和由此产生的传播的影响。经济学家通常将这一过程视为个体理性计算的累积聚合。这些计算受采用者对创新成本和收益评估的影响,是在信息有限的条件下作出的。然而,这是一种相当狭隘的观点,因为它忽视了个体和组织行为者之间的反馈和学习的影响,或采用发生的更广泛系统内的环境。随着创新的部署,用户更多地了解其潜力或局限性,并对其进行调整或将经验教训反馈给创新的开发者;这反过来改变了创新本身的性质或采用的速度。"网络效应"是系统内反馈改变采用模式的另一个例子。这里,采用创新的好处随着用户群体的增长而增加——拥有手机的人越多,他们获得的好处越大,尚未采用手机的人获得的潜在好处也越大。

因此,研究人员强调信息的重要性,即由特定群体或社会系统中的行为者创造和共享的信息。重点在于不同社会系统以其自身的价值观和信念解释创新传播的方式。这些社会系统内的行为者可能有不同的方式理解创新的重要特征,如其相对优势、成本和收益,或其与现有组织或社会背景的兼容性——简而言之,就是"证据"。因此,根据创新的类型和背景,最合适的沟通渠道可能会有所不同。

"意见领袖""变革推动者"以及学习和沟通的作用构成了这一视角的一部分。正如我们稍后所见,这些已被用作鼓励医疗创新采用和吸收过程的一部分。意见领袖跨越群体边界传递信息,他们不是从上层指挥而是作为群体之间的中间人进行操作。他们被同伴认为是有能力和值得信赖的,拥有广泛的个人网络。因此,他们对于新思想或产品的采用和传播至关重要,尤其是在涉及行为或态度改变的情况下。我们在后面会再次讨论知识和沟通的作用。

因此,信息、反馈和网络效应的重要性意味着假设所有潜在采用者都是相似的,创新的采用一定会按照明显的 S 形曲线进行是不现实的。尽管对于许多新产品,包括医疗产品,可以观察到这样的曲线,但这种模式可能是不稳定的,特别是在曲线开始之前的早期阶段。通常,新产品或服务进入市场后,会有一个"预传播阶段",包括有限的引入、市场测试、试验和错误,以及随着用户需求变得更明确而进行的调整(Tidd and Bessant, 2014)。因此,创新的采用和广泛传播可能需要很长时间,采用率也可能不稳定。远程医疗(见案例研究 5.1)——使用传感设备监测患者的生命体征或运动并适时响应,这个例子显示了新医疗技术的采用周期可能有多长。尽管经过多年的开发和广泛的试验,远程医疗仍处于采用的早期阶段,技术开发商抱怨说,很难说服医疗组织接受他们的创新。新药的特殊性可能会使其难以被采用。一旦试验成功,在采用之前会有一段漫长的预发布营销和参与期,需要临床医生和监管机构的投入。这本身可能就是一个困难的过程——医生和患者必须被激励使用特定的药物创新,而其他利益相关者——支付者、保险公司或其他守门人可能会参与决定是否分发药物(Northrup et al., 2012)。

创新采用和传播在医疗保健领域的应用

到目前为止,我们在各章节中提到的事实是,医疗创新通常是复杂的,其属性使其采用变得困难:

——采用和实施决策中可能涉及多个个人或组织,创新的最终用户(即"消费者"或患者)可能远离决策过程。

——他们可能正在采用一种多方面的创新,可能结合了多个目标(如质量和安全改进),或者由于包含了服务和产品创新的元素,定义不明确——例如,一种改变护理路径流程的诊断测试。

——创新可能产生的影响不仅限于采用创新的组织。初级、二级和社会保健系统的多个利益相关者可能受到影响,所有这些都有可能否决采用决策。决策者可能位于不同的组织中,这些组织的利益需要一致。远程保健就是一个很好的例子,投资可能由医院组织与当地初级保健提供者共同进行。

——创新益处的证据可能存在争议,因为参与采用决策的人来自卫生和社会保健系统的不同部门,具有不同的专业或文化特征,对什么是可接受的证据有不同的看法。

因此,医疗创新的采用和传播可能不会遵循一个整齐的 S 形曲线。一般公认的最佳实践或明确的基于证据的创新在卫生系统中可能会不均匀地被采用,许多领域可能仍然使用过时的方法。这会导致在获得最佳保健服务方面存在巨大的地理差异——因此,政策制定者对提高医疗创新过程的有效性以及在整个系统中传播最佳实践以减少卫生结果的差异感兴趣。

那么,研究人员是如何试图解释医疗创新的采用和传播过程的呢?这一研究范围广泛。研究人员强调了以下几点:

——创新本身的属性,包括其复杂性。

——个体采用者如何看待创新。

——组织环境的重要性,包括领导力问题,在采用组织内存在地方专业"孤岛",以及更广泛的卫生系统因素。

——采用系统内行为者和机构的主流文化规范、信念和价值观,尤其是专业团体。

——同行和专家意见领袖的作用和社交网络的影响。

——使组织学习成为可能的系统和结构和采用组织的"吸收能力",以及"接受性环境"的存在。

从这一涉及面广泛的文献中我们能吸取什么经验教训呢?(见框5.1)总体来说,它强化了创新采用和传播高度依赖于创新、地方行为者和更广泛背景之间相互作用的观点。关键信息是,相较于以往的(主要基于非医疗)创新采用和传播研究来说,必须更多地重视不同专业和其他利益群体之间的关系。

关于卫生服务组织采用创新的两项重要文献综述是格林哈尔希和罗伯特等人(2009)进行的。虽然两者的主要焦点都是英国国家卫生服务体系,但它们仍做出了重要的贡献,因为它们系统地总结了研究文献并确定了知识的空白,至少在写作时是如此。这些综述回应了在更广泛的创新研究文献中提出的对于技术采用过程缺乏理解的担忧。尤其重要的是,他们对过于决定论的观点表示担忧,这些观点认为技术的实施必然会导致可以识别的后果。他们的结论是,大多数之前的研究未能认识到医疗保健领域采用创新过程的复杂性以及通常很多因素都在起作用。

这些报告提出了一个创新采用和同化的概念模型,包含三个元素——创新、创新者和"用户系统"。格林哈尔希及其同事认为以下因素在影响创新采用方面特别重要:

——创新本身的性质,即其属性、组件、复杂性。

——直接负责采用创新的个体及其组织环境,即其"内在环境"。

——创新的"外部环境",即其被部署到的更广泛环境。

——所有这些之间的联系。

他们认为,这些因素都不是孤立存在的;它们与整个卫生系统之间存在动态关系。个体参与的采用过程受创新本身的特性以及外部因素如沟通和影响的性质、能力和活动的影响。这使得这些元素及其关系的行为难以预测。

这些研究人员随后进行的一项研究（Robert et al.，2009）借鉴了更广泛的文献，研究了常规在塑造个体、群体和组织行为以及影响组织学习中的作用。这一点很重要，因为常规会影响工作的性质、专业身份以及个体和组织对新技术引入的反应。罗伯特等人还考虑使用"结构化理论"（Barley and Tolbert，1997；De Sanctis and Poole，1994；Orlikowski，1992,2000）研究技术采用的各种模型。这突出了技术采用如何创造和重塑社会结构，以及个体如何影响技术在组织中的引入，有时甚至重塑技术本身。我们在本章后面讨论了这如何为医疗机构内的创新"规范化"工作提供信息。

框 5.1　概念：采用医疗创新的基本研究经验

——通常没有单一的采用决定。人们会做出一系列决定，首先在小规模试点项目中尝试创新，然后将其推广到更大规模的试验中，最后才将其纳入主流。因此，我们需要把在日常实践中采用和吸收创新作为一项持续性活动来研究。

——权力和政治可能在影响采用过程中发挥重要作用，医疗行业的主导地位就是一个重要因素。有时，对创新思维需求的变化是由不断变化的政府政策决定的。

——有关采用的决策过程的特点非常重要——是分散的还是集中的，是正式的还是非正式的，是法规规定的还是政策建议的？

——有关采用的决策往往从短期角度出发，但实施的长期动态却往往被忽视，特别是创新的影响，因为它以有时无法预测的方式波及整个卫生系统。

创新本身——其特性和"内在环境"

与创新相关的技术特性在采用的程度上起重要作用。相对优势、兼容性、复杂性、可试验性和可观察性都是潜在的重要因素,但这些属性本身并不能完全解释采用行为。有时,医疗保健创新的特定特征是明确的。它的益处和成本、含义和影响都是显而易见的——我们可以"触摸和感受"到更好的手术刀的益处。创新可能也是相对"离散的"——新手术刀可能不需要新培训或组织流程的重新设计即可立即使用。一种新药物也可能具有这些特征。它的益处是显而易见的,处方和管理都很简单,如我们在脊髓灰质炎疫苗的例子中看到的。然而,即使是简单的创新,也可能会对整个医疗系统产生广泛的影响,因为需要住院的人可能会减少,或者他们可以更快地出院。

然而,是什么构成"医疗保健创新"可能相当不透明:

——它可能包括一些硬技术,但也包含大量软技术(见第二章),如其使用的新协议、新服务交付模式或组织变更。

——它可能旨在同时实现多个目标。例如,转变为单卧室布局的目标,可能是特定医院的创新,其目标可能是解决感染控制问题、加速患者康复并提高患者满意度。

——不同利益相关者可能对其有效性的证据基础存在争议,可能没有普遍公认的判断其益处的标准,或者收集证据的技术可能尚未成熟。

远程医疗就是一个具有所有这些特征的创新。尽管其益处已被感知到,有能力进行试验并观察其影响——已经有数千篇关于远程医疗影响的已发表研究——甚至在与采用组织的系统和价值观兼容的情况下,潜在采用者仍然对它保持谨慎态度。

对证据有不同看法的一个原因是我们可能不会以相同的方式看

待或使用相同的技术或创新。如第二章所解释，研究人员认为，一种特定技术将被赋予反映不同价值观和组织程序的工作方式。这部分与不同类型的知识的嵌入和发展的方式——隐性知识或编码知识有关，因为我们是在特定环境中学习技术的。学习可能通过正式流程发生，如在美国医院中微创心脏手术的例子中，也可能以更注重体验的方式进行，如 CT 扫描仪的例子（见框 5.2）。对于诊断测试的创新来说，评估其有效性的人的问题在于相同的测试可能以不同的方式或用于不同的目的使用。创新诊断测试的标准不如新药严格使得问题进一步复杂化。我们将在下文回到证据医学和健康技术评估方法对创新采用的影响中。

框5.2　背景：医疗技术的学习和实施
——采用微创手术和CT扫描

　　埃德蒙森等人 2001 年对美国 16 家医院实施创新技术（微创心脏手术）的团队进行了定性研究。他们考察了技术用户之间的集体学习过程，发现成功实施技术的医院与失败医院的团队学习过程有本质区别。由负责实施的小组参与的模拟培训使人们对技术的好处有了更全面的了解。

　　巴利 1986 年研究了为什么同样的技术（CT 扫描仪）在美国两家医院放射科的引进效果不同。他认为，医院原有的社会结构，换句话说，人们的"解释框架"（他们如何理解这项技术）、权力和影响力以及职业行为准则决定了这项技术的采用，也制约了这项技术的采用。他的结论是，同样的技术，在不同的环境中被引入，会产生不同的影响，这是因为他所处的环境、背景和社会因素各不相同。他还认为，因果关系有两个方向：技术影响人类活动的模式和技术随着日常活动的改变而改变（Orlikowski, 1992）。

"外部环境"对于创新的影响

虽然许多医疗创新涉及相对简单、离散的产品——新类型的手术刀和一个单一决策者，但这种情况往往并非如此。创新本身可能需要组织变革以确保其嵌入医疗流程中，或者可能对采用组织以外的医疗组织产生重大影响。创新的实施可能涉及来自医疗系统各个层面的多个利益相关者，他们的利益需要协调一致。决策可能受复杂的法规影响。创新的内在和外部环境并不是孤立存在的——它们与更广泛的卫生系统之间存在动态关系。此外，这种关系的行为可能不可预测。成功和可持续的实施可能需要创新与其在组织和更广泛的保健系统级别上的更广泛背景之间的一定程度的兼容性。罗杰斯 2003 年将兼容性定义为"创新与潜在采用者现有价值观、过去经验和需求的一致程度。"因此，新的电子病历系统需要被采用者认为易于与现有方法整合、相对容易使用、学习要求不高等。

复杂性、利益相关者的参与

医疗保健创新的内外环境关系的一个表现方式是通过所涉及的利益相关者的范围和创新的复杂性。创新的性质——例如，是否是根本性的或颠覆性的——也会产生影响。阿图恩等人在 2010 年讨论了新的医疗干预措施的采用和扩大规模的复杂性变化，取决于涉及的元素数量——技术、组织和流程变化的范围和类型、参与采用决策的利益相关者的范围以及多少利益相关者受到创新的影响；简而言之，创新与现有卫生系统的兼容性。罗杰斯的术语中，同样重要的是其可试验性和影响的可观察性，尤其是因果关系显现所需的时间。创新相关的风险、成本和收益在实施环境中可能并不会立即显现，可能随时间变化。参与的组织和个人因此需要找到应对这些变化的方法。学习过程可能是昂贵的，无论是在经济方面还是对患者而言。在采用的早期，可能会对不需要的患者进行实施这些程序，并可能发生错误，例如腹腔镜胆囊切除术(Denis et al.，2002)。

　　阿图恩及其同事使用一个简单模型，根据模型的一个维度，按复杂性将创新性健康干预分组，并按模型的另一个维度按其他的各种特征(护理事件的次数、涉及的利益相关者数量、用户参与程度)分组(见图 5.2a 和 5.2b)。例如，儿童疾病的疫苗接种可能涉及在选定的客户群体中采用新技术，由卫生专业人员在单次护理中进行管理。因此，创新的影响容易进行试验和观察，与现有卫生系统的兼容性可能是显而易见的，同时也会带来明显的益处或副作用。相比之下，一个新的综合妇幼保健规划要复杂得多，而且可能更难被引入，因为它涉及多个相互关联和相互依存的干预措施，需要在一段时间内交付，并包括一系列多学科的卫生工作者。丹尼斯等人在 2002 年建议，创新的收益和风险与采用决策中利益相关者的利益、价值和权力分布越一致，就越有可能建立采用联盟，采用过程也就越快。

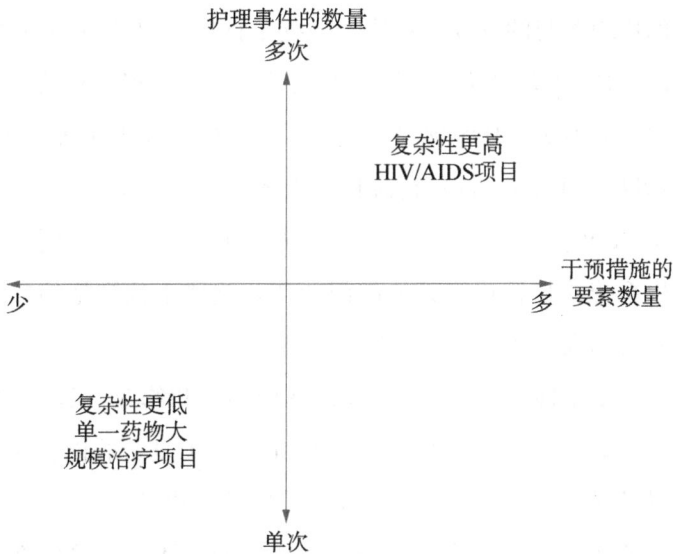

护理事件的数量
多次

复杂性更高
HIV/AIDS项目

少　　　　　　　　　　　　　　　多　干预措施的
　　　　　　　　　　　　　　　　　　　要素数量

复杂性更低
单一药物大
规模治疗项目

单次

(a)

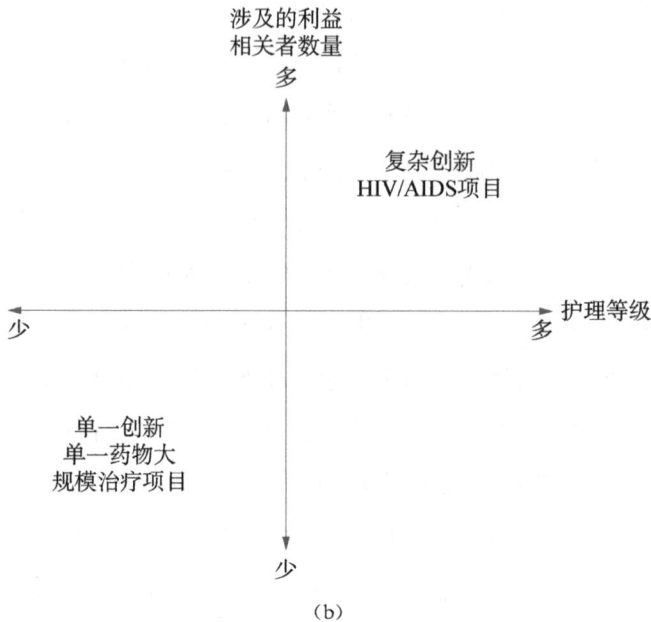

图 5.2 （a）和（b）理解护理复杂性

　　复杂性也可以通过使用的新技术的数量和性质以及实现改进结果所需的用户参与的程度来看待。一些干预措施包括单一药物，每年给药一次，可能在大规模治疗计划中进行。与涉及多个新技术的干预措施相比（如 HIV/AIDS 项目），这些干预措施本质上不那么复杂，后者包括诊断工具和新药物、新流程的引入如治疗指南，不同类型的卫生工作者（如外展工作者、医生、护士、社工），他们都在不同层面参与整个卫生系统并与教育等其他部门合作。这些干预措施的成功可能需要强有力的利益相关者介入和用户参与。

　　创新的复杂性越高，越需要对其进行调整和修改，以确保其与更广泛的背景兼容。丹尼斯等人在 2002 年展示了复杂的创新往往包括一个"硬核"元素——创新工作和成功采用的先决条件——一个"软外围"元素，这些元素可以适应本地环境。他们描述了某些创新的边界是流动和可协商的。例如，引入低分子量肝素用于深静脉血栓时，随访方法中的模糊性使各种非标准实践得以出现，这有助于根据组织的利益和影响组合实施创新。

然而,软外围的存在意味着,采用者的收益和风险的分布不一定是固定或可预测的;在试验阶段尚未完全明确时,一种创新可能以多种方式实施。这有两个含义。首先,这些类型的创新不一定有一个易于复制的采用和实施路径。其次,创新的定义和应用方式越不确定,对证据的争议就越大。丹尼斯等人2002年讨论了针对精神病患者"积极社区治疗"(ACT)的不同组成部分的证据在理论或实证上是如何不明确的。这意味着对于每个组成部分的相对重要性以及是否需要实施整套疗法才能产生可靠的效果存在分歧。

组织特征和创新采用

在医疗保健领域,我们更可能关注公司的决策,而不是个体用户对采用多种创新的决策——一家医院是否决定采用一种新的创新扫描仪或是否决定对操作流程进行一系列的根本性变革,可能是由公司层面决定的。

医疗组织是复杂的实体,因此它们的创新采用不仅可能受关键利益相关者的数量和性质这些利益相关者可能有否决决策的可能性——以及它们的目标和权力大小等影响,还受组织文化的影响。这与组织对创造力和创新促进的态度以及其采用创新的倾向和能力密切相关。通常,这体现在有利于实验和冒险的氛围,能够倡导创新的关键职位员工,清晰的战略愿景和强有力的领导力等方面。

Glenn Robert 及其同事认为,有助于解释为什么医疗组织采用(或未能采用)创新的一个重要因素是它们的"组织前因"。(Robert et al., 2009)这些包括组织的规模、成熟度、资源、领导层、层级、决策方法和战略优先事项,以及组织之前的创新能力和经验。他们认为另一个重要因素是组织接受创新的"准备度",受许多因素影响,包括组织面临的变革压力、与创新及其影响的"契合"程度、评估创新影响的能力、支持和倡导的水平,以及支持实施的时间和资源的可用性。

吸收和应用外部知识的能力——组织的"吸收能力"与"创新准备度"的概念密切相关（Weiner，2009），反过来又与医疗保健领域中关于知识转化的讨论相关（Savory，2009b），即将研究转化为医疗实践应用的过程。在英国，国家医疗服务体系试图通过设立支持知识共享和创新行为能力建设的机制来鼓励其组织内部的创新文化。

医疗组织因此面临一系列挑战，需要解决这些挑战才能有效地接受外部创新。当然，框5.3中描述的许多挑战可以适用于任何行业或组织。

框5.3　概念：寻求创新准备的医疗保健组织的问题

——需要什么样的正式结构来支持医疗专业人员、患者和其他利益相关者就采用和吸收创新做出有效决策？

——各组织如何确保自己有足够的吸收能力，允许知识和技能内流，以支持采用过程？

——如何营造一种支持采用创新的组织氛围，并确保其不受政治、财政、人力或信息因素的阻碍？

有关旨在帮助各组织衡量其创新准备情况的工具示例，请参阅英国国家医疗服务系统研究所的"传播和采用工具"网址见：http://www. institute. nhs. uk/index. php? option = com_spread_and_adoption

---

证据与创新——过多、过少、过迟？

自20世纪90年代初以来，证据导向的方法在医学和卫生服务设计中已成为临床治理的一个不可或缺的部分，是制定标准、提高质量和监控卫生服务的机制。英国有一个完善的系统，通过国家健康和临床卓越研究所（以下简称NICE）评估某些医疗创新——主要是新药物和一些医疗设备和疗法（见框5.4）。除了循证医学，循证政策的概念也出现了,政府试图在实施新的政策理念之前对其进行测试,包括卫生和社会保健领域的政策(Walshe and Rundall,2001;Black,2001)。

框5.4 背景:评价新的卫生技术

卫生技术评估(以下简称HTA)是评估新医疗设备和药物有效性的既定程序。它是将研究成果转化为临床实践的关键部分,因为与第四章所描述的创新途径的早期阶段(关注疗效和安全性)不同,HTA侧重于创新的经济案例。它与新技术的商业案例决策密切相关(Rogowski et al.,2008)。虽然其重点是经济——成本最小化的潜力、成本效益、成本效率和成本效用——但HTA也会考虑更广泛的影响,如伦理方面的影响或对程序和流程的影响。

目前,许多国家都在使用HTA系统,但有人认为不同方法之间缺乏一致性,这给新技术的开发者带来了问题(Hutton et al.,2006;Neumann et al.,2010)。还有人担心,为评估新药而开发的HTA方法是否适用于更广泛的技术,而且几乎没有或根本没有进行修改。除了评估"生活质量"等效益的问题外,一些技术创新可能不会对患者产生直接影响,因为它们支持患者治疗过程中涉及的其他干预措施。例如,新的诊断测试使另一个过程更加高效(NICE,2011)。

对创新的证据进行系统审查已成为HTA中越来越重要的一项内容。虽然这在新药方面可能有意义,但在创新不那么明确的情况下,不同的试验所衡量的内容可能不同,而且可能采用了多种多样的评估方法,因此很难进行比较。这个问题一直困扰着对远程保健/远程护理证据的系统性审查,其中一项研究发现,尽管有近9 000项已发表的研究,但各种形式的效益证据仍不明确(Barlow et al.,2007)。正因为如此,许多类型的医疗保健创新越来越多地使用替代评估方法,特别是波森和蒂利为评估政策干预和公共卫生倡议而开发的"现实评估"。这里不仅要确定结果,还要确定在特定情况下导致结果产生的因素。

在英国,由国家健康与临床优化研究所(NICE)开展的健康技术评估用于为技术采购提供国家指导。NHS有法律义务资助NICE推荐的药物和治疗方法。尽管NICE卫生技术评估的质量和严谨性广受赞誉,但只有数量有限的创新技术被选中进行评估。这就意味着,未经NICE评估的新技术的采用决定由当地医疗服务组织做出,这可能会导致这些技术的可用性存在地域差异。另一个令人担忧的问题是,NICE的经济评估过于狭隘,没有考虑到创新给社会带来的更广泛益处。

目前,在决定是否采用新药或罕见药时,采取了一些措施,力求采用更广泛的成本效益措施。这可以看作是基于价值定价的更广泛议程的一部分,其中"价值"的概念考虑了一系列社会因素,以及构成传统方法基础的个体患者的健康和生活质量收益。基于价值的定价本质上是一种根据新医疗技术对患者和更广泛社会的可感知收益进行定价的方法(Persson et al.,2010)。它将使用更广泛的成本效益衡量标准与基于绩效的报销策略相结合,共同分担新药开发风险。成本效益衡量标准包括生产损失的价值以及为医疗保健和其他服务节省的成本。通过重视在传统评估中被忽视的因素,可以加快新药的采用。瑞典自2002年以来一直采用基于价值的定价模式,并采用了更广泛的成本效益衡量标准(Sussex et al.,2013)。有证据表明,这有助于鼓励创新药物的开发和采用,尽管这也可能是瑞典采用"证据开发覆盖"计划的结果(Persson,2012)。意大利也采用了基于价值的定价方法,并结合使用更广泛的成本效益措施(Adamski et al.,2010)。

有些人认为这些举措代表了一种向更科学和官僚化的医学方法的转变,将基于研究的医学知识与标准化的基于规则的协议相结合(Harrison,2002)。这种方法对临床医生的实际行为影响有多大是一个悬而未决的问题。格林哈尔希等人(2004a,2004b)建议,在现实世界的医疗保健环境中,循证医学的应用实际上比其理念所暗示的更为细致入微——它是在当地方背景下和地方行为者一起应用的,这影响了关于推荐的新实践或创新的指导方针的采用方式。然而,显而易见的是,"证据"在医疗创新的采用和传播中是一个非常重要的影响因素。我们在整本书中多次提到了这一点。为什么证据如此重要?部分原因与医疗组织中采用创新的决策方式有关,部分与评估创新的方法有关。

医疗保健中的采用决策通常涉及一系列利益相关者。用于支持决策的证据需要既充分又与各方相关。这提出了一些重要问题:这些证据的基础是什么——谁在解释这些证据,如何解释,以及对其认识论基础的认同程度如何? 创新的证据基础可能需要与整个保健系统的利益相关者进行互动和说服,包括全科医生、医院顾问、护士和社会保健工作者。所有这些人可能对什么构成令人信服的创新证据(以及什么构成创新本身)有不同的期望。

在一个范围的极端,严格的循证决策观点会将采用者视为一个统一的理性行为者;临床和/或成本效益的证据构成了是否采用创新的单一计算决策的关键部分(Denis et al.,2002)。循证决策模型通常假设创新是明确定义的。可以对创新进行界定并明确其属性,以便进行随机对照试验或其他类型的正式评估,并收集有用的数据。这对采用决策有很强的影响,假设创新将"按原样"被采用,即不会对评估的干预措施进行任何更改。换句话说,效益证据的存在导致两种可选择的状态——采用和不采用,或决策前和决策后。

但是,医疗保健领域的现实情况几乎从未如此。许多创新的流动和可协商边界,不同行为者对特定技术或创新赋予不同含义这一事实,创新在整个医疗和社会保健系统中的利益和风险分布不均,以及创新及其更广泛背景随时间推移而演变的观念都确保了采用不是一个一次性的、全有或全无的事件,而更像是一个复杂的适应过程。

实施和"规范化"不同于采用

关于实施医疗创新和循证实践的文献不断增加,包括"实施科学"的出现,旨在理解促进将研究发现和证据纳入医疗政策和实践的方法。实施医疗创新并将其融入日常实践中被视为采用过程的一个独特阶段。成功实施的终点是将创新纳入日常工作实践,梅尔和梅等人将其描述为"规范化"的时刻(见框 5.5)。这是创新嵌入到日常工作实践和操作流程中,并且这种状态得以维持的时刻。但在此之前,实施过程可能是缓慢而艰难的。一旦决定采用——也许在成功试验后作出决定——实施可能既不直接也不会立竿见影。即使有高级医疗管理层对采用和实施创新进行承诺——有明确的责任和问责制、提供必要的培训、组织利益相关者之间良好的沟通、以及用户参与(Karsh, 2004)——规范化过程可能是曲折的。这是发达国家和资源贫乏国家的卫生系统中都存在的问题,这些国家有一长串未能扩大规模的新医疗干预措施、实践或其他创新项目的失败历史,我们将在后面做详细讨论。

框 5.5　概念:规范化过程理论

规范化过程理论(以下简称 NPT)与卡尔·梅和特蕾西·芬奇的研究密切相关。正如"规范化过程理论在线用户手册和工具包"所描述的那样:

NPT 是一个社会学工具包,我们可以用它来了解实施、嵌入和整合一些新技术或复杂干预措施的动态。它可以帮助我们分解当我们遇到一套新做法时的人类工作过程……(May et al., 2010)。

该理论侧重于在特定的组织和社会环境中实施、嵌入和维持新实践所涉及的工作性质。它对促进或抑制这些进程的因素以及如何理解和解释这些因素提出了疑问。因此,规范化过程理论是一种"行动理论",它关注的是解释人们如何实施新的医疗干预措施、实践或技术,而不仅仅是他们对其的态度或信念。制定创新所涉及的实践由四个核心概念决定:

　　——一致性(人们如何理解创新的品质)

　　——认知参与(围绕认知参与建立和维持一个实践操作的总和所涉及的工作)

　　——集体行动(人们为实施创新所做的业务工作)

　　——反思性监测(人们如何评估和理解创新对自己和周围人的影响)

规范化过程理论与有关社会技术系统(以下简称 STS)的大量文献相重叠。两者都关注创新是如何随着时间的推移而产生和稳定的,其方式取决于创新是否符合其所处环境的价值观和文化规范;两者都关注用户在采用创新时的做法;两者都认为一项技术对不同的人可能具有不同的意义。两者的区别在于 NPT 和 STS 文献对可预测性的看法——NPT 认为,假设我们对创新及其实施背景有足够的了解,那么创新的轨迹可以在一定范围内被预测;而 STS 则持一种更偶然的观点,强调环境的异质性和过程的出现。

实施方法的正式程度取决于许多因素,例如与实施相关的风险水平(包括潜在成本)、创新证据基础的强度及其规模和范围——简而言之,创新的复杂性及其对采用创新的医疗保健组织或系统的影响。一些创新技术可以在获取后立即投入使用;其他可能需要广泛的试点和分阶段引入计划,并借鉴项目管理技能和方法将实施作为一个正式的过程来处理。创新的开发与其在实践中的实施可能也有重叠,其中临床医生等用户可能也是创新的创造者。例如,当创新的实施与创新的实验、原型设计、试用和渐进改进密切相关时,两者的界限就会变得模糊,而所有这些都发生在同一地点,如医院。髋关节置换术和眼内透镜的创新发展就是众所周知的例子(Metcalfe and Pickston,2006)。

对于由许多要素组成或对涉及多个利益相关者的医疗保健实践和流程具有影响的复杂创新,医疗保健组织可能更倾向于可以在试验基础上进行试点或引入的创新。这有助于降低风险,提高创新影响的可见性,无论是对受创新影响的当地利益相关者,还是为更广泛的证据基础做出贡献。试验和试点项目还可以为实施和扩大创新的最佳方式以及如何将其纳入现有服务提供有益的经验。

但是,尽管试验和试点项目很有用,但一旦创新成为主流做法的一部分,它们往往无法提供创新可能产生的影响的良好证据。这是因为资源——人员和资金往往被投入其中;参与其中的人往往对项目投入很大,并对项目的成功持乐观态度,而这并不一定能很好地预测现实世界中会发生什么(Bate and Robert,2003;Sanderson,2002;Maguerez et al.,2001)。因此,小规模试点项目在为扩大服务规模总结经验教训方面的作用有限;试点项目中解决的问题在现实世界中实施创新时往往无法转化。

试点项目也可能对外部人员"封闭",比如项目团队不愿意放弃"他们的"项目并移交给他人。这样一来,通过试点项目开展的小范围活动可能会造成分歧(Hendy and Barlow,2012),即使在医疗和社会医疗系统不同部门之间有合作传统的地区也是如此。亨迪和巴洛发现,在一个远程医疗实施项目的例子中,其工作人员并没有被视为为组织的利益而工作,而是开始被其他人视为为自己工作。因此,建立试点项目的方式需要确保它们能随时融入主流医疗保健服务,前提是它们能成功实现目标。

另一个问题是,分散的医疗保健系统加上地方自治,可能导致同一创新的试点项目重复进行，尽管如此，其结果可能会永不见天日。还有一些项目规模太小或时间太短，无法提供严谨的成果数据。更糟糕的是，开展试验和试点项目本身就可能成为采用创新的障碍，因为它们会阻碍创新的主流实施。在英国，远程医疗和远程护理的"全系统示范"项目就曾出现过这种情况，其中包括世界上最大的这类创新的随机对照试验。据认为，许多 NHS 信托机构和地方社会服务机构推迟了更广泛地实施该技术的时间，直到研究完成并发表为止，但也有一些机构认为，证据基础已经足够强大，可以让他们在病房中继续实施该技术。

英国最近的"远程医疗"——远程护理或远程保健——提供了政府政策、证据收集和创新复杂性如何相互交织的经验，有时会产生意想不到的结果。远程护理有不同的变体，但本质上都是利用生命体征或运动传感器为年老体弱或有长期健康问题的患者提供"电子安全毯"。其目的既是预防性的（识别患者病情的变化，使其远离昂贵的医院护理），也是反应性的（在发生危机时做出反应）。

英国在开发远程护理技术和尝试将其纳入主流医疗和社会护理实践方面尤为突出。在 20 世纪 70 年代和 80 年代，英国拥有世界上最大的"社会警报器"网络，即老年人的基本跌倒探测器。自 20 世纪 90 年代末以来，英国政府的许多报告都强调了该技术在应对人口老龄化方面的作用，并为其实施提供了资金支持。但是，无论是在英国还是在其他地方，对老年人采用远程护理的速度都比 20 年前预测的要慢得多。

21 世纪初的"Columba 项目"是尝试和实施远程医疗的早期范例（见案例研究 5.1）。这表明，在规划阶段和实施过程中，整个护理系统的利益相关者都需要学习和调整创新。该项目为我们提供了有益的经验，让我们了解到在混乱的保健和社会护理服务现实世界中设计和实施远程护理所面临的挑战。在进行了许多类似的试验之后，英国的注意力开始转向收集远程医疗效益的有力证据。2006 年，这促使政府资助了有史以来规模最大的远程医疗 RCT——"全系统示范"(以下简称 WSD)项目。除了对创新影响的有用研究结果外,该项目还获得了一个教训,即使用 RCT 试验来评估此类创新有其不利之处。虽然收集到了有关影响和实施挑战的证据,但由于地方当局和医疗信托机构需要等待获得全部证据,因此试验的推广和评估时间阻碍了投资决策(Barlow et al., 2012; Chrysanthaki et al., 2013)。

WSD 事件的另一个经验是以证据为基础的决策,特别是政府如何利用有限的证据来决定是否实施一项新政策或创新。框 5.6 展示了首相宣布启动一项向 300 万人推广这项技术的计划之前,主流媒体和卫生部分析师是如何重新解读早期的主要发现。然而,这一计划并未实现。问题之一是负责投资远程护理的医疗和社会护理专员认为,尽管开展了 WSD 项目和许多其他试验,但证据基础仍然模糊不清。

WSD 项目的故事表明,要在以下两方面取得平衡是多么困难:既要为一项创新的影响提供足够有力的证据,让所有利益相关者满意,又不能阻碍主流实施或扼杀实验。对于复杂的创新来说,即使已经进行了多次试验,但当地实施环境的多样性可能意味着证据仍然是模糊的——在一个地区进行的小型试验的结果并不能自动告诉我们在另一个地区或在更广泛的卫生系统层面如果大规模部署创新会发生什么。

模拟和建模在这方面可以提供帮助,因为它可以帮助我们探索在这种情况下进行干预措施的有效性,并改善决策的基础(Barlow and Bayer, 2011)。

框 5.6　背景:全系统示范项目和循证政策制定

在东伦敦的纽汉姆、肯特郡和康沃尔郡开展的世界上最大的远程医疗研究中,约有 120 人的生命因这些技术而得到了挽救。当地信托机构在每位病人身上的花费也减少了 8%。

英国国家医疗服务系统预计将花费 7.5 亿英镑来安装这些系统。但它表示,在未来五年内将因此节省约 20 亿英镑。

卡梅伦先生昨天在一次关于医疗创新的演讲中说:"我们已经进行了试验,取得了巨大成功,现在我们正努力在全国范围内推广。这将给人们带来非同寻常的改变。"

资料来源:感谢 Stefanie Ettelt and Nicholas Mays(Ettelt et al.,2015)。

案例研究 5.1 在英国萨里西北部提供中级护理和远程护理的 Columba 项目

Columba 项目的概念相对简单。曾经住院的体弱老人本来可能会被直接送入住院护理机构,但他们将在自己家中得到新的护理服务包(包括远程护理)的支持。通过使用远程护理,可以降低与独立生活相关的风险。该项目将短期密集住宿康复(创新的服务要素)与远程护理(技术要素)相结合。康复部分将在一家养老院进行,养老院将建造一个拥有四张床位的独立康复病房。这样做的目的是复制家庭条件,让老年用户熟悉安装在自己家中的相同的远程医疗系统。

背景

当"智能家居"技术在 1999 年首次被提出时,研发活动相当多。世界各地的公司都在开发有助于控制家庭功能的电子设备,如供暖、照明和视听娱乐。许多国家都建立了智能家居原型和演示项目。除了为高端家庭市场开发产品外,人们还注意到高度残疾人和老年人的需求。有人认为,如果能使他们的家更容易使用,他们就可以获得更大的独立性,避免去养老院。与此同时,在英国,广泛的社会警报网络(跌倒探测器)和地方监控中心显然可以作为更先进的远程医疗网络的基础。据说,全球约有四分之一的社会警报器用户在英国——超过150万人——因此,利用这一优势将远程医疗纳入社会和医疗保健系统的潜力是显而易见的。

项目目标与合作伙伴

Columba 项目的目标是减少体弱老人入住养老院的需求,帮助解决延迟出院的问题。该项目符合医疗、社会护理政策和实践中关于为人们提供更多护理选择和提高居家独立性的重要性的论述。当地社会服务部门希望将该地区的住院病床数量减少 25%,这也在一定程度上推动了该计划的实施。据初步估计,在每年从当地急诊医院出院前往由社会服务机构资助的养老院的 100 名体弱老人中,约有四分之一适合接受 Columba 项目护理方案。

该项目的核心合作伙伴是客户(当地的国民保健服务急诊医院信托机构)、远程医疗及相关服务供应商(当地的社区医院、社会警报监控中心和设备制造商)以及资助方(当地的社会服务机构和两个国民保健服务初级保健信托机构)。

项目发展

1999 年 12 月,一组高级临床和社会服务人员开会讨论了当地老年人服务的发展问题。有几位成员对远程医疗有所了解,他们组成了一个项目指导小组,考虑如何使用远程医疗。为此,他们于 2000 年 10 月提出了一个项目建议,利用一些地方卫生当局的一些资金来促进远程医疗的发展。2001 年 2 月,任命了一名项目经理,早期的一项任务是将当地的护理团队聚集在一起。正如项目经理所说的那样,到 2001 年夏季,Columba 项目已经获得了"勉强同意"。主要的担心是增加额外的工作量和成本。

到 2001 年 10 月,修订后的项目计划已经商定。该计划建议在 2002 年 9 月之前招募第一批患者。在此期间,将在现有的养老院内设立一个拥有四张床位的康复病房。2002 年上半年,为 Columba 项目制定了服务规范和护理程序。然而,在此期间,人们逐渐意识到,要确保 Columba 项目康复中心得到实施,需要当地护理系统中更多不同利益相关者的参与。为了开发服务模式并确保其实施,必须让核心合作伙伴中的大部分人和团体都参与进来。其中包括出院协调员和护理管理者、来自社会服务和初级保健的职业治疗团队成员、当地养老院、中级护理和"出院回家"团队的管理者以及社区社会护理团队。服务使用者、其家属和非正式护理照顾者的代表也参与其中。由于 Columba 项目核心团队对老年人护理路径细节的了解明显不足,所有这些人都依次参与了项目的设计。这就放慢了项目开发的速度。

此外,在批准用于升级社会警报系统以安装远程护理传感器的开支方面也出现了延误。另一个问题是,在 Columba 项目发展的这一阶段,恰逢国家对医疗和社会保健服务进行重大改革,这就很难让利益相关者参与进来,因为他们还有其他的顾虑。随后,项目经理于 2002 年 7 月离开了团队。在秋季为业务人员组织研讨会时又出现了进一步的延误。Columba 项目最终晚了四个月才启动。然而,在为该计划物色和招募合适的患者方面遇到了严重的问题。虽然通过在当地医疗系统中设立一个专职协调员来开展跨部门工作,这些问题得到了部分解决,但 2003 年的大部分时间都花在了提高当地对 Columba 项目计划的认识上。到 2004 年 4 月,只有 22 人通过了该计划(该试点阶段结束后,该项目关闭)。

Columba 项目的创新经验

Columba 项目是在远程医疗的早期开发的,其主要参与者可借鉴的经验和知识很少。不过,它确实提供了有益的经验教训,表明设计和运营一项复杂的创新(涉及技术创新、组织变革和新服务提供模式的混合体)可能比最初设想的要难得多,这不一定是因为技术问题。Columba 项目表明,一项看似目标简单、技术相对简单的创新,在很大程度上受到了创新、当地参与者和更广泛环境之间相互作用的影响。

Columba 项目在设计之初就考虑到了扩大规模和"规范化"的问题。在从小规模试验中收集到积极的证据后,将通过未来的有机扩展来实现这一目标。但是,不可能全面推广。这有几个原因:

——在项目启动之初,人们对将远程医疗纳入现有护理系统的组织和运作复杂性认识不足。一个看似相对简单的概念——在现有的老年患者出院程序中加入简单的远程医疗技术——实际上对医疗和社会保健当局的作用和责任,以及它们之间的成本和收益分配产生了一系列无法预料的影响。

——在规划阶段,随着对远程医疗对当地影响的认识越来越清晰,除了最初的合作伙伴外,越来越多的利益相关者需要参与到项目中来。这导致试验的开发和实施被严重延误。

——项目管理者位于初级保健机构内部,在其他服务机构的利益相关者中没有权威——在规划和决策链的许多环节中,其他人都有可能否决决策。

——随着试验的进展,越来越清楚的是,来自初级医疗、急诊医疗和社会医疗服务机构的利益相关者显然对风险以及他们所认为的令人信服的收益证据持有不同的看法。这不仅意味着一些人对该项目持怀疑态度,从而减少了参与度,而且还损害了在试验完成后扩大项目规模的潜力。

Columba 项目快速发展的外部环境也造成了一些问题。地方和国家卫生政策的优先事项和目标都在不断变化。随着项目的发展,由于老年患者无法回家,释放患者"堵塞"的病床的压力越来越大。因此,Columba 项目的总体目标从旨在使老年人总体上保持独立的目标转变为旨在解决"床位堵塞"问题的狭义目标。因此,目标人群也转向了年老体弱的患者。这意味着转入该计划的患者不适合现有技术及其能力——他们太年老体弱了。患者类型的变化不仅影响了医疗和社会保健利益相关者对该技术相关风险的看法,而且患者人群的变化也意味着在试验中收集的关于成本和收益的证据是不明确的。建模工作表明,任何经济、临床或生活质量方面的好处,以及可能交付的时间都不明确,因此很难证明扩大该计划规模的决定是合理的,该计划最终被放弃了。

讨论问题

——你认为 Columba 的创新类型是什么? 参考第二章。

——从参与规划和实施 Columba 项目的不同利益相关者的角度,找出采用创新的主要障碍,并提出克服这些障碍的方法。

——合作伙伴可能采用了哪些策略来改进 Columba 项目的实施过程,并帮助扩大其规模?

资料来源:Barlow et al.(2006)。

扩大规模

"扩大规模"是一个与实施和规范化相关的概念,它更多地植根于有关全球卫生创新和资源匮乏环境下公共卫生干预措施的文献中。这一概念已成为理解发展中国家卫生服务转型路径的主要方式(Bloom and Ainsworth, 2010)。有关扩大规模的各种框架和实用指导工具书已经出版,与此相关的限制因素和机遇方面的文献也在不断增加。然而,对于这一术语在医疗保健领域的实际含义,还没有达成明确的共识;大体上可以分为以下几种情况:

——大型全球性非政府组织和其他组织寻求通过自上而下的技术活动寻求"扩大规模"的议程。

——将明显成功的小规模试点项目或试验转变为更大规模计划的过程。

——利用基层动员、授权和集体行动来扩大干预规模。

在上述第一种说法中,扩大规模主要是指"大规模地做更多的事情",增加经外部验证的标准化卫生干预措施的覆盖面,或增加扩大覆盖面所需的资源。从本质上讲,扩大规模基本上被认为是一项技术工作,遵循从最初试验到设计、实施计划及其执行的线性轨迹。这就需要在当地创造适当的条件,并确保创新尽可能地标准化。这种方法受到很多批评,因为它强加了一种蓝图模式,专注于再现完全忠于计划的干预措施,而未能解决当地情况的复杂性和不确定性。

第二种和第三种说法与上文提到规范化和实施有关,强调从试验或试点扩大到主流干预措施或计划。这项工作的开展部分是为了回应对蓝图方法的批评以及试点和试验在扩大规模方面的许多失败。可能阻碍推广工作的问题包括成本、机构设置、价值观差异或利益相关者之间关系不佳,以及缺乏对当地情况的了解和适应。由于研究的重点是过程,这部分研究强调了背景以及社会和政治因素的重要性。与其他有关创新实施的研究一样,这些研究也非常强调需要适应当地的实际情况,既要保持创新的效益、目标和标准,又要同时确保创新与用户相关,在文化上适合用户。适应性策略和学习方法被认为是非常重要的,这与丹尼斯等人2002年的关于医疗保健创新的硬核心/软外围的观点相呼应,同时也与通过利益相关者的密切参与来鼓励该倡议的所有权相一致。

拉纳姆等人在2012年撰写了两个关于成功推广和传播的案例时,借鉴了复杂性科学关于自我组织的经验,即系统中参与者之间的互动导致新的组织模式出现的过程。简而言之,复杂系统的特点是具有一定程度的不确定性,而这种不确定性无法通过更好的信息来降低,而且变化的影响是非线性的,因此组织模式是不可预测的。这对扩大创新医疗干预措施的规模提出了挑战,因为这些干预措施可能会显示出难以控制的轨迹。拉纳姆等人认为,主要依靠在利益相关者中传播信息和知识来推广创新干预措施的设计可能是无效的,需要对系统内的相互依存关系和利益相关者的意义构建能力(他们如何理解其他人对系统及其相互关系的看法)有更高的敏感度(见框5.7)。

框 5.7　概念：以复杂性科学为指导的规模扩展和传播工作的关键特征

承认不可预测性

设计

——允许根据本地环境量身定制设计。

——强调在每个干预环境中的发现。

——为多种可能的未来进行设计。

实施

——鼓励参与规模扩展和传播的利益相关者将意外视为机会。

——鼓励他们在干预过程中集体学习和适应。

认识自我组织

设计

——开发"足够好"的规模扩展和传播设计，并期望在实施初步计划并积累经验时进行修改。

——使用焦点小组征求干预设计和实施的意见。

——进行试点研究以观察本地组织模式。

实施

——注意在规模扩展和传播环境中的现有和发展中的相互依赖关系。

——促进意义构建。

促进相互依赖

设计

——承认相互依赖对于规模扩展和传播成功的重要性。

——开发评估相互依赖关系的质量和强度的方法。

实施

——加强有效的现有关系。

——在需要时培养新的关系。

鼓励意义构建

设计

——鼓励集中实验。

实施

——鼓励参与者提出问题、承认无知和处理矛盾。

——寻求不同的观点。

——提供充足的反思和对话机会。

资料来源：Lanham et al.（2012）。

从医疗技术供应商的角度看待创新采用

从技术供应商的角度看，这一切是什么样的？蒂德和贝赞特认为，传统的营销方法可能会使用创新的语言——例如"早期采用者"和"大多数采用者"——这可能足以理解如何向潜在用户推广许多产品和服务。然而，这并不能充分描述许多创新被采用的过程。来自市场营销的研究调查了影响新产品成功的因素，尽管研究的重点有所不同，但对成功的最佳标准已达成广泛共识。这些因素包括类似于埃弗里特·罗杰斯所识别的因素：清晰的产品定义和客户眼中的产品优势，以及供给方面的因素，如开发风险评估、市场和用户需求知识、项目组织和资源、执行能力、顶层管理支持和支持者的存在。

对于销售创新产品的公司来说，传播前阶段可能至关重要，但代价高昂。大规模传播之前可能会有长时间的试错和实验。从管理角度看，这是有风险的。许多公司参与创造新产品或服务的公司在广泛传播之前就已经失败了，这是小型初创公司的现实。摩尔指出的传播过程中的"鸿沟"反映了这一点，并展示了在适当的市场引入策略的重要性。这包括识别最佳潜在客户或"领先用户"，这些用户可以为随后

的客户指明方向。正如蒂德和贝赞特所说,引入新产品通常需要雄厚
的资金和长时间的投入。

　　也许在医疗保健方面尤其如此。向医院或卫生当局等医疗保健
提供者销售产品可能很困难,尤其是在涉及复杂创新产品时。公司面
临许多挑战:一个分散且复杂的采购过程,采购组织的规模和经验各
不相同,医疗保健组织倾向于关注"最低成本"而不是"最佳价值";对
于影响医疗系统不同部分的创新产品,成本和效益会因预算不同而产
生问题。与制药业相比,医疗设备公司在许多医疗系统中面临难以驾
驭的局面,市场机会相当缺乏吸引力(见创新行动 5.3)。一个常见的
问题是销售成本过高,使小型供应商望而却步。

创新行动 5.3:从供应商的角度将远程医疗引入英国

　　要确保创新产品被成功和广泛采用,技术供应商需要提供与
来自医院或其他提供机构的 NHS 采购者相关的商业案例。同
样,NHS 采购者也需要明确他们的需求,并向供应商提供正确的
信息。但这种理想化的图景往往与 NHS 的现实不符,因为:

　　——NHS 的分权性质意味着销售新技术的公司经常面对一
个分散的市场。各个 NHS 组织有很大的自由决定他们自己评估
技术商业案例的方法和要求。一个特定技术的商业案例可能满
足一个 NHS 信托机构的要求,但不满足另一个。这对供应商来
说是令人困惑的,他们通常很少得到如何最好地满足要求的
指导。

　　——为了能够做出明确的投资案例,卫生当局需要有关成
果、物有所值和对患者体验影响的信息,但他们通常缺乏识别和
比较不同选项的技能和资源。另一方面,希望销售技术创新的公
司,尤其是那些生产新医疗设备的公司,往往规模较小,也缺乏进
行必要的经济建模的技能和资源。

远程保健(远程医疗/远程护理)示例很好地说明了这一点。尽管自 20 世纪 70 年代以来已有技术开发的历史,并存在以"社区警报"(为老年人佩戴的挂件和跌倒探测器)为基本的基础设施,但远程保健行业的公司抱怨在英国很难取得进展。正如蒂德和贝赞特(2014)所描述的那样,"传播前阶段"一直漫长而艰难。

政府资助的"全系统示范者"项目旨在通过世界上最大的远程保健技术随机对照试验收集必要的证据,以刺激后期的采用,到该计划实施时,许多供应商感到市场陷入了恶性循环。需求不确定性导致 NHS 不愿进行投资;这意味着供应商不愿进一步对他们的产品开发进行投资。

供应商特别担心 NHS 采购过程的分散性,他们认为这使得他们难以谈判和交付重大项目。需求侧的分散意味着医疗和社会保健提供者没有足够强的市场力量。供应商还认为,NHS 组织通常缺乏成为"聪明采购者"的组织能力和实力,对他们自己的需求缺乏清晰的理解,也无法采取一致的方法来采购新技术。在分散的 NHS 中保持与采购者的合作关系被认为是成本高昂且无回报的。

但供应方面也存在问题。首先,NHS 采购者担心远程保健产品的不成熟;从他们的角度看,市场显得复杂且不稳定,由于设备互操作性问题,存在"技术锁定"的风险。其次,远程保健供应行业相对规模较小且分散。2009 年,该行业由大约 47 家公司组成,销售额超过 5.5 亿英镑。英国最大的远程保健供应商的营业额仅为 1.9 亿英镑。没有一个参与者拥有提供一体化远程保健服务的所有能力,因此需要合作伙伴将解决方案推向市场,但公司难以找到合适的合作伙伴和商业模式——远程保健价值链的各个组成部分如何组合在一起以及如何创造和传递价值。这与远程保健经济利益的模糊证据有关,这使得很难准确确定成本和利益在哪里。难以准确确定远程保健能节省多少成本——例如，将减少的住院天数或急诊入院人数转化为医院或初级保健组织的实际节约——使得生产该技术的公司难以准确为他们的产品定价。远程保健系统对社会服务部门、医院或全科医生的价值是多少？产品或服务应收取多少费用？

资料来源：Barlow et al.（2012）。

框5.8　背景：医疗保健领域中的研究成果转化差距

2006年英国NHS创新的Cooksey报告（Cooksey，2006）确定了将医疗研究成果转化为NHS实践中存在的两个显著差距：将基本和临床研究的想法转化为新产品和方法的开发（第一个转化差距），以及将新产品和方法实施到临床实践中（第二个转化差距）。报告发现，支持研究转化的资助安排缺乏连贯性和全面性，也没有很好地发挥作用。它指出了一系列限制研究转化的NHS文化和经济问题，包括对新想法和技术的保守态度，缺乏针对新技术（特别是由较小的医疗技术公司开发的技术）的标准采购途径，以及管理者倾向于将创新主要视为成本压力，而不考虑其长期效率提升的潜力。

支持采用和传播

长期以来，及时有效地实施循证实践（无论是否具有创新性）一直是政府、医疗保健提供者、临床医生和技术供应商面临的挑战。从进行研究到被采用和使用之间的时间差可能很大。研究人员估计，从新知识被发现到一半医生开始行动之间的时间约为15到17年（Balas and Boren，2000）。这被称为"第二次转化差距"（Cooksey，2006），即将新产品和方法实施到医疗实践中的障碍。因此，提升医疗保健机构吸收、再创造和利用与技术与其他创新相关的知识的能力成为目标（Davis et al.，2003；Savory，2009b；Savory and Fortune，2013）。这背后的原因是人们对医疗机构吸收新创新和实践的能力有限的担忧，因为缺乏正确的质量和数量的证据，以及解释它所需的技能和资源。

这里有两个重要因素。首先，正如梅纳德（2007）所描述的那样，证据的供应可能会被劣质科学或薄弱的同行评审、咨询公司、患者游说团体和其他并不一定公正的专家的破坏。其次，即使证据的生产和质量得到改善，研究需求方也存在问题。临床医生、政客、政策制定者和其他利益相关者在评估证据方面的能力有限，而迅速采取行动的政治必要性可能会压倒对目标、循证干预的设计、试点和评估，以及实施（或不实施）等问题的更仔细考虑。此外，还有一系列其他需求方面的障碍也会阻止医疗保健提供者利用研究成果（Savory and Fortune，2013）：

——医生、护士和管理者等研究用户所需的价值观、技能和意识，以理解和评估研究。

——组织内研究用户和其他利益相关者对创新的开放程度，以及他们实施创新的权力有多大。

——特定创新背后的研究质量以及如何有效进行沟通。

简而言之，研究用户对创新的理解能力如何？以及研究证据有多好？

知识管理、知识动员还是知识转化？

一些卫生系统正在努力寻找更好的方法来解决这些需求方问题。这些方法在很大程度上借鉴了主流管理研究中对"知识管理"的兴趣（Lavis et al.，2003；Williams and Dickinson，2010）。"知识管理"有几种定义，也使用了其他术语，如知识转移、知识转化和知识动员。从广义上讲，总体概念是关于在一个组织内能够最好地支持知识创造、共享和使用的环境（Turner et al.，2002）。在医疗保健领域中常用的定义是加拿大卫生研究院(CIHR,2015)提出的。

"……一个动态和迭代的过程,包括知识的综合、传播、交换和伦理应用,以改善加拿大人的健康,提供更有效的卫生服务和产品,并加强卫生系统。"(CIHR,2015)

"知识转化"的前提是,提升医疗人员及其组织利用新知识的能力非常重要。假设知识可以被翻译或交换(Berwick,2002),并且翻译是可以被管理的。实际上,知识转化很少——如果有的话——是一个理性和线性的过程。许多人认为知识不是简单地被同化,而是在特定的背景下被解释,由各方之间的互动和他们就知识的共同含义进行协商的方式所塑造(Greenhalgh et al.,2004a,2004b).因此,将证据转化为实践不是从个人对特定研究或特定创新的反应来看的,而是涉及许多因素之间的相互作用,包括参与者和背景.因此,在实践中,知识转化可能是一个有争议的过程,在这个过程中,个人围绕证据的模糊性进行协商,达成共识并采取相应行动(Williams,2007)。部分出于这个原因,一些研究人员更喜欢使用"知识动员"一词,以传达一个更广泛、更松散的观点,而不传达"管理"和线性的隐含假设(Crilly et al.,2013)。

在医疗保健中进行知识动员(或知识转化)的不同观点和各种情况意味着没有推荐的"一个适合所有"的方法(Grimshaw et al.,2004;Haines et al.,2004)。但有些机制可以帮助加强知识的动员和吸收。我们知道知识经常在医疗系统内的专业和组织边界上"粘滞"(Ferlie et al.,2010)。研究表明,具有正确技能和中介能力的"边界桥接"机制是必要的,以创造更多的流动性并克服知识的粘滞性(Wenger,2000)。采取改善个人、团队、部门或组织之间关系和联系的行动可以在这里有所帮助。在英国,已经建立了"应用健康研究和护理领导合作"来提供帮助(CLAHRCs)。这些地方卫生系统的合作旨在实现创新和循证最佳实践。CLAHRCs采用了不同的方法来实现知识转化和动员方法。其中一个项目从启动之日起进行了五年的研究,其结果表明这种方法很明显必须是灵活的,并根据本地医疗和社会护理工作人员参与各种知识动员活动的方式而不断发展(见创新行动 5.4)。

创新行动 5.4:CLAHRCs 作为学习型组织

作为支持知识转化的新组织模型,CLAHRCs 本身也在探索最佳方法方面进行不断地创新和学习。对一个 CLAHRC 的详细研究显示,它需要在知识动员方面采用灵活的方法,因为其组织结构和与本地医疗社区的关系不断发展。最初,CLAHRC 的高级管理层实施了一种"推动"知识转化的模式,这是由上而下的领导和与知识转化活动相关的相当严格的绩效管理制度驱动的,尽管这种方法帮助管理团队开发了衡量知识转化活动的技术基础设施,但负责具体创新项目的人员和更广泛的医疗工作人员认为这种方法过于繁重。因此,有必要采取一种促进共同责任和在临床医生中建立地方领导力的模式,重点放在自我反思和知识需求拉动("我需要知道什么?")以及工作人员之间的知识和学习交流上。CLAHRC 的高级管理团队重新制定了他们的方法,更加强调培养临床医生的领导改进能力,并容纳更多的经验性、协作性的知识。给予本地项目的临床负责人更多的裁量权和支持,从而形成了一个更成功的知识转化模式。

资料来源:Spyridonidis et al. (2015)。

关于个体和组织行为者之间的联系类型的研究——强而正式的与弱而非正式的,以及知识动员或转化成功,已经有很多论述。研究表明,强联系对于传递复杂知识更有效,而弱联系对于传递简单形式的知识更有效(Hansen, 1999;Henderson and Clark, 1990)。网络形式的组织可能更能够加速组织学习和知识传播(Ferlie et al.,2010),但知识转化在医疗保健领域中仍然是一个问题,这正是因为网

络的复杂性以及在整体医疗系统中多个利益相关者、网络和孤岛之间存在多重联系和边界。医疗保健领域中存在各种形式的知识网络（Currie et al.，2011）：

——组织间伙伴关系，将公共、私人和第三部门组织聚集在一起，利用资源和专业知识的协同作用和规模经济，实现互利共赢。

——正式的管理网络，如癌症护理、心脏病学和其他一些专科领域中创建的网络，以审查绩效、考虑创新证据、传播知识和推动实践的变革。

——专业网络，也基于临床专科，通过帮助验证与创新相关的新知识，在关键利益相关者之间达成采用创新所需的共识，这些网络可以作为一个论坛，让成员为自己的工作赢得尊重，并能影响其他成员的行为（Menchik 和 Meltzer，2010），成为"塑造者和安静的系统架构师"（Ferlie et al.，2011）。

然而，在使用网络促进知识共享和刺激创新传播方面也可能存在问题（Ferlie et al.，2010）：

——它们可能失去焦点或变成"空谈俱乐部"。

——它们可能被精英专业群体主导，与推动特定方法和推动采用特定创新的关键意见领袖联系在一起。相反，专业网络可能会抵制变革和创新。这种网络内部强烈的内向联系也可能抑制更广泛的知识搜索（Henderson and Clark，1990）。

——资源不足或缺乏熟练的管理可能会使网络无效；人际关系松散的网络可能以较低的成本得以维持，但由于接触不频繁，其知识转化能力较弱。

——一些网络的正式构成，如英国癌症网络，其在协调临床服务方面的作用使它们比非正式网络更具政治责任感，从而有可能存在过度监管的危险，损害了精力和创造力（Addicott et al.，2007）。

"实践社区"是另一种类型的网络。这些社区围绕特定兴趣领域发展（或有意创建），使其成员——拥有相似角色或从事类似工作的成员——能够分享显性和隐性知识（Brown and Duguid，1991；Wenger，1998）。与管理或专业网络不同，其较松散和非正式的结构使其能够跨越专业隔阂和组织边界。在医疗保健领域中，这很重要，因为创建和验证知识的方式在全科医生、护士和外科医生等专业群体之间有所不同，因此实践社区可以潜在地打破它们在认识论上的差异（Ferlie et al.，2010）。

框 5.9　背景：英国国家医疗服务系统支持采用和推广创新的 25 年历程

自 21 世纪初以来，英国已制定了一套更严格、更系统的方法，以促进创新和最佳做法在其医疗保健系统中的采用和推广。政策重点逐渐从创新"推动"（支持研发和技术开发）转向创新"拉动"（刺激医疗服务机构的需求）。在库克西报告（2006）发表的同时，《国家医疗服务体系下一阶段审查报告》重申了技术创新对国家医疗服务体系的重要性，并提出了实现技术创新的愿望和地区计划，包括战略医疗当局促进创新的法律责任（卫生部，2008 年）。促进采用和传播创新与研究证据的新组织载体已经到位，特别是 15 个基于地方的学术医疗科学网络（AHSN）和 13 个应用医疗研究与护理领导力合作组织（CLAHRC）。此外，还有六个学术医疗科学中心，负责处理创新管道中的早期阶段。

所有这些机构都旨在弥合研究与实践之间的差距，并支持采用和推广新的医疗服务的方法。它们通过协调当地医疗生态系统中的利益相关者来实现这一目标，这些利益相关者包括创新公司、大学、NHS 信托机构以及其他提供医疗服务的机构。AHSNs 和 CLAHRCs 的一项重要职能是通过确保优化知识流动，并在医疗保健提供者和委托者中营造将知识应用于实践的氛围，从而为创新提供动力。

AHSNs 支持知识交流网络，以促进创新的早期采用，并协调一项计划，通过资助小型企业研究计划等竞赛，将卫生部门面临的主要挑战与行业的创新想法联系起来。从根本上说，AHSNs 是跨越传统边界连接当地卫生生态系统不同部分的整合者。

CLAHRCs 的重点主要是将创新和新的循证实践付诸实施。这些研究中心是大学与周边 NHS 机构之间的合作伙伴关系，旨在通过解决库克西报告中指出的"第二次转化差距"（见框 5.8）来改善患者的治疗效果。每个 CLAHRC 的侧重点略有不同——有些更侧重于应用医疗研究，有些则侧重于将改进科学应用于医疗保健服务。CLAHRC 方法的一个重要部分是将研究作为主要医疗保健人员职责的一部分，给予他们必要的时间和支持，并确保他们在不同层面与广泛的利益相关者接触（NHS Confederation, 2012; Currie et al. , 2013）。

经过十多年的改革，无论是对更广泛的 NHS 的结构，还是对旨在支持创新的组织和倡议的格局，现在都形成了一种复杂的机构和资助计划模式。这些机构和计划为创新过程的各个阶段提供支持，从资助基础研究的各种国家研究委员会到旨在支持采用和推广的 AHSN 和 CLAHRC。因此，医疗保健创新的格局已被全面描绘，但有人抱怨这一格局仍然难以驾驭（Barlow, 2015）。不仅有许多潜在的支持来源，还有二十多个机构或资助计划支持医疗保健创新，而 AHNS、CLAHRC 和 AHSC 所占据的领域在某种程度上是重叠的。2014 年 10 月，英格兰 NHS 发布了一份关于其所面临挑战的"五年展望"，强调了提高医疗系统生产力的必要性。与此同时，还宣布了两项关于国家医疗创新的进一步审查，其中一项旨在确保参与医疗创新的各种组织具有明确而简单的目的。

资料来源：Barlow（2015）。

通过财务措施激励创新——偿还创新成本，按绩效支付

简单分享有关新研究和创新的知识并不意味着它会被采用并使用于日常实践中。医疗保健创新的经济性在很大程度上影响了潜在采用者实际采用的可能性。简而言之，我们看到创新的成本和效益经常会因为初级、次级和社会医疗系统的组织分散而脱节。在大多数发达国家，它们在财务上基本上是自主的，拥有自己的预算区块。与大型复杂创新相关的成本、风险和收益可能会在医疗系统中不均匀地分布，并且可能会产生违反直觉的效应，例如通过远程医疗等创新方法减少住院老人对医院床位的需求，却被更昂贵的选择性手术患者的数量增加所抵消。

另一个问题是，一些创新的效益可能需要很长时间才能实现——远远超出典型医疗组织的年度预算周期。随着时间的推移，创新可能会为医疗提供者（或整个社会）节约成本，但其实施的短期成本可能很高。这些费用往往是医疗系统的支付方无法承担的——一个常见问题是"双重运行"，即在引入创新的新医疗服务时产生了额外成本，因为现有服务无法立即撤销。

许多欧洲国家使用基于诊断相关组（DRG）支付系统，通过较高的报销水平来克服医疗提供者不愿采用可能伴随较高成本的创新技术的问题。当德国引入全面的 DRG 系统时，认识到强调提高生产力可能会阻碍医疗提供者采用新医疗设备、药物或程序的意愿。根据德国医疗系统所涉及的不同部分，对创新的引进和报销适用不同的规则。总体上，该系统包括接受新技术使用的申请（"Nu-B"批准）、与法定医疗保险提供者就额外付款达成协议，然后将该程序与任何补充付款一起纳入关税。

创新行动 5.5：医疗程序报销制度如何对医疗
创新的采用造成问题

　　长期以来，医疗提供者的报销制度被视为英国引入创新新方法的障碍。许多人认为有必要改变 NHS 内的激励结构，以影响创新方法的采用。其中一个问题是，创新在实施初期往往伴随着更高的成本——可能是由于需要培训或在引入新服务模式时需要同时运行旧服务模式——这些成本并未被考虑在内。另一个被认为是创新障碍的问题是，采用一项提高效率的创新可能导致财务问题，例如减少医院或其他医疗提供者的可报销活动。然而，提供服务的准确成本信息不准确也意味着创新的财务影响通常不清楚——糟糕的成本数据使得 NHS 信托难以识别潜在的节约，使他们更没有理由放弃过时做法和采用新做法。我们将在案例研究 5.2——肾脏护理的创新中探讨这方面的问题。

　　20 世纪的报销制度有了各种改革，特定程序的关税有了调整，以反映因实施新方法而增加的成本。此外，还引入了几种形式的财务激励措施，以推动质量、安全和效率的提高，从而产生激励创新思维产生连锁效应：

　　——在初级保健部门，质量和结果框架（QOF）引入了一种支付全科医生执业收入比例的激励系统。

　　——在二级保健中，之前的整笔合同制度被按结果支付所取代，这是一种基于活动的支付系统（Payment by Results），其关税基于当前实践下的一组程序的平均成本。

　　——此外，还引入了最佳实践关税（Best Practice Tariff），通过支付更高的关税价格来奖励在选定临床领域提高生产力和质量的提供者。

　　——2009 年引入了质量与创新委员会（以下简称 CQUIN）计划。负责地方医疗保健服务规划和采购的机构，临床委员会小组（CCG），在制定每个地方医疗提供者的 CQUIN 目标方面发挥积极作用。提供者年度收入的一部分取决于是否达到商定的目标。大多数这些目标是由 CCG 本地商定的，但也有一些关于安全性、有效性、患者体验和创新的国家性和地区性的目标。

人们对按成果付费和最佳实践关税的使用提出了担忧，特别是对关税所依据的成本信息质量的担忧。对 CQUIN 成功的评估表明其效果参差不齐。虽然委员会和提供者已经得到了帮助，确定了当地的质量改进需求和优先次序，但对质量的影响很小。除其他问题外，CQUIN 目标的短期性被认为限制了医院信托机构投资于改善绩效措施的积极性。

资料来源：Abma et al.（2014）。

在英国，NHS 关税制度奖励提高生产力的提供者，并鼓励他们对成本进行更严格的控制。它还使卫生部有机会通过支付更高的关税价格——最佳实践关税（BPT）来激励创新（见创新行动 5.5）。在各种临床领域都有最佳实践关税，包括急性中风护理、全髋关节和膝关节置换，以及肾脏护理，如案例研究 5.2 所述。

按绩效支付和基于结果的支付

人们广泛认为，支付机制可能会抑制高质量医疗保健的成本效益，因为对患者进行失败程序的报销和成功程序的报销可能是一样的。人们对基于结果的付费方式（"按绩效支付"）的兴趣日益增加，这种付费方式与患者的治疗效果以及其他质量、生产率或有效性指标挂钩。通过将注意力集中在这些绩效衡量标准上，医疗服务提供者应反过来寻求并采用循证创新和最佳实践，或自行开发新方法。由于在获得令人满意的证据之前，新技术创新的批准不会被推迟，因此采用的速度会加快。除了让患者更早地获得可能有益的医疗保健技术外，这些计划还会改变制造商的激励模式,向明确奖励健康结果的模式转变(Garrison et al., 2013; Carlson et al., 2011)。

总体上,按绩效支付和基于结果的支付模式将目标与医疗提供者的收入联系起来,通过财务奖励或处罚来实现。其论点是,如果医疗服务提供者相信其收入的一部分处于风险中,那么他们的行为可能会受到影响。这需要医疗服务提供者系统中的所有利益相关者都清楚支付者和采购者的期望,以及如何使付款与期望相一致。"综合医疗"的出现被广泛认为是面临成本上升和需求增加的医疗系统的出路,它激发了人们对激励医疗服务提供者提高绩效的最佳方法的兴趣。综合医疗的主要特征之一是采用包含财政激励和风险回报共享机制的支付系统。

对按绩效支付激励措施有效性的研究表明,证据并不确定(Lagarde et al., 2014; Health Affairs, 2012)。这部分是因为按绩效支付模型的设计多种多样,使得它们难以比较。质量测量的类别通常包括:

——过程:已证明有助于积极健康结果的活动。

——结果:医疗服务对患者的影响。越来越多的结果测量指标还包括成本节约。

——患者体验:患者对所接受医疗质量的看法。

——结构:与治疗中使用的设施、人员和设备相关的因素。

结果测量的使用具有争议性,因为结果可能受与提供的治疗无关且超出提供者控制的社会和临床因素的影响,并且超出了提供者的控制范围。然而,在美国,按绩效付费已受到政策制定者、私人和付费者的青睐。2010 年《患者保护与平价医疗法案》扩大了其在医疗保险中的使用范围,并鼓励进行试验,以确定哪种绩效付费设计最为有效。其中最著名的是"顶级医院质量激励示范项目",该项目探讨了财政奖励在多大程度上提高了为患有某些长期疾病的医疗保险患者提供的医疗质量。

社会影响债券(以下简称 SIB)是另一种按绩效付费的合同形式,旨在为创新的公共服务提供资金。目前正在进行各种试验,利用 SIB 来解决复杂的社会和健康问题,例如照顾患有多种长期疾病的体弱老年人、街头无家可归者和青少年犯罪问题。在美国,一些预防性医疗保健服务(Crowley, 2014; Fairfax-Clay, 2013; Trupin et al., 2014)也使用了 SIB。社会影响债券涉及一份合同,为医疗和社会护理或其他服务的公共部门委托人与优先或第三部门(即志愿或慈善)组织之间的创新干预措施提供资金。投资者承担建立干预措施所需的前期成本,这些干预措施由服务提供者提供;如果达到预期的成果,委托方承诺支付奖励。

关于使用 SIB 的研究很有限,对其影响和推广的难易程度也没有达成共识。然而,它们促进创新的潜力受到了政策制定者、共同使命者和服务提供者的青睐;他们认为,传统的资金流(如赠款或整笔合同)导致计划过于注重短期、狭隘和过程性的成功衡量标准。例如,SIB 下的绩效支付安排被认为是一种激励服务提供者的方式,这些干预措施旨在通过基于结果的长期成功衡量来促进预防行为。

框 5.10　背景:激励综合保健计划的创新和变革

综合保健的主要特点之一是采用包含财政激励和风险回报分担机制的支付系统,以鼓励改善绩效和创新的行为。然而,在如何定义和应用"集成"方面却存在很大差异。这就很难比较不同计划的基本流程所产生的影响。不过,综合保健模式的一个共同点是使用一种包含财政激励和某种形式的风险奖励分担机制的支付系统。

综合保健中的财政激励措施已被用于实现特定目标,如过程和结果目标,或采用循证创新或最佳临床实践指南。大多数激励和支付系统都以医疗保健服务提供者为重点,但也有一些以医疗保险机构和患者为目标。针对医疗保健服务提供者的计划包括英国的"质量与结果框架"(QOF)系统(见创新行动5.5)、德国的Gesundes Kinzigtal和加拿大安大略省的家庭保健团队。

Gesundes Kinzigtal 是2005年在德国西南部地区推出的一个以人口为基础的综合保健系统。它涵盖约20项针对特定病症的预防和健康促进计划。对于那些被认为对提高保健质量具有重要意义,但不在正常报销范围内的服务,当地医疗保健服务提供者可获得额外的绩效薪酬。此外,还有一个基于绩效改善程度的利润分享机制,以及防止挑选风险最小的患者加入该计划的保障措施。据说,Gesundes Kinzigtal 的模式带来的好处包括降低了发病率和死亡率,减少了住院和入住疗养院的人数,与对照组患者相比,发病率调整后的效率提高了总成本的16%。

在加拿大安大略省,2005年成立了家庭保健团队,为医生管理慢性病提供财政激励。到2012年,已建立了约200个家庭保健团队,为280万名患者提供服务。其中近一半由医生领导。这种模式使初级保健提供者能够与其他专科医生合作,采用的资助模式包括为实现预防性保健目标发放奖金,以及为扩大服务范围支付报酬。以前没有家庭医生而现在加入家庭医生队伍的人数急剧增加,但目前还不清楚这在多大程度上是由于引入了家庭医生制度。此外,还有人对整个计划的成本和大量的组织模式提出质疑,每种模式都有自己不同的支付结构。

资料来源:部分参考 Bienkowska-Gibbs (2013), Curry and Ham (2010), Llano (2013), Singer et al. (2011)。

案例研究5.2　肾脏治疗的经济激励措施

在英国,不同形式的肾透析(急性透析和儿科透析除外)都是按照

"按效果付费"计划的收费标准付费的。与通过隧道式血管导管接受透析的患者相比,通过动静脉瘘管或移植管接受中心内透析的患者,医院可获得更高的"最佳做法"报酬,因为使用动静脉瘘管或移植管的患者并发症较少。使用首选方法进行中心内血液透析的患者达到预定比例的医院对其所有中心血液透析患者收取更高的费用。

随后,在患者家中进行的血液透析(家庭血液透析,以下简称HHD)有了自己的收费标准,按周支付,金额与三次针对房内瘘或移植物的中心透析相同。这使得家庭血液透析和中心内瘘管透析的每周收入相同。自2010年以来,还制定了多个CQUIN目标(见创新行动5.5),这些目标与当地协商的家庭治疗(血液透析和腹膜透析)患者比例有关。CQUIN在肾脏护理方面的其他目标是缩短患者从开始透析到转诊接受移植手术之间的时间。

家庭血液透析的收费标准应作为对医院的一种激励,因为它与其他疗法(中心内血液透析)的收费标准相同,但被认为更便宜。最佳实践关税应作为一种激励,因为通过动静脉瘘管或移植物进行透析的费用更高,而且比其他疗法(通过导管透析)更便宜;CQUIN也是一种激励,因为当接受家庭治疗的患者达到一定比例时,它将提供一笔额外的(相对较少的)资金。

在实践中,它们运作的激励措施及其运作机制的效果并不明显。研究表明,在引入家庭治疗的CQUIN后,医院中接受血液透析治疗的患者比例在统计学上有了显著提高。然而,一些肾透析中心担心需要时间来平衡中心内透析和血液透析的净收入,因此他们不认为血液透析的关税是一种激励措施。此外,他们还担心接受血液透析患者的流动及其对成本的不利影响,因为当患者不再接受该计划时,用于培训和安排患者的前期投资就会受到损失。为了克服在实现短期目标方面缺乏投资动力的问题,一些委托方因此协商了一个多年期的家庭治疗CQUIN目标,目标的百分比逐年增加。更重要的是,一些肾脏中心并不清楚家庭透析收费标准是否具有激励作用,因为他们对自己提供的不同透析形式的成本了解非常有限。

另一方面,CQUIN 目标被视为增加接受血液透析的患者数量的一种鼓励。尽管这笔费用只占肾脏科收入的很小一部分,但它为本年度提供了一笔非常明显的额外收入。这笔额外收入似乎超过了血液透析成本的不确定性。血管通路的最佳实践关税也被认为是一个明显的激励措施,因为使用动静脉瘘或移植物进行透析可以获得更高的费用,而且是一种更便宜的长期血管通路选择。然而,肾单位也担心CQUIN 模式可能会产生不利影响。例如,他们可能会因为少数患者拒绝接受血液透析或动静脉瘘或移植手术而在经济上受到"惩罚",一些患者可能会因为医院收取更高的费用而被迫接受瘘管手术。不过,这些问题可以通过确保将患者的知情选择作为达到 CQUIN 目标的一项指标来解决。

供讨论的问题:

——可以制定哪些方法来替代 HHD 的采用? 这些方法有何利弊?

——"自上而下"地要求医院提供更多的血液透析服务是否会取得更好的效果?

——已经提供中心内透析项目的医院在寻求引入血液透析项目时可能会面临哪些困难? 如何解决这些问题?

资料来源:Abma et al.(2014)。

按绩效付费获取药物

制药业也开始尝试"按绩效付费"计划,而不仅仅是"根据结果来支付药费"(Towse et al.,2012)。争论的焦点是,医疗保健支付方希望知道他们的钱花得物有所值,并能为患者带来其他好处。然而,制药公司并不愿意接受不能反映其研发创新药物的投资对患者、医疗系统和整体经济价值的价格。为药物所带来的疗效付费可能会"平衡各方利益"——支付方知道他们获得了价值；制药公司获得了回报，从而激励他们继续创新。这就需要支付方与制药公司达成协议，根据药物在试验或实际环境中的未来表现来确定价格水平和/或收益。这意味着存在一定程度的风险分担，即交易的一方——制药公司对自己的说法有足够的信心，即它可以根据日后观察到的表现接受奖励或惩罚。然而，按绩效付费方案的一个弱点是，需要商定和执行明确的健康结果衡量标准和监测病人的机制，以及对不遵守协议的惩罚措施。

目前正在尝试以价值为基础的定价模式（见框 5.4）。这些模式结合了以绩效为基础的报销（即分担新药研发风险）和更广泛的成本效益衡量标准（Sussex et al.，2013）。基于价值的定价模式可能会影响制药公司在研发战略方面的行为，瑞典的一些证据表明，这些模式加快了新药和罕见药的采用（Persson et al.，2010；Persson，2012）。

使用"证据开发覆盖"是另一种分担开发和采用新药及其他一些技术风险的工具。在引进创新医疗产品时，现有的证据水平往往存在不确定性，因此很难确定适当的报销水平。证据开发覆盖为创新产品提供了临时资金，同时产生了更多证据，证明其在更广泛人群中的有效性（Hutton 等人，2007 年）。因此，医疗保健决策者能够以受控的方式提供创新产品，确定能够支持更广泛采用所需的证据类型和水平。

证据开发方法的覆盖范围有很大差异（见框 5.11），一些国家也采取了一些协调措施（Garrison 等人，2013 年），同时对计划的设计也存在担忧（Garber 等人，2014 年）。其中一个问题是，在进行价格审查和决定覆盖范围之前，创新产品的上市后试验应进行多长时间。等待一个漫长的（也许是 10 年）临床试验的结果将延误患者获得治疗，这是不可接受的，对制造商来说也是不可接受的。但考虑到另一种选择是在新药上市前通过更全面、更昂贵的试验收集科学数据，覆盖证据开发确实提供了一种方法，可以处理新药在常规临床实践中预期价值的不确定性，并加快采用速度。

框 5.11　背景：循证医学发展计划的覆盖范围

目前，许多国家已经采用了证据发展覆盖（以下简称 CED）系统。澳大利亚于 2011 年推出了一项定价风险分担计划（"管理准入计划"），该计划的基础是在获得更具成本效益的确凿证据之前，根据现有证据水平合理确定药品上市价格（Wonder et al.，2012；Vitry and Roughead，2014）。一些欧洲国家已经采用了 CED 计划，尽管在运作方式上存在差异。Martellia 和 van den Brink 在 2014 年的一项研究对法国、德国和英国进行了比较：

——自 2010 年起，法国开始运行一个系统，有条件地全额支付某些创新设备、服务或干预措施的费用，这些设备、服务或干预措施看起来很有前景，但没有足够的临床效益数据。由卫生部而不是制造商启动 CED 程序，并确定具体研究的参数，如涉及的患者人数、使用条件、资助期限和试验地点。如果创新成果被推荐纳入 DRG 系统的覆盖范围，则为试验提供全额资金支持，制造商无需退款。

——德国于 2012 年引入了 CED 计划。这是由于认识到需要在 DRG 系统内建立一个支持创新的机制，该机制尤其侧重于提高生产率。创新产品可获得补充资金，获批产品随后将受到监督，以确保其具有成本效益。与法国不同的是，生产商启动程序，最多只能获得一半的评估成本，如果设备费用最终获得报销，生产商必须退还这笔成本。德国的方法还强调新的诊断和治疗方法，而不是设备本身。

——在英国，国家健康与临床优化研究所（以下简称 NICE）自 1999 年以来一直采用一种在证据发展的背景下推荐使用新药、新程序或新设备的系统。这要么是基于"仅在研究"（以下简称 OIR），要么是基于"研究批准"（以下简称 AWR）。为了加快决策速度，NICE 还引入了"单一技术评估"（以下简称 STA）程序，旨在评估具有特定适应症的单一产品。自引入 STA 程序以来，OIR/AWR 的建议已有所下降。

这三个国家都规定了所需证据的性质，但没有规定应如何设计研究。不过，与德国和法国的系统不同，NICE 并不建议为额外的研究提高资金——这可以由制造商或国家医疗研究所等机构负责。

通过公私合作（PPP）模式激励创新

自 20 世纪 90 年代以来，PPP 在医疗保健领域的应用日益增多，尤其是在提供医疗保健基础设施方面。一些国家最初开发这种模式是为了比传统的公共筹资模式更快地更新过时的设施。PPP 也被视为确保设施在使用期内得到充分维护的一种方式（Barlow and Köberle-Gaiser，2009）。最近，医疗保健公私合作关系已从基础设施，有时是维修和餐饮等非临床服务，扩展到临床服务。有观点认为，"捆绑"当地医疗服务的所有方面意味着参与各方的利益更加紧密地结合在一起。这样一来，创新思维就会受到鼓励，因为尝试新想法的风险、成本和收益都属于同一个合同实体，即 PPP 财团。目前，PPP 有多种不同的组合，取决于合同中各种服务和设施的捆绑程度（Barlow et al.，2013）。在不同模式的 PPP 中，风险管理、融资和支付机制的结构会有很大不同。众所周知的例子包括西班牙的 Alzira 计划和芬兰的 Coxa 医院（见框 5.12）。

> **框 5.12　背景：推动绩效变化和创新的新型 PPP 模式**
>
> 芬兰尝试了一种特许经营模式。坦佩雷的 Coxa 医院将现有的选择性骨科服务整合到一家新医院中。PPP 模式最初由一家私营公司、当地大学医院和负责购买医疗服务的当地市政府共同

参与。经过重组后,现在所有股东都来自公共部门,即当地市政府。该项目是在芬兰国内对关节置换手术需求不断增长、临床效果不理想以及缺乏成本控制等问题感到担忧的情况下开发的。将专业化(只专注于关节置换手术)与流程创新相结合,尤其是在手术流程中引入"精益思维",有望帮助提高质量和降低成本。

Coxa 由一个包含临床和非临床服务的 PPP 模式以及新的实体基础设施组成,本质上是一个"医院中的医院"。放射科、药学和实验室服务以及骨科培训均外包给合作大学医院。在基础设施设计方面,Coxa 采用了灵活的模式——"热楼层"(核心临床活动)加上"酒店"(住宿)和"后台办公室"。组织文化和结构也有了新思路,更加注重奖励绩效,并将临床医生纳入大学,以鼓励研究。

芬兰的例子通过 PPP 模式提供主要以医院为基础的服务。另一种模式涉及全民服务提供,即由一家私营公司利用自身设施为某一地区提供医院服务和初级保健服务。一个著名的例子是西班牙巴伦西亚地区的 La Ribera。它将捆绑服务的理念延伸到了医院之外,并在多个方面进行了创新。La Ribera 采用的是"按人头付费"模式,即地区卫生当局为单一地区的每名居民支付标准费用。支付额度的设定使公共财政的成本低于纯公共部门或其他可比地区的成本。这样做的目的是鼓励在如何提供服务方面的创新思维。合同条款不鼓励财团降低向其服务范围内的人口提供服务的数量或质量,因为病人到特许区外就医所产生的费用由 La Ribera 支付。此外,为非服务区病人提供医疗服务的积极性也受到抑制。

资料来源:Barlow et al. (2013)。

　　PPP 成功与否的一个重要影响因素是处理风险的方式。理论上，在透明度和风险分配方面加强纪律理论上应该能减少各方的财务的不确定性，从而可能有利于创新活动。PPP 中的医疗保健服务提供者一方承担着法规或政策变化或医疗服务需求下降带来的风险，在项目的初始规划阶段，应促使其注重基础设施的灵活性和适应性。对于供应方——建筑和设施管理公司而言，要关注的是如何最大限度地减少因有形资产管理不善或无法收回的维护和运营成本的意外膨胀而造成的财务和声誉损失。因此，双方都应在项目中注入一定程度的创新设计和施工思维，以应对在合同期内医疗服务方面发生的不可避免的变化。然而，在英国，作为将 PPP 用于医疗基础设施的先驱，这一理论在实践中并未得到证实，至少在最初的项目浪潮中是如此（Barlow and Köberle-Gaiser，2009）。虽然人们意识到未来需求的变化会给医院带来财务风险，并对医院设施的适应性和灵活性的需求有所担忧，但政府和 NHS 都希望尽可能将风险从公共部门转移出去，这意味着建筑公司和资金提供者对提出创新但未经尝试且可能成本较高的解决方案不感兴趣。此外，医院需要尽可能降低项目成本，以符合政府"物有所值"的标准。为了最大限度地降低项目风险，合同旨在确保在设计过程中尽早确定成本，从而进一步降低对创新行为的激励。

　　这些 PPP 模式在多大程度上鼓励了创新思维或采用了其他地方的创新方法，目前尚无定论，但公开报道的结果表明，与以前的模式相比，服务质量和效率都有所提高。据说，在考克萨医院，集体分担风险大大改善了流程和安全性，降低了感染率，缩短了住院时间，减少了因手术后遗症而再次入院的情况（Lehto，2009）。PPP 模式减少了官僚制度，加快了运营和战略决策。据说，拉里贝拉的医疗成果在一系列指标上都取得了令人瞩目的成绩，包括大大减少了等待手术和 MRI/CAT 扫描的时间，缩短了平均住院时间，降低了再入院率，提高了日间手术和门诊手术的比例（NHS Confederation，2011）。

本章总结

——创新的采用高度依赖于创新、参与采用和传播过程中涉及的本地行为者及更广泛背景之间的相互作用。

——通常没有单一的采用决策,采用和同化过程随着时间的推移展开。

——创新的外部和内部背景之间的联系和兼容性通常很重要,创新可能会被调整以更好地适应。

——创新投资决策通常需要有商业案例支持,并有潜在影响的证据支持。然而,当医疗保健创新结合了组织、服务和技术变革时,这通常很难做到。

——收集和使用创新影响的证据在创新采用决策中非常重要。评价方法中基于实证科学方法和更定性的观点之间存在紧张关系。

——当用于生成非常复杂和难以定义的创新的证据时,使用随机对照试验可能会有问题。

——各种技术已经被引入以支持医疗保健创新的采用和传播。这包括知识共享和传播知识的方法,以及激励创新的采用或激励创新行为的财务方法。

问题讨论

1. 参考创新行动例子 5.1 和 5.2:

——这些案例告诉我们证据在促进采用这些创新方面发挥了什么作用?

——这些创新的关键特征是什么帮助了它们的引入?

——第二章描述的哪种创新采用模式最适用,为什么?

2. 为什么医疗保健领域的创新过程通常如此漫长?

3. 哪些因素影响医疗保健创新的采用和传播? 你认为"实施"和

"嵌入"在研究医疗创新的采用和传播时是否是更合适的概念？

4. 创新的利益和风险分布如何与采用组织的利益和价值观相匹配对于理解医疗创新的采用和传播至关重要。讨论这一说法并解释你的理由。

5. 参考格林哈尔希等人的理论，讨论医疗机构可能会拒绝采用医疗创新的原因。

6. 你是否同意创新在医疗中的成功采用是经济、社会和组织因素相互作用的结果？

7. 从开发新医疗技术的开发者的角度看，为什么创新不仅仅是开发一个技术上优越的产品？技术开发者需要具备哪些类型的能力才能成功？

8. 参考创新行动5.3。如果你经营一家开发远程医疗技术的小公司，你会如何营销你的产品？你是否应集中精力在 NHS 的一个或两个潜在的主要用户身上？你是否应花更多时间和精力收集更好的产品证据？

9. 证据在医疗创新的实施中起什么作用？为什么收集这样的证据往往很困难？

10. 有时利益相关者在特定医疗保健创新的益处方面存在分歧。讨论这可能对医疗创新的采用产生什么影响。

11. 开发新创新的人员、支付这些创新的人员和使用这些创新的人员是否有可能在"价值"的定义上达成一致？

12. 选择三种对比鲜明的医疗创新，应用在第二章中开发的模型来解释它们的采用模式。这样的模式有什么优点和缺点？解释你的理由。

13. 你在多大程度上同意政府支持通常是解决研究与实施之间"翻译转化"的必要措施？

14. 政府是否过于重视支持医疗技术创新的开发，而不是它们的实施？

推荐阅读

—Atun R, de Jongh T, Secci F, Ohiri K, Adeyi O (2010) Integration of targeted health interventions into health systems: A conceptual framework for analysis. Health Policy and Planning 25:104 – 111.

—Barlow J, Bayer S, Curry R (2006) Implementing complex innovations in fluid multi-stakeholder environments: Experiences of 'telecare'. Technovation 26:396 – 406.

—Bloom G, Ainsworth P (2010) Beyond scaling up. Pathways to universal access to health services. STEPS Working Paper 40, University of Sussex, STEPS Centre.

—Denis J, Hébert Y, Langley A, Lozeau D, Trottier L (2002) Explaining diffusion patterns for complex health care innovations. Health Care Management Review 27:60 – 73.

—Ferlie E, Fitzgerald L, Wood M, Hawkins C (2005) The nonspread of innovation: The mediating role of professionals. Academy of Management Journal 48(1):117 – 134.

—Greenhalgh T, Robert G, Macfarlane F, Bate P, Kyriakidou O (2004a) Diffusion of innovations in service organizations. Systematic review and recommendations. Milbank Quarterly 82:581 – 629.

—Hendy J, Barlow J (2012) The role of the organizational champion in achieving health system change. Social Science and Medicine 74(5):348 – 355.

第六章

医疗保健中的颠覆性和节俭创新。 我们认为我们需要它——但它到底是什么？

本章将帮助你：

——理解什么是颠覆性创新。

——解释为什么在先进的医疗系统和中低收入国家的医疗系统中，颠覆性创新被认为是重要的。

——理解颠覆性创新对医疗保健工作者和组织的影响。

——讨论颠覆性创新和节俭创新的相似性和差异。

——理解在将节俭创新转化为先进的医疗系统环境中的挑战。

"颠覆性创新"的概念变得越来越普遍，无论是在医疗保健领域还是在更广泛的商业和政府领域。但它常常被误解，而且这个术语被不加批判地使用。我们经常将"颠覆性"创新和"激进性"创新混为一谈。而对另一个概念"节俭创新"的兴趣日益浓厚，则使问题更加复杂。因此，我们需要更严格和用分析的方法看待颠覆性和节俭创新的特征。

本章讨论了颠覆性创新的概念，以及如何将其应用于医疗保健挑战。重要的是要区分颠覆性创新在先进的高成本医疗系统和较基础的医疗系统中的使用情况。在前者中，问题主要是利用颠覆性创新，通过结合新技术和新服务模式，将医疗保健从昂贵的环境中转移出来。在后者中，挑战在于如何增加服务不足的人群获得医疗保健服务的机会，同时避免照搬发达国家的昂贵模式。专门为这个市场设计的节俭技术，正在帮助实现这一目标。本章还考虑了两个在颠覆性创新讨论中很少被提及的问题——颠覆性技术对医疗服务基础设施的影响，以及低成本但功能可能较低的节俭技术是否可以转移到先进的医疗保健系统中。

案例研究 6.1 重点关注对颠覆性技术的需求。长期以来，人们一直在讨论为中风患者进行现场脑成像的可能性，以便在需要时更快地诊断和使用溶栓药物进行治疗。然而，除了创建更小、更便宜的成像技术存在技术困难外，引入这种创新的成本和收益还不太明确。这在很大程度取决于地理环境。

迷你案例 6.1 和 6.2 更新了早在 21 世纪第 1 个十年初首次描述的颠覆性医疗创新的例子。冠状动脉成形术（见迷你案例 6.1）展示了新医疗技术成本的证据变化如何意味着其经济影响不如最初预期的那么明确。迷你案例 6.2 关于"零售诊所"的概念，说明了一个颠覆性概念如何引发竞争对手的反应，进而导致原始概念的进一步演变。迷你案例 6.3 描述了一系列新的诊断技术，这些技术支持在传统医院环境之外进行更便宜、更快诊断的诊断。

自从 20 世纪 90 年代末克莱顿·克里斯坦森首次引入颠覆性创新的概念以来，它已成为管理和创新研究及实践的一部分。原始理论主要指颠覆性技术，例如第一台个人电脑。

"颠覆理论的核心预测已经多次被有效地提炼和总结。但这些总结并未排除广泛的混淆。"（Raynor，2014）

它主要关注它们在给定市场中如何取代看似优越的技术。（Christensen，1997）多年来，这个术语的使用范围稳步扩大，用于解释不同种类的创新在各个领域的广泛应用。它经常被松散地用来涵盖任何被视为激进的创新——可能是新的世界——并有潜力颠覆现有工作方式。

　　一些人认为这种扩展贬低了这个概念,我们需要更明确地了解如何使用它。研究人员指出,不同类型的创新应被视为不同的现象。(Markides,2006;Danneels,2004)颠覆性技术创新与颠覆性商业模式有着本质区别,颠覆性产品与颠覆性服务创新也不同。

　　"颠覆性创新使一群新的消费者可以负担得起并拥有和使用某种产品或服务,而历史上,这种能力仅限于那些拥有大量金钱或技能的人。"(Smith,2007)

　　它们以不同的方式出现,具有不同的竞争效应,创造了不同类型的市场,并需要现有市场中的公司做出不同的反应。此外,颠覆性创新和激进性创新是不同的类别,由不同的力量驱动,产生不同的结果。而现在正如我们将看到的——颠覆性创新的概念开始与节俭创新重叠,特别是在医疗保健领域,导致进一步的混乱。

颠覆性创新定义

　　颠覆性创新的原始概念认为,随着创新公司推出新的和改进的版本,产品在其性能改进的过程中有特定的轨迹。一旦引入,平板电脑或手机背后的技术将继续逐步提高其质量和性能。但这有两个相关的问题。首先,这些渐进式改进(克里斯坦森称之为'维持性创新')往往会推动消费者价格指数上涨而不是下降(Christensen et al.,2011)。第二,技术进步的速度通常超过了大多数客户的需求,公司试图向市场中需求最高的部分销售越来越好的版本以获得更高的利润率。想想不断改进的手机,其中有许多功能是很多人不需要的。

　　颠覆性创新为市场带来了一种更实惠更容易使用的产品(或服务),因为这个原因,它可能会被那些目前不在市场中的客户接受,因为他们需求较少——他们所需的只是更简单、更便宜的平板电脑或手机。要称为颠覆性创新，新的产品或服务必须通过吸引新客户来扩大现有市场。因此，围绕颠覆性创新创建的市场因此包含不同类型的客户，并且与既定市场相比有不同的成功因素。框6.1和框6.2描述了颠覆性创新的关键属性。

框6.1　概念：创新的颠覆性潜力是什么？

要确定一个想法是否具有颠覆性潜力，公司必须提出三个问题：

1. 这个创新是否具有颠覆新市场的潜力？

是否有一大群人历来没有资源为自己获得某种产品或服务？能否开发一种创新，使这类人群可以开始拥有和使用这种产品？如果是这样，那么这个想法就有可能成为新的市场颠覆。

2. 这个创新是否具有颠覆低端市场的潜力？

是否有客户愿意以较低价格购买性能较低（但足够好）的产品？能否创造一种创新，在降低价格的同时仍能获得足够的利润？那些能够实现颠覆低端市场的创新也可能涉及降低间接成本的流程改进。

3. 最终检查

这个创新是否对行业中所有重要的现有公司具有颠覆性？如果对一个或多个重要参与者而言，创新似乎具有持续性的，那么这些公司的机会将更大，而新进入者不太可能获胜，也不太可能导致颠覆。

资料来源：Christensen and Raynor(2003)。

框6.2　概念：颠覆性创新的催化剂

——不是持续性技术（因此不会导致价格上涨）。

——由一个独立于主导市场的公司生产。

——比传统技术便宜。

——长期保持成本竞争力。

——由快速发展的技术推动(可能起初比现有产品差,但会随着时间的推移改善)。

——在现实世界中的有效性得到了证明(可能需要大量的试验和错误)。

资料来源:Eggers et al.(2013)。

重要的是要注意,创造颠覆性创新的公司并不是那些发明新产品或服务的公司。正如马克迪斯在2006年所说,他们"只是重新定义了现有产品或服务是什么以及如何提供给客户……亚马逊并没有发现卖书的业务。"因为这些产品或服务未能满足现有市场客户所看重的最低性能水平,并且它们是由价值链不同的公司生产的,所以主流市场中的现有公司没有什么动力做出回应——他们对重组业务来争夺这些客户不感兴趣。然而,随着时间的推移,现有公司可能会被激怒做出回应,特别是如果他们的市场被取代,因为颠覆产品或服务的性能有了很大改善从而吸引现有客户时。现有公司习惯于集中精力逐步改进现有产品,因此面临着两难境地。是否尝试通过创造低性能版本的产品来与新进入者竞争,在这种情况下,你可能最终在同一组织中拥有既共存又竞争的产品(Markides,2006)。我们可以看到,在欧洲航空业中,面对低成本新进入者的竞争时,一些成立较久的航空公司在多年来专注于高价值商务客户之后,明确决定以要求较低或首次乘机的乘客作为目标。

克里斯坦森用一个简单的分析图形(见图6.1)概括了颠覆性创新的概念。这说明了不同市场细分所需的性能轨迹,以及现有和颠覆性技术在一段时间内的性能轨迹。它显示了客户需求在整个群体中以某种形式分布,可能是一个钟形曲线,显示少量高端、要求苛刻的客户和少量低端、要求较少的客户。客户的需求随着其预期的变化缓慢增长。技术创新的应用以快于客户需求变化的速度逐步改善产品或服务，从而留下了一部分对性能期望较低的潜在客户群体。当一个对这些潜在客户更具吸引力的新版本产品或服务被创建时，这种颠覆就发生了。这将他们带入市场，可能还会吸引一部分现有的主流客户。随着时间的推移，新颠覆性产品的性能会发展出自己的上升轨迹。

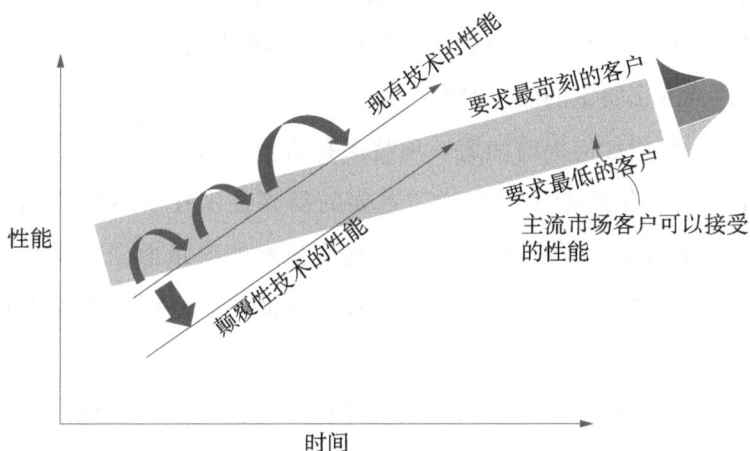

图 6.1 颠覆性创新——概念

资料来源：Christensen（1997）。

如上所述，激进和颠覆性创新之间的融合是一个问题。激进创新创造出新产品，也对生产者和消费者产生了颠覆性影响，但与颠覆性创新不同。激进创新引入了新的价值主张，从根本上扰乱了现有市场，削弱了现有公司的能力。它们很少由需求驱动，而是由来自技术开发者的供给推动过程产生的。这可能涉及基础技术的根本转变，使整个性能曲线"向右"移动。

关于颠覆性创新的概念及其有效性，一直存在很多争论。达内尔斯2004年和其他人对技术及其颠覆性的关系以及颠覆事件本身的时间提出了疑问：

——特定技术是否可以被视为本质上的颠覆性，还是其颠覆性只是从受其所影响公司的视角来看？正如克里斯坦森所说，互联网对一些公司是颠覆性的,但对另一些公司是持续性的,这取决于互联网与其商业模式的一致性——它对邮购零售商是持续性创新,但对百货公司是颠覆性的。

——一项技术在何时才具有颠覆性? 这是否发生在它进入现有市场并取代现有公司及其之前的技术时? 例如,数字成像是否在以下时间成为颠覆性技术:①它开始取代照片冲洗实验室、胶片制造商和相机制造商时,②当摄影师用数码相机代替胶片相机时,③当不再需要照片冲洗实验室的服务时?

——我们如何提前知道一项技术是否具有颠覆性? 正如多灵和帕雷在 2000 年所指出的那样,"重要的新兴技术在事后很容易被看出,而公司也因此会因追求或忽视这些技术的决策而受到赞扬或批评。但很少在一开始就明确获胜者。然而,这正是管理者面临的挑战。"

——颠覆最终是否取决于颠覆性技术对公司的资源或能力的影响,是否会通过使现有技术过时并摧毁现有公司在这些技术上的投资价值(Charitou and Markides,2003)?

2014 年,吉尔·勒波尔在《纽约客》杂志上发表的一篇文章引起了广泛的讨论,克莱顿·克里斯坦森也对此作出了回应(Lepore,2014)。她认为,颠覆性创新理论的实证基础不稳固,指责克里斯坦森通过使用符合他理论的案例研究进行不良学术研究。勒波尔还认为他误读了历史,因为他所强调的被认为注定失败的公司在更长一段时间内表现良好。历史学家勒波尔得出结论,颠覆性创新只有在事后才能被看到,呼应了多灵和帕雷 2000 年提出的观点。如果我们采取更长远的视角,许多被标记为颠覆性创新的成功案例实际上看起来像是其他原因的结果,而许多最初被视为由于颠覆性创新竞争而失败的案例实际上只是管理不善。

克里斯坦森激烈地为他的立场进行辩护(Bennett,2014)来反驳这些观点,并指出他一直认识到该理论不仅不完整,而且还有漏洞。

他强调，颠覆并不意味着现有公司必然被摧毁——美国钢铁在迷你钢厂的引入中幸存下来，传统航空公司仍然存在，尽管在低成本航空公司面前发生了巨大的变化。

迈克尔·雷纳对勒波尔提出了另一种详细的回应。他认为，她在仅仅从廉价、低性能产品甚至是最终入侵整个行业的角度来描述颠覆性创新时，她犯了两个常见的错误。首先，颠覆性创新不一定以这些类型的产品开始，而是以完全新的产品开始，其中没有预先存在的竞争，而且回报不太吸引人，因为它们更不确定或绝对值更小——移动电话就是一个例子。其次，成功的颠覆性创新不需要整个行业及其现有公司被完全吞噬——虽然移动电话的发展以牺牲固定电话为代价发展起来，但许多现有的固定电话公司只是接受了这种创新，并创建了自己的移动电话网络。

或许我们的结论应该只是，颠覆性创新最好被视为一种指南，一种理解市场中创新趋势及其潜在结果的框架，而不是某种包罗万象的进化理论。实际上，克里斯坦森自己也在他的回应中强调，颠覆性创新不是关于生存能力的理论。

颠覆性创新与医疗保健

颠覆性创新在医疗保健领域已被广泛讨论，特别是在那些面临主要资源受到限制的高成本医疗系统的发达国家。这些国家的医疗和社会保障预算面临完美风暴，慢性病发病率不断上升，加上人口老龄化，同时面临公共支出限制和不断提高的患者期望。

我们知道我们需要创新，尽管在医疗系统中已经有很多技术创新，但问题的一部分是这导致了由创新引发的需求和成本膨胀。正因为如此，许多评论家和学者认为，医疗保健急需颠覆性创新，以避免即将到来的资源危机。框 6.3 列出了一些在《医疗服务杂志》上发表的关于颠覆性创新的文章，这是一份在英国该行业领先的每周新闻杂志。

支持颠覆性创新的理由是,拥有先进医疗系统的国家需要从根本上重新思考他们提供医疗保健的方式。

> "如果我们不修复我们的医疗系统,美国可能会走向通用汽车的道路——支付更多,得到更少,最终破产。"总统巴拉克·奥巴马在 2009 年启动计划的医疗系统改革时说。(http://news. bbc.co.uk/1/hi/world/americas/8100605.stm)

框 6.3　背景:《健康服务杂志》讨论颠覆性创新的各种文章

不同类型的创新如何激发变革,史蒂夫·费尔曼,2015 年 3 月 6 日。

来自印度的教训:技术和富有同情心的临床领导力的作用,阿吉特·亚伯拉罕,2014 年 5 月 15 日。

为未来设计的首席执行官,大卫·布坎南,2014 年 3 月 24 日。

创新是医疗服务的命脉,尼克·戈尔丁,2013 年 11 月 6 日。

克莱尔·格拉达:颠覆性创新弊大于利,克莱尔·格拉达,2013 年 7 月 30 日。

揭穿了一些关于 NHS 颠覆性创新的神话,海伦·贝文,2012 年 5 月 14 日。

这是 NHS 需要的颠覆性创新类型,克里斯·汉姆,2011 年 11 月 25 日。

《健康服务杂志》采访:《创新者的处方》作者克莱顿·M·克里斯坦森,阿拉斯泰尔·麦克莱兰,2011 年 11 月 3 日。

法官的裁决:为什么 NHS 应该听克里斯坦森的意见,斯蒂芬·多雷尔 MP、迈克·法勒和马克·布里特奈尔分享他们对《创新者的处方》的看法,2011 年 11 月 3 日。

> 斯蒂芬·埃姆斯：是时候接受颠覆了，斯蒂芬·埃姆斯，2011年3月18日。
>
> 消除医疗保健创新的障碍，阿里·帕尔萨，2010年8月26日。

颠覆性创新就是要打破"技术创新等同于增加成本"这一公理，并引入新的保健模式，在适当的情况下使用新技术，考虑如何将复杂的过程分解成可以由技能最匹配环境的医疗工作者提供的保健要素，将医疗保健服务转移到更便宜的地点，并最终确保我们都对自己的健康和福祉承担更多责任。描述这种转型的一种方式是颠倒'保健金字塔'，如图6.2所示。

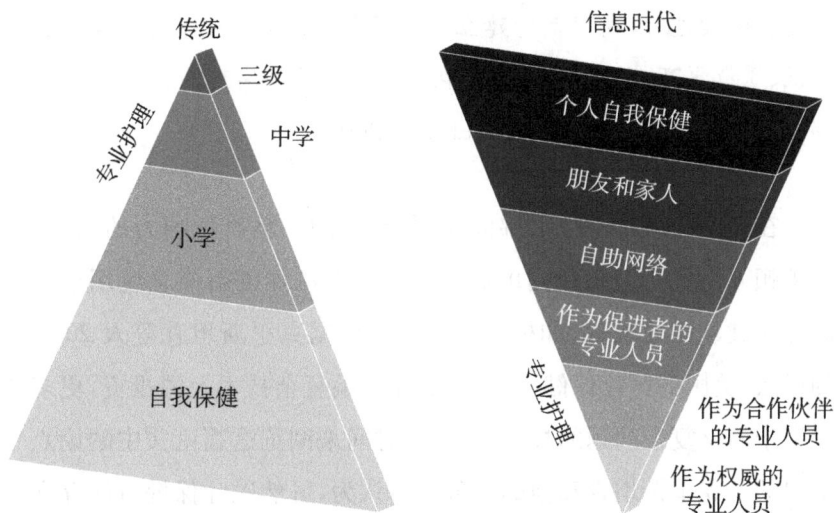

图6.2 从工业化护理转向后工业化护理

资料来源：Jennings et al.（1997）in NHS Confederation（2008）。

那么，颠覆性创新对医疗保健意味着什么？我们需要从不同类型的医疗系统及其面临的挑战的角度来回答这个问题。首先，如何应对高收入国家的医疗成本不断上升的问题；其次，如何提高低收入国家的医疗保健可及性。

解决先进医疗系统成本危机的方案

> ### 框6.4　背景:美国医疗系统需要颠覆性创新
>
> 　　毫无疑问:美国医疗保健行业正处于危机之中。著名的教学医院每年损失数百万美元。医疗保健的提供方式复杂且价格昂贵,而且往往令消费者深感不满。为了解决其中一些问题而发展起来的管理式医疗似乎越来越多地助长了这些问题——一些最好的管理式医疗机构正濒临破产。我们相信,一系列大大小小的颠覆性创新可以终结这场危机——但前提是根深蒂固的势力必须让开道路,让市场力量发挥作用。如果允许破坏性创新的自然过程继续进行,我们就能建立一个新的系统,它的特点是成本更低、质量更高、更方便,而这是在旧系统下无法实现的。
>
> 　　资料来源:Christensen et al.（2000）。

　　在 2000 年发表在《哈佛商业评论》上的一篇有影响力的文章中,克莱顿·克里斯坦森和同事们将他们的颠覆性创新概念应用于美国医疗保健领域的挑战,如框 6.4 所述。根据克里斯坦森等人 2000 年的说法,美国的医疗保健需要"减少在高端复杂技术上的投资,更多地投资于简化复杂问题的技术"。花些时间来浏览这篇论文中的论点是值得的。克里斯坦森和他的合著者们认为,虽然医疗保健可能存在严重危机,但历史告诉我们,"颠覆性革命"提供了管理系统性转型的方法。因此,创建这样一个系统将涉及几个步骤:

　　——临床医生的技能水平需要与医疗问题的难度相匹配。

　　医疗问题从简单到复杂不等,最简单的问题可以通过规则化诊断和治疗轻松解决。复杂的问题不能这样解决,需要被引导到具有相应经验和判断力的临床医生那里。然而,简单的问题不需要专家,可以由初级保健医生或执业护士(或我们自己在健康信息应用程序和其他资源的支持下）解决。

——减少在高端复杂技术上的投资，更多地投资于简化复杂问题的技术。

针对最复杂问题并由最熟练的从业者使用的持续性、渐进性的技术创新无疑对我们的医疗保健具有巨大价值。但正如我们在第三章中看到的，医疗系统的问题之一是采用这种创新所带来的成本膨胀。克里斯坦森等人认为，与其关注复杂问题的复杂解决方案，不如将研发重点集中在简化上，使医疗保健专业人员能够在低成本、更方便的环境中完成任务。克里斯坦森等人在论文中描述的一个颠覆性创新例子是冠状动脉成形术（见迷你案例6.1）。

——新的组织将被用来颠覆过时的医疗机构。

这并不意味着熟悉的医疗系统机构将被提供新商业模式的新机构取代——医院将始终需要提供重症监护。相反，主要涉及单一系统的医疗问题的保健应转移到更集中的保健提供者那里。可以用较少的"复杂性驱动的管理费用"提供更高质量的医疗服务，尽管实际上，净影响将取决于在特定的医疗保健系统中运行的特定财务模型中，复杂程序的成本在多大程度上被重新分配到较简单的手术上。克里斯坦森等人建议，如果历史可以作为指导，只有建立提供大多数医疗服务的新机构才能实现必要的转型——对其他目的设计的现有医疗机构进行曲折的改革将是不够的。在框6.5中概述了关于改革可能有所帮助的一种观点。

框6.5　背景：促进公共部门颠覆性创新的工具

——创造公平的竞争环境：通过取消补贴和合同，使现有企业能够在市场中占据主导地位，从而使颠覆性创新获得发展。

——修改法律：一些颠覆性创新可能需要修改法律和法规，才能在特定市场中存在和/或发展。

> ——逐步取消现有方案:一旦发现颠覆性创新即将取得成功,就可以逐步取消对现有主导方式的资助,使创新能够在市场中进一步成长、扩张和发展。
>
> ——伙伴关系:公私伙伴关系可能有助于扩大创新规模。
>
> 资料来源:Eggers et al. (2013)。

——需要克服法规的惯性。

试图利用法规来阻止新进入者的颠覆性攻击在许多行业中很常见。例如,美国汽车制造商尽可能长时间依靠进口配额来抵挡日本制造商的竞争,目前世界各地的出租车司机正在激烈抗议 Uber 进入他们的市场。医疗保健领域中根深蒂固的专业和机构受法规保护。例如,世界许多地方的医生机构反对将处方权转移给护士,尽管这已被证明非常有用。在美国,医疗机构、联邦和州监管机构以及保险公司之间的紧密联系使得现状得以维持。

在医疗保健中的方法可以用克里斯坦森等人最初的颠覆性创新图形表示的简单变体来概述——图 6.3。这显示了我们需要如何将先

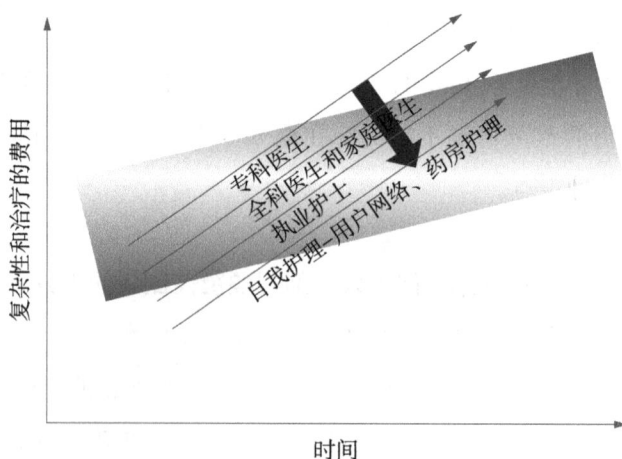

图 6.3 应用于先进医疗系统的颠覆性创新概念

资料来源:Christensen et al. (2000)。

进的医疗保健系统转变为这样一种模型，其中专家继续专注于最复杂和严重的病例，而资历不太高和相对便宜的医疗专业人员，如执业护士，则承担比目前所允许的更复杂的角色。但即使在治疗复杂度和成本的高端领域，技术创新也创造了新的程序，使心脏病专家能够治疗以前需要开胸手术的患者（见创新行动 6.1）。

创新行动 6.1：冠状动脉成形术——向更便宜、更简单的医疗保健迈进？

经皮冠状动脉介入治疗（PCI）（以前称为球囊成形术）是一种用于治疗缺血性心脏病的冠状动脉血运重建技术。在球囊尖端导管和支架的产品创新导致 PCI 引入之前，另一种方法是冠状动脉旁路移植术（CABG）。这是一种资源更密集的做法，需要一个技术先进的手术团队，多个学科的专家，以及在医院和家庭中的长期恢复。另一方面，PCI 则涉及使用球囊导管从内部扩张动脉的非手术扩张。这种简单得多的技术使得较便宜或更专业化的从业者能够在成本较低的环境中治疗更多的缺血性心脏病患者，而不在先进的心脏医院中。PCI 催生了一代新的临床专业人员，介入心脏病学家和放射科医生，他们的手术需要较少的住院天数，术后恢复更快。

克里斯坦森等人在 2000 年描述了 PCI 最初如何仅用于最简单的病例，并且效果远不如手术。由于它和它的从业者不能做到的事情太多，专家们对这种手术持怀疑态度。但随着时间的推移，在典型的颠覆性创新方式中，这种手术得到了改进。持续性技术创新和从业者技能和经验的增加使得 PCI 在许多情况下开始取代 CABG，现在可以在独立的心脏护理中心进行，而不必承担大医院的高额管理费用。

虽然这显然可以被视为医疗保健中的一个颠覆性创新的例子，

但 PCI 的经济学原理实际上比克里斯坦森等人论文中暗示的要复杂得多。它的成功带来了大量需求,可能导致整体医疗成本比未引入时更高:市场已经扩展,因为可以治疗比以前更多的患者。在五年的时间里,可能有证据表明仅药物治疗比 CABG 更具成本效益,而 CABG 比 PCI 更具成本效益(D'Oliveira Vieira et al.,2012)。尽管如此,克里斯坦森等人的观点是正确的——通过使更便宜的从业者在较低成本的环境中治疗缺血性心脏病,PCI 在不影响质量的前提下颠覆了传统的治疗模型。

资料来源:Christensen et al.(2000),D'Oliveira Vieira et al.(2012)。

先进医疗系统中的颠覆性创新是怎么样的?

"有助于降低医疗成本的颠覆性技术和商业模式是相当容易理解的。零售诊所、远程医疗、单一器官医院、手术机器人、医疗旅游和个性化医疗只是颠覆性医疗模式中的一小部分,它们为打破该行业传统的价格和性能权衡带来了巨大希望。例如,虚拟病人就诊可以降低四分之一的成本"(Eggers et al.,2013)。

上段的引言总结了对颠覆性创新的典型看法。通过使用一系列新技术和商业模式创新,发达国家的医疗保健系统在 21 世纪面临的挑战可以得到解决。正如我们将看到的,现实情况却更加复杂。

在英国,NHS 联合会 2008 年发布了一份关于最有可能在 10~15 年内对医疗保健服务的发展方式产生重大影响的潜在颠覆性创新的报告,并参考了 NHS 内外专家的意见。报告的立场是,医疗保健需要从"前工业"的以手工艺为基础的模式跃升为"后工业"的个人服务。这个过程中可能会有新的进入者在新的环境中提供潜在的颠覆性服务。报告认为,颠覆性创新可能出现在意想不到的方向和主流之外

（见框 6.6）。

专家们讨论了一些技术创新。他们一致认为，在诊断方面有很大的颠覆可能性。设备成本和体积的下降趋势，图像质量的显著提高，以及患者接受的电离辐射的减少，都扩大了成像的可用性。专家们还在其他形式的诊断中看到了类似的机会。使用新型小型分析技术——芯片上的实验室和合成生物学正在推动被广泛采用的"快速测试"（POCT）。这些监测可以在患者家中、医院床边或全科医生诊所进行，并提供更快速的诊断或决策。我们将在下面更详细地描述这种趋势。

框 6.6 背景：NHS 联合会对医疗保健领域颠覆性创新的看法

人们经常谈论医疗保健工业化的必要性。这将是一个错误。专注于患者需求的个体与医疗保健提供者之间的互动不符合工业化模式。医疗保健需要从工业化前的方法跨跃到工业化后的个人服务，提供护理、支持和知识，并与使其变得特别的个人互动。实现这一目标的关键在于各组织要非常擅长生成和处理信息，精通知识管理，并对患者、公众和工作人员使用技术的新方法持开放态度。这为新的市场进入者在新环境中提供非常不同的服务创造了潜力——网络、电话和零售环境都将作为交付机制进行扩展。这有可能从根本上改变患者与医疗系统之间的关系。

资料来源：NHS Confederation（2008）。

框 6.7 背景：几种技术创新趋势正在重塑诊断和成像

——成像技术：小型设备被允许局部使用，包括超声波、基本 X 射线、骨密度测量和心电图。一些领域，如胸部 X 射线，仍需要"大技术"，在未来 10 年内不太可能转向局部使用。CT、MRI 和 PET 扫描在未来 10 年内也不太可能看到向局部使用的转变，尽管小孔径 MRI 将取代一些 X 射线的使用。

——病理技术：通过便携设备分析组织和液体样本。一些解释工作在当地进行（即由设备），一些则发送到解释服务机构。

——生理诊断：通过远程医疗更好地监测生命体征。

但 NHS 联合会的报告也提出了两个问题。首先，他们对新诊断技术将取代现有方法而不是增加它们的说法持谨慎态度。换句话说，扩大市场——用经典的颠覆性创新术语来说可能会增加整个医疗保健系统的成本。其次，正如报告所说，"如果系统的其他部分未重新设计以作出回应，开发新型诊断和成像技术将毫无意义"。需要关注的一个关键领域是创建新的路径，以尽可能支持在更广泛的社区中提供医疗保健服务，只在专业地点提供更专业的内容、可以访问多专业的团队和高技术设备。报告指出，有三股力量正在汇聚以共同推动这一点：

——人们越来越希望在离家和工作地点更近的地方获得更高质量的医疗保健服务——他们不愿意去那些适合医疗系统提供服务的地方。

——英国和其他地方一致的政策声明强化了这一需求，即需要将服务从大医院转移到社区。对于大医院来说，将服务分散到周边的社区中可能有助于降低昂贵的固定成本，同时保持从患者治疗中获得的收入流。在中风治疗中出现了集中某些专科服务和分散后续治疗的趋势，由专科中心提供急诊治疗，在当地提供康复护理。社区提供的癌症治疗也在增加，后续化疗在当地或家中进行。

——上述逐步减少侵入性临床治疗和诊断程序的引入意味着医生不需要在专业环境中工作。诊断测试和一些急性临床治疗在大医院之外提供，即使在移动设施中进行也是安全和可接受的。病理学和成像的数字化意味着患者不需要去医院进行大多数诊断测试，这些测试可以在当地进行,可以在任何地方阅读和解释结果。

我们已经开始看到这种技术的影响,病人可以分散获得,处理、分析和解释也实现了集中化。总之,这些趋势正开始重塑发达国家医疗系统中医疗服务的组织和物质基础设施。

即时检测和成像——颠覆性创新的技术驱动因素?

诊断创新的目标是提高患者和临床医生的便利性,并在时间限制内提供可预测性的结果——结合单次就诊的便利性(或就近就医)和当日结果结合起来,并提供高质量的解释。即时检测或成像是一种更接近于在护理路径中做出临床决定的时间点提供医疗检测结果的方式。例如,心力衰竭的诊断可能会受到及时心电图检查的限制,而心电图检查被认为是诊断的黄金标准。在未经治疗的患者中,钠尿肽水平升高已被证明是心力衰竭的敏感指标,也是冠状动脉疾病患者预后的预测指标。在英国,NICE 指南建议结合临床评估和心电图检测钠尿肽,以排除心力衰竭,并优先考虑需要紧急心电图检查的患者。这推动了对脑钠肽即时检测可能性的研究。

即时检测基本上有三种不同类型:可用于病人分流、替代现有检测或作为现有检测的补充(Bossuyt,2006)。某些类型的即时检测可被视为颠覆性创新,因为它们有可能取代由熟练的实验室技术人员操作的高成本、高功能的实验室检测设备,取而代之的是由护士、医疗保健助理、辅助医务人员和医生使用的更简单、更便宜的设备(见创新行动 6.2),或由病人自己使用的设备。虽然质量通常会随着时间的推移而提高,但即时检测最初提供的功能可能会略有降低。不过,医生们可能愿意用准确性稍差一些的结果来换取更大的便利性和更快的决策速度。由于即时检测可以在传统的医疗机构之外进行检测,因此在诊断人员所需的技能和诊断服务所需的基础设施方面,这是一种颠覆性的创新。

创新行动 6.2:iKnife——在手术室和病理实验室的颠覆?

iKnife 是一种诊断工具,能让外科医生在手术过程中迅速确定从患者身上切除的组织是否为癌症组织。外科医生通常会切除肿瘤和周围的一部分健康组织。由于肉眼通常无法识别癌细胞,因此在病人全身麻醉的情况下,组织会被送往病理实验室进行检查。这可能需要两个小时才能得出结果。iKnife 的目标是更快地提供这一信息,甚至可能在几分钟内提供。因此,它是病理实验室的一次颠覆性创新。

iKnife 使用以前开发的技术并将它们结合在一起,创造出一种新的概念。这就是电外科手术和质谱分析,即对样本中存在的化学物质进行分析。这两项技术都可以追溯到许多年前——电外科技术开发于 20 世纪 20 年代,质谱仪开发于 20 世纪初。电外科手术刀使用电流快速加热组织,在切割组织的同时将失血量降到最低。在此过程中,组织被蒸发,产生的烟雾通常会被抽吸系统吸走。iKnife 的发明者、伦敦帝国学院的塔卡司(Zoltan Takats)博士意识到,如果将电外科手术刀连接到质谱仪上,这种烟雾将成为丰富的生物信息来源。不同的细胞会产生不同浓度的代谢物,从而揭示组织状态的相关信息。iKnife 的工作原理是将其在手术过程中的读数与一个不断长的,包含数千种癌症和非癌症组织特征的参考库进行匹配,以确定切割的是哪种类型的组织。结果可在三秒内提供。iKnife 在 91 项不同测试中确定的组织类型与基于传统方法的术后诊断相吻合。我们还计划进行更多试验,以了解让外科医生实时获得 iKnife 的分析结果是否能改善患者的治疗效果。iKnife 的其他潜在应用还包括识别供血不足的组织或组织中存在的细菌类型。

资料来源:http://www3.imperial.ac.uk/newsand eventspggrp/imperialcollege/newssummary/news-17-7-2013-17-17-32#comments.

对医疗系统而言，即时检测有可能减少医疗路径中的步骤（尽管如果结果是将患者送去进行更具侵入性或更昂贵的检查，它可能会增加步骤）。并且由于病人与医疗保健专业人员之间可以立即进行对话，即时检测可以通过快速提供结果来提高流程效率，并提高临床决策的有效性。然而，有一些重要的经济考虑因素与诊断测试和成像的日益便利及其对整体医疗保健预算的影响有关。正如我们在第三章中所看到的，医疗保健领域的技术创新会增加成本，因为它提高了医疗能力，使更多的医疗保健得以提供——迄今无法治疗的病人可以得到治疗，以前无法诊断的问题被发现等等。因此，一个担忧是即时检测会扩大可接受检测的病人范围，从而增加总体需求（Frey，2010）。对医疗保健服务的需求也在发生变化，因为新的即时检测市场正在出现，其形式是公众越来越愿意购买胆固醇、血糖、妊娠和艾滋病毒的自我检测设备（见框 6.8）。虽然自我检测有可能从正规医疗服务中获得一些需求，但至少有一部分进行自我检测的人随后可能会向医生或护士寻求第二意见以获得保证或后续咨询。因此，更多地使用诊断技术可能会导致成本上升，这是一个令人担忧的问题，但问题并不简单。一个关键的成本效益问题是，最佳的结果指标是什么——我们如何权衡便利性、安全性、质量和成本？答案在很大程度上取决于使用即时检测的环境和背景（见表 6.1）。

表 6.1 即时检测的经济影响

主要增加成本	不清楚——取决于具体情况	主要减少成本
如何报销测试管理者的费用可能很重要。	不同类型的检测对其他医疗服务的生产率和效率会产生不同影响。	如果与更好的决策支持系统相结合，即时检测的引入将有助于确定何时适合进行进一步检查或成像，从而解决人们对需求增加所带来的经济影响的担忧。
按检测项目付费可能会鼓励不适当的使用或过度使用，而确保只有在根据	更方便地获取检测结果是否会增加便利性并提高其他领域的生产率，或许是由于快速获取检测结果而缩短了住院时间？	

（续表）

主要增加成本	不清楚——取决于具体情况	主要减少成本
临床指南进行检测时才支付费用，则可减轻这种情况。	财务影响部分取决于即时检测的资金是否来自同一个财政来源。	它还有助于疾病预测和人群风险分层，最终减少对整体医疗系统的需求。
	从旧的诊断模式转向新的诊断模式可能会产生财务影响。	
	一个重要的考虑因素是停用旧方法的成本，包括对现有员工或病理实验室前期资本投资的影响。疾病或病症的流行程度将影响检测所需的基础设施配置，即检测是在全科医生诊所、专业诊断中心还是由患者本人进行。（见关于颠覆性创新对医疗基础设施的影响一节和框 6.10）	
	某种病症的总体发病率及其发展速度将影响到引入即时检测所产生的总体需求。	
	需求可能会受到以下因素的影响：检测是用于监测已被诊断出患有某种疾病的人，还是用于从头开始的筛查，目的是在有症状的病人中发现或排除某种疾病。后者可能会发现大量迄今尚未确诊的病例，导致治疗费用增加，而前者则可能会改善疾病管理，并减少与医疗系统的互动。	

　　诊断程序有时可以在不引进技术创新的情况下，将其地点转移到社区内费用较低的环境中，但一种程序在社区环境中广泛传播的程度是有限的。就内窥镜检查而言，需要最低限度的设备和空间，以及足够的病人数量。移动式社区内窥镜检查装置是一种选择，前提是设备使用后可以进行消毒。临界质量仍然是在整个社区推广内窥镜检查的一个限制因素，但在一些胃癌发病率高于欧洲的东亚国家可以找到移动设备。法国社区内窥镜检查的经验因新的消毒法规和成本增加导致检查站关闭而终结。在新的生物标记物和即时检测技术的发展推动下，在另一种方法出现之前，内窥镜检查很可能仍是一种以医院

为基础的检查方法。

但总的来说，诊断学的未来趋势是在医院外进行更多的检测，因为技术创新支持实践和新服务模式的变革。与即时检测一样，更便宜、更便携的超声波也是技术快速发展并推动实践变革的一个领域。新诊断方法的其他重要技术推动因素包括使用精心设计的方案对结果进行机器解读，以及专家通过远程医疗进行后续远程会诊。后者可能已经导致全科医生与专家之间的关系发生变化——通过参与与专家的定期远程会诊，全科医生可能会提高他们在特定医学领域的知识水平，并增强他们管理复杂程度更高的病人的能力。全科医生实践中的其他潜在变化包括：在患者前往门诊就医前进行更多的预检，以便在此时做出所有关键决定；在"一站式商店"中将检测和咨询捆绑在一起。虽然有些人认为这些做法对医疗保健服务提供者来说成本较高，但对病人和整体经济来说好处更大，因为患者花费的下班时间更少。后者是美国引入"零售诊所"的一个因素，也是克里斯坦森等人最初提出的例子之一。MinuteClinic 的故事表明，颠覆性创新本身也会被颠覆（见创新行动 6.3）。

框 6.8 背景：在家检测，在线治疗

QuickCheck Health 公司生产了一种"盒装零售诊所"，一种用于家庭检测的非处方设备。这是一种"在家检测，在线治疗"的方法，由能为你解读检测结果的人员进行虚拟在线访问，从而实现家庭诊断。该公司现已开发出 17 种快速检测方法。最初的市场在美国，家庭检测的目标价格为 15 美元，可选择的在线诊所访问价格为 35 美元，由医疗服务提供商和 QuickCheck 共同分担。这些解决方案是发达国家医疗保健系统的颠覆性创新，具有相当大的适用性。QuickCheck Health 针对的是美国的咽喉链球菌感染，美国每年要进行 4 000 万次链球菌检测，其中 80% 为阴性，

成本高昂。在英国，Babylon Health 提供"口袋里的全科医生"服务，每月只需支付 10 英镑，就可以无限制地在线咨询。用户可在线订购各种检测项目，检测试剂盒可送货上门。2016 年初，Babylon Health 筹集到 2 500 万美元的资金，这是迄今为止欧洲数字医疗风险投资的最高融资额。

颠覆性创新的技术驱动因素——这个概念是否适用于制药行业？

我们已经描述了医疗设备中的技术创新，特别是现场测试，如何对医疗服务产生潜在的颠覆性影响。但这个颠覆性创新的概念在制药行业中是否成立？当涉及到药物开发时，本章前面所讨论的特征是否仍然适用？

从长远来看，针对复杂病情和共病的新药开发可能会扰乱医疗保健系统的某些部分，例如服务的地点和性质。例如，延缓 II 型糖尿病发作的药物可能会对初级和二级医疗保健产生重大影响，因为这些患者需要的医疗服务类型和整个医疗系统的成本都会受到影响。当然，这取决于药物与其他治疗和护理方法相比的成本。一个更直接的问题是，我们是否可以将仿制药的使用增加视为一种颠覆性创新。在某些方面，仿制药显示出颠覆性创新的一些属性：

——它们肯定比品牌替代品便宜，因此可能扩大市场，尽管它们不是"更简单"或仅仅是"足够好"的产品。

——仿制药通过较低的价格攻击专利到期的品牌药物。在这些方面，它们符合克里斯坦森和雷纳对颠覆性创新的标准（见框 6.1）。它们在某些地区具有新市场和低端颠覆的潜力。但它们不是新技术或新服务。它们只是摆脱了原发明者或知识产权所有者的研发沉没成本。它们也不一定对现有药企产生颠覆性影响。虽然仿制药和生物仿制药生产商数量在增加，但没有理由说明现有药企不能以积极的方式降低成本。诺华、葛兰素史克、默克和赛诺菲都是成功转向仿制药生产和营销的例子(Markides,2012)。

——颠覆性创新的原始概念的一个特点是颠覆性技术中出现增量/持续性创新,这一点现在可以在仿制药行业向"超级仿制药"的转变中看到。这些是增值仿制药、新治疗实体或混合产品,提供了对原始产品配方或其递送方法的改进。因此,仿制药行业本身正在成为创新的创造者,利用新技术平台生产新创新产品,并寻求获得超越竞争对手的竞争优势。

仿制药开发和消费的增长无疑是全球生物制药行业发展的一个非常重要的因素。是否可以将其描述为一种颠覆性创新仍有待商榷。

创新行动 6.3:美国零售诊所的故事

MinuteClinic 之所以具有颠覆性,在于其商业模式。执业护士在方便人们生活方式的地点(如零售店的小卖部)诊断和治疗常规病症,这些病症占初级保健的大部分。据说 MinuteClinic 的就诊价格比初级保健诊所便宜 30% 到 50%,用户满意度非常高。这种模式在美国一些州得到了推广,这些州允许执业护士开具非专利药品处方,然后可以在同一家商店购买。然而,作为一种新的商业模式,零售诊所对传统的医疗服务提供商构成了威胁,它同时带走了大量复杂程度较低的交易,也有助于揭示之前得到交叉补贴的复杂程度较高、价格昂贵、数量较少的交易的实际成本,(Eggers et al., 2013)。随后,MinuteClinic 自身也受到了干扰。总部位于佛罗里达州的健康资源有限公司的罗恩·哈默勒描述了这个故事,该公司与零售诊所和雇主诊所合作,通过远程医疗系统将它们与医疗中心连接起来:

"当克莱顿·克里斯坦森首次预言零售诊所将对成熟的医疗保健行业产生颠覆性影响时,他们的商业模式就具有潜在的颠覆性。然而，随后发生的事情是一个典型的例子，说明潜在的颠覆性运动是如何被转移的。CVS Caremark 在收购 MinuteClinic 并将零售诊所推向全国奠定基础后，选择与医院达成交易，因为医院很容易就能负担得起这些诊所的租金、开设和运营费用，而且不会在前端赚钱，也不会面临真正的颠覆。零售诊所给医院带来了大量亏损，以换取大量的下游收入，并使零售商药店的市场份额略有提升。在 CVS 出人意料地收购 MinuteClinic 和 Caremark 后，沃尔格林做出了回应：

（1）他们在不到两年的时间内将诊所数量翻了一番（达到 700 家），挫败了美国医学会的反对，在诊所数量上超过了 CVS，并通过建立以雇主为基础的诊所，从而彻底改变了零售诊所的模式，使其不受政治关注，提供更广泛的服务，并预先赚取利润。

（2）他们开始升级诊所的设计、产品组合和客户体验，变得更加专业，并更接近于成为一个常规的消费目的地，尽管仍然缺乏超市诊所能提供的服务。

（3）沃尔格林通过收购 Alliance Boots 走向全球，为建立潜在的全球供应链和服务链奠定了基础，并击败了沃尔玛。

然而，在美国，沃尔格林与医院达成和解，换取了在住院病人离开医院之前就开始药物管理的许可。沃尔玛、塔吉特、克罗格和 Safeway 在零售诊所方面都遭遇过挫折，尽管它们的核心业务（食品）是管理、预防和治疗世界三大慢性疾病的支点。那么，还有谁是潜在的颠覆者呢？像沃尔玛、亚马逊、谷歌和苹果这样规模庞大、市场云集的"隐形保健"公司，以技术、市场化采购和全球采购来挑战大型的、维持现状的企业，以及为数不多的远程医疗企业。至于"颠覆性创新"能否来自巨头而非蚂蚁企业，我们拭目以待。

目前，CVS 正热衷于开发远程医疗服务，并将其与 Minute-Clinic 结合起来，为客户提供直接在线咨询医生的服务。除了需要继续创新 MinuteClinic 服务外，CVS 预计《平价医疗法案》、人口老龄化和预计出现的医生短缺也会导致需求增加，同时 CVS 还需要填补因决定停售香烟而出现的 20 亿美元收入缺口（Rupp，2015）。

资料来源：Cusano（2014）、Eggers et al.（2013）。

颠覆与医疗基础设施

技术创新的影响正在对医疗保健基础设施的整体格局产生颠覆性影响——提供医疗保健所需的不同类型建筑和设施的分布。克莱顿·克里斯坦森和同事在哈佛商学院的论文中提到，新型医疗保健服务模式，包括由颠覆性创新启动的那些模式，正在开始影响医疗保健的提供地点。他们解释说，以前占据医院床位的患者现在可以在不同的环境中接受治疗，例如更集中的保健中心和门诊诊所，全科医生诊所或他们自己的家中。这在图 6.4 中得到了展示。教学医院，正如克里斯坦森等人描述的那样，"承担着巨大的成本来发展治疗高端复杂疾病的能力。在这个过程中，他们开始过度满足更多患者的需求，而

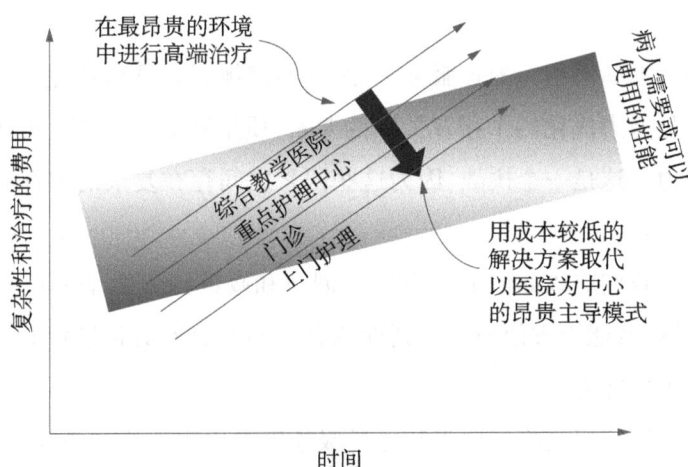

图 6.4 颠覆性创新对医疗机构的影响

资料来源：Christensen et al.（2000）。

这些患者的疾病越来越常规化"。

然而,医疗保健服务、技术和基础设施之间的相互作用是复杂的。一个因素的变化可能会对其他因素产生不可预测或高度滞后的影响。不断发展的人口统计、社会、政策和技术因素的组合无疑正在重塑英国、美国和其他国家未来的医疗保健环境,但情况并不像简单的将服务从高成本的教学医院分散到社区那样简单。除了技术创新的影响,其他趋势也在发挥作用。在权力分散化的同时,集中化也在发生。这不仅将诸如膝关节置换手术等简单的选修手术剥离到高效的专科中心,同时也将更复杂的手术集中到领先的教学医院。这包括中风、创伤、移植和高度专业化手术(如儿童心脏手术)等服务,有证据表明手术量和临床结果之间存在因果关系。这是因为开展足够数量团队和个人学习程序并提高护理质量的地方集中服务具有临床效益(Spurgeon et al., 2010)。然而,对于其他条件,质量改进的规模门槛可能较低(Glanville et al., 2010),或者没有明确的因果关系。在这些情况下,其他因素可能同样重要,例如护士与患者的比例(Friese et al., 2008)、提供全天候初级和高级医疗服务的能力、医院系统资源(Bellal et al., 2009)或遵循指南和知识转移的程度(Schell et al., 2008)。

在考虑如何重新配置服务时,医疗保健规划人员和管理人员面临的任务是努力优化四个相互关联的要素:质量和安全、成本、可访问性和劳动力。这是一个挑战,因为这些因素之间存在复杂的权衡和相互依赖关系:

——我们应该如何平衡由技术创新和政策因素驱动的服务集中化,以及患者能否方便地接触到训练有素的专业人员和最新的诊断及其他技术的能力?

——如何权衡临床质量和通过服务集中化实现的财务收益,以及那些距离较远或年龄较大和较贫困人群的社会成本?

长途旅行可能不切实际或成本昂贵,而且对于某些危及生命的疾病,延误与较差的患者预后相关(Nicholl et al.,2007)。然而,适当治疗的开始时间至关重要,因此在远程医疗等技术的支持下,急救护理创新或到达医院后更快速地接触专科医生可以潜在地降低这一风险(Surgeon et al.,2010),如中风护理的例子所示(见案例研究6.1)。

案例研究6.1:改进紧急中风护理的创新

急性缺血性中风约占所有中风的85%~90%。通过静脉注射组织型纤溶酶原激活剂(tPA)来溶解血栓可以改善一些患者因缺血性中风而致残的风险,这一过程也称为溶栓。如果适时进行治疗和康复,这不仅可以减少患者的痛苦,还可以降低医疗和康复费用。然而,如果tPA被误用在出血性中风患者身上,可能会导致潜在致命的脑内出血。中风的类型由脑部扫描确定。注射tPA的窗口期是症状发作后4.5小时。需要快速干预,加上误用tPA的风险,意味着风险很高。

虽然tPA是急性中风的推荐治疗方法,但许多国家的溶栓率仍然很低。缺乏及时获得CT或MRI设备是影响溶栓率的一个潜在重要因素。一个重要问题是扫描设备的位置。适用于急性期成像的扫描仪非常昂贵,尤其是当考虑到放射科医生解释扫描结果和技术人员维护设备的成本时。扫描设施因此位于较大的医院或专科中风中心。存在几种不同的中风服务地理分布模型,每种都有利弊:

——中风患者被送到最近的医院,但中风服务可能在区域基础上进行协调。如果交通时间短,便可以得到更快的治疗。然而,所接受的保健质量取决于中风专家和CT扫描仪的可用性、中风病房的床位以及中风发生时特定医院的非工作时间服务。

——患者可能被送到专科中风中心进行急性期治疗,之后在当地综合医院或康复中心接受治疗和康复。在这种模式中,交通时间可能太长,无法及时给予tPA,这具体取决于中风发生地与医院之间的距离。

——急性期治疗在最近的综合医院进行,通过远程医疗与专科中风中心联系,提供关于 tPA 使用的专家建议。该模式中的问题包括当地医院 CT 扫描仪的可用性和是否有非工作时间服务,以及如何满足需要专科护理的患者的需求,因为即使有远程医疗支持,综合医院也无法提供这种治疗。

因此,即使在中风中心已是常态,并认可中风是紧急情况的美国——仍可能存在无法获得扫描仪,从而无法及时进行适当的溶栓治疗。颠覆性技术创新是有可能有助于解决这些问题的:

——目前正在努力寻找各种方法,使人们更容易获得更便宜但有效的扫描技术。面临的挑战在于使扫描能够由护理人员而不是医院放射科部门进行,同时确保性能足够用于决策。一家瑞典公司 Medfield Diagnostics AB 正在进行便携式微波成像设备的试验,该设备可通过区分脑内出血模式来帮助诊断中风。原则上,现场注射溶栓药物也是可能的。心肌梗死患者现在可以在医院急诊室以外的急救现场给予溶栓药物,前提是没有禁忌症——以前这只能在急诊室有心脏科医生在场时进行。这些技术创新都可以被视为对现有急性中风护理模式的颠覆,将部分护理从成本最高的设施中转移出来,并将护理路径中的任务分解,使非医生的医疗保健工作者能够完成其中的一些任务。因此,它们对劳动力,特别是放射科医生和急救人员,以及 tPA 给药的监管要求有影响。它们还可能对不同部分医疗系统的支付和报销产生影响——谁为护理过程的哪一部分付费,收益在哪里?

——技术创新的另一个领域是溶栓后机械性取出血栓。这显示如果在中风发作后六小时内进行机械性取栓,就有可能提高一些患者获得良好结果的机会。如果这种新治疗成为适合患者的主流,那么简化和加速溶栓路径的好处也会增加,因为将患者送到医院的时间窗口被延长了,更多患者将有资格接受溶栓治疗。

虽然这些技术创新在急性中风护理中提供了潜在的好处,但组织变革也可能带来显著变化。苏格兰的一项研究对不同组织创新改善急性中风护理的潜在影响进行了建模(Uzun Jacobson et al., 2015)。

考虑到该国的地理情况，如果距离最近的可全天候提供溶栓治疗的医院较远，则很难在症状发作后 4.5 小时内给予溶栓治疗。

通过分析 2010 年苏格兰中风护理审计数据，涵盖苏格兰几乎所有入院的中风患者，研究人员发现只有四分之一的缺血性中风患者在发作后四小时内到达医院。考虑到到达医院后可能会有进一步延误——可能长达 30 分钟——因此那些在四小时后到达的患者不太可能符合溶栓治疗的资格。显然，不同医院在中风患者扫描速度和优先级方面也存在很大差异。

为了解决这些问题，可以采用各种组织变革措施。患者可以被送到提供全天候溶栓治疗的最近医院，或者可以采取措施，例如移动 CT 扫描仪与急诊科的物理位置，以加快提供 tPA 的医院的扫描速度来加速医院中进行的扫描。这项研究比较了两种不同的情况与当前的（基础）情况：

——在一个被当地专家认为可实现的情况中，假设每家医院都安装了远程医疗设备，以便全天候访问中风专家，该专家可以查看症状，解释扫描结果，并在适当情况下建议溶栓治疗。医院还采取措施加快扫描速度，以达到所有全天候医院的平均绩效。这是通过引入清晰和快速的扫描协议实现的。在这种情况下，相对于当前情况，将接受溶栓治疗的患者将比目前增加约 25%。

——第二个情况假设所有医院在管理从到达至扫描过程方面都达到了当前苏格兰表现最好的医院的速度，并提供全天候的溶栓治疗。这代表了通过优化医院流程可以提高溶栓率的上限。与第一个情况相比，将有 50% 以上的患者接受溶栓治疗。与基础情况相比，接受溶栓治疗的患者几乎翻倍。然而，人们认识到，在现有资源条件下，要实现如此简化的过程的目标可能比现实中可实现的目标更为宏大，而加快扫描/扩展远程医疗的情况则更容易实现。

这个案例表明，可以通过开发广泛的技术和组织创新来改善溶栓治疗的可及性。除了上述仍在开发中的颠覆性技术,其他组织方案也可以显著改善当前情况。这些是卫生政策制定者和卫生服务管理者需要做出的决策,在应对患者和公众的需求以及基础技术性能不断变化的背景下权衡这些决策。

讨论问题:

——"鉴于中风给社会带来的负担日益增加,我们不应错过在中风诊断和治疗中出现的技术创新的机会。"想象你必须准备一份报告,就在中期(5～10 年)内重组中风护理服务并向卫生部长提出建议。你的建议是什么?

——思考案例研究中描述的创新对劳动力的影响,例如放射科、急救人员和临床医生。对中风治疗的支付和报销系统可能产生的影响是什么,谁受益,谁受损? 这对医疗机构的影响可能是什么,例如在何处建立新的现场解决方案?

资料来源:部分借鉴 Vzun Jacobson et al.（2015）and Stan Finkelstein、Henry Feldnan and Steffen Bayer。

这些挑战的背景是由不同的技术、基础设施和服务变化周期所产生的复杂关系。这些范围从长期的建筑基础设施(通常为 30～50 年),到迅速变化的政策背景,再到经常变化的技术(见图 6.5)。随着远程监控技术(远程护理或远程健康)和新的诊断和成像工具成为医疗系统的一部分,医疗服务的重新配置以及随之对医疗基础设施产生的影响可能会加速。但如何实现这一点在很大程度上取决于一个国家医疗系统的具体情况。在英国,受到最大压力的是地方综合医院,而不是大型教学医院。将服务转移到社区环境为重新思考如何最好地创建更具响应性和更易获得的服务提供了机会。但这也引发了对地方综合医院未来的质疑。这些问题直接处于一条断层线上,一方面这些医院正处于服务从急诊转向社区环境的普遍重新配置上,另一方面是由于急诊和专业服务的集中化(见图 6.6)。其影响可以从英国医院的床位数量和类型的变化中看出(见框 6.9)。

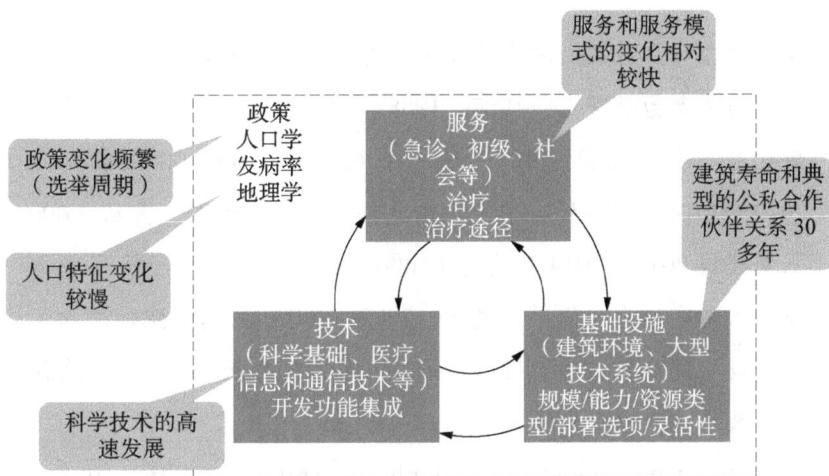

图 6.5 医疗基础设施系统的关键要素和动态

资料来源：Barlow and Köberle-Gaiser（2009）。

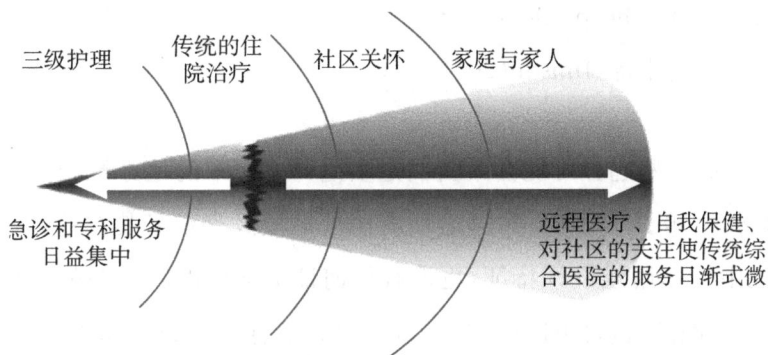

图 6.6 医疗基础设施系统中出现的断层线

框 6.9 背景：英国医院床位数量的变化

在英国，服务从急症医院向非急症医院转移的过程已经持续了多年，对急症和综合医院的作用和特点产生了重大影响。自1948 年成立以来，NHS 急症医院的数量减少了 85%，提供高度专业化护理的地点的数量减少得更快。在此期间，医院的平均规模从 68 张床位增长到 400 多张（Imison，2011）。2011 年，综合急症护理在约 200 家医院中被提供。自 20 世纪 80 年代后期以来，这一趋势尤为显著——1987—1988 年间，英格兰 NHS 的普通和急症医院专科床位总数（不包括日床位）从 300 000 张减少到 2013—2014 年的 136 000 张。在此期间，日间床位数量从 2 000 张增长到 2013—2014 年的近 12 000 张。这部分是由于大多数常规手术现在作为日间手术进行。2002—2003 年间，医院的平均住院天数从 7.9 天减少到 2011—2012 年的 5.3 天，现在的平均住院天数为一天。

[1] http://www.england.nhs.uk/statistics/statistical-work-areas/bed-availability-and-occupancy/bed-data-overnight/

[2] http://www.nuffieldtrust.org.uk/data-and-charts/length-stay-hospitalengland

资料来源：Imison（2011）。

那么这些趋势可能会带我们走多远——未来的地方综合医院可能是什么样子？没有一种适合所有医院的模式来定义其在地方护理系统中的作用或设计特征，也没有任何证据证明医院服务的最佳规模——"医院"包含不同的服务，每种服务都有自己的效率驱动因素，并且位于特定的地方和国家背景中。随着时间的推移，技术创新也会影响对最佳医院规模的任何判断——1998 年发表的一项研究表明，关闭小型医院的经济证据较差，但合并某些服务可以提高质量和节省资金（Normand，1998），这项研究如果今天发表，可能会得出不同的结论。

虽然我们不可能为未来地方综合医院开出详细处方，但我们仍可以确定一些广泛的领域，在这些领域中，护理服务的技术创新可以与地方医院服务相结合。综合医院在提供更方便的地方医疗服务的设施（包括某些诊断和成像、小伤治疗和日间手术程序）方面有明确的作用(框 6.10)。

框 6.10　概念：设计即时检测(POCT)的基础设施

　　广泛来说，在经济合理的情况下，低风险和高容量的手术应该尽可能接近患者进行。投入越多、需要测试的患者越少，服务就越应该在地理上集中和/或由专家进行。在某些情况下，可能需要多种诊断技能，例如糖尿病，其中眼睛和血液测试以及脚的检查都是诊断过程的一部分。这些注意事项表明需要从单一任务导向的从业者转向位于某种形式的社区中心——也许是地方综合医院——提供解释和建议的诊断专家。然而，在其他情况下，技能是"在设备中"，意味着医疗保健专业人员(医生、护士或其他从业者)可以在不依赖诊断专家解释的情况下进行诊断。或者测试可能非常简单，以至于个人患者及其家庭或工作地点成为中心，因为可以进行自我检测和诊断。

　　这些医院还可以代表一系列服务的一个重要节点，旨在使老年人能够留在自己的家中。很大一部分入住养老院和疗养院的老人都是从医院直接转入的。通过恢复和康复、与社会护理的适当联系以及充足的供应和资金，许多老年人可以恢复足够的行动能力和日常生活技能，从而返回家中。因此，规模较小的医院可以发挥康复机构的作用，在这里可以对老年人的长期护理需求进行适当评估，并引入适当的远程保健和远程护理方案。这种模式已经在某些地区得到很好地建立。在北爱尔兰，已经实施了一项涉及组织、基础设施和技术重新设计的重大转型计划(见创新行动 6.4)。

　　基础设施需要适应的另一个领域是家庭本身。随着医院开始尝试"虚拟病房"和远程护理/远程医疗的理念，这正在成为医疗保健基础设施的一部分，这有可能让体弱的老人住在家里，而以前他们可能要搬到养老院去。虚拟医院病房的一个早期例子是由伦敦郡克罗伊登在 2006 年设立的。约有 2 600 名患有长期疾病并且每年有两次以上紧急入院的患者被识别出来，并设立了一个拥有 100 张"虚拟床位"（即在患者家中）的病房。病房的流程和工作人员与急症医院类似，团队包括全科医生。地方医院、全科医生和 NHS Direct（国家 NHS 电话咨询和分诊系统）都知道系统中的患者。虚拟病房的床位被分配给入院风险最高的患者；如果他们超过给定的风险水平，他们会被送到"真正的"实体医院。一项将克罗伊登和另外两个虚拟病房示例与对照组患者进行比较的评估发现，没有证据表明急诊入院、门诊入院或医院费用有所减少；然而，由于更好的护理协调，选择性入院和门诊就诊人数有所减少（Lewis et al.，2013）。

护理工作从医院和其他正规机构转移出来，这开始挑战人们的先入为主的观念，即什么样的住房才适合人们不同的护理需求。远程护理可以减少对养老院住宿的需求，或者至少推迟他们不得不离开家的时间（Barlow et al.，2007；Barlow and Venables，2004）。因此，主流住房存量将成为护理系统中越来越重要的一部分，但它必须符合目的。改善主流住房实际质量的措施，例如改善残疾人通道或热效率，将需要变成护理一系列计划的一部分，提出了关于升级和适应住房存量的成本问题及其预算来源的问题。

创新行动 6.4：北爱尔兰的护理转型计划

北爱尔兰人口约为 180 万人，其中约 50 万人生活在贝尔法斯特地区。为了应对需求上升和资源受限的问题，政府决定利用远程健康和新诊断等新兴技术来启动一项彻底的转型计划（北爱尔兰健康和社会护理委员会，2011 年）。

特别重要的是使医院部门合理化，目前有 20 家医院为相对较少的人口提供急诊服务。随着时间的推移，一些医院的急诊服务逐步关闭。其他医院被重新配置为社区医院，也有一些新的社区医院。还有两所教学医院。因此，北爱尔兰正逐步建立一个由地方保健和福祉中心组成的系统，这些中心与区域急症医院和社区医院垂直整合，并提供横向整合的保健和社会服务。

从一开始，技术被视为关键的推动因素。北爱尔兰已经提供了广泛的远程医疗和远程保健服务。用户数量预计在五年内增长十倍。组织变革是必要的。除了将 20 个 NHS 信托机构合并为 5 个新信托机构，首席执行官们还被赋予了在其所在地区内提供全方位医院、社区和心理健康服务的新职责。为了帮助在各个护理服务之间实现完全整合，在拥有大约 100 000 人的地方社区和 25～30 个全科医生诊所所在的地方建立了 17 个网络团队（整合护理伙伴关系）。这些协作网络将医生、护士、药剂师、社会工作者、医院专家、其他医疗保健专业人员和志愿及社区部门以及服务用户和护理人员聚集在一起。

实施计划过程中不可避免地遇到了一些问题。除了向新的医疗模式过渡所需的资金问题和在急性、社区和初级医疗部门间共享记录的困难之外，医疗和社会保健系统的组织文化也带来了挑战。改变旧的工作文化、重新设计角色、促进专业群体之间的整合以及员工发展需要付出相当大的努力。一些医院员工不愿意在医院外做更多工作，因为这可能会失去一些同事之间的感情。一些全科医生不愿意承担更多的工作，继续将自己视为独立的经营者。应对这些挑战的方法是通过使用试点项目来展示可行性、任命临床冠军和培养愿意抓住新机会的全科医生领导者。此外，还需要广泛的公众咨询，以消除当地居民对地方医院降级的担忧。

资料来源：感谢北爱尔兰健康社会服务和公共安全部前副常任秘书约翰·科尔教授的贡献。

低收入国家的医疗服务——颠覆性创新还是节俭创新？

在发达经济体复杂且高成本的医疗系统中引入颠覆性创新主要是为了在资源日益紧张的情况下应对老龄化人口不断增长的需求。然而，从低收入国家的角度来看，面临的挑战更多是为尽可能多的人提供负担得起的医疗保健服务，在某些情况下，还要为最贫困的人提供最基本的服务和基础设施。在这样做的过程中，是否有可能避免照搬发达国家高成本的医院中心模式？我们是否可以超越20世纪的方法，创建全新的模式？在资源贫乏的背景下开发的颠覆性创新是否能为发达国家的医疗服务提供经验教训？

低收入国家的医疗挑战是众所周知的，不需要在这里详细讨论。前联合国千年发展目标和新的可持续发展目标都包括了低收入国家面临的主要健康问题，以及气候变化和城市化等对健康有影响的各种社会和环境挑战。那么颠覆性创新的概念在这个背景下有何作用？这一议程的一部分内容是通过增加负担得起和有效的医疗资源和基础设施来解决健康问题。图 6.7 重新绘制了克里斯坦森等人 2000 年在发达医疗系统中描述的颠覆性创新，并将其转化为发展中医疗系统

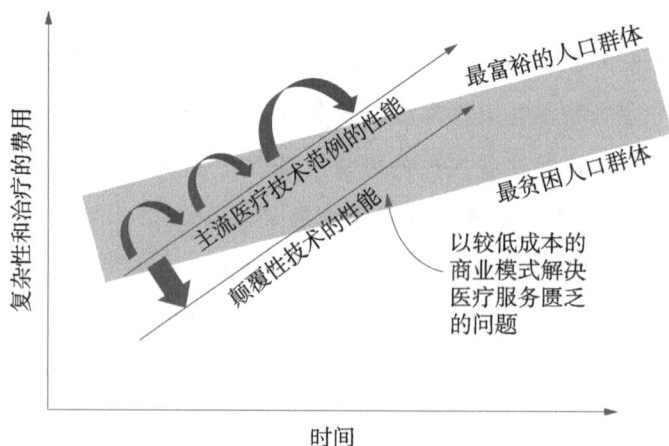

图 6.7　颠覆性创新概念应用于资源贫乏的医疗系统

的背景。

这表明最富有的人群已经有良好的接近医疗服务的机会，通常是世界级的设施和医疗服务。这部分医疗系统的性能随着时间的推移缓慢改善，并受到发达国家技术创新趋势的推动，人们在高质量的医院接受治疗。但将其余人口纳入系统需要新的思维——颠覆性创新——以解决贫困人群缺乏医疗保健服务的问题（Petrick and Juntiwasarakij，2011）。这可能无法提供与最好的医疗保健服务相同的性能标准，但仍被认为足以提供合适水平的医疗保健，当然，当其他选择可能充其量只是基本的情况下。

普拉哈拉德解决了为发展中医疗系统创建创新型低成本医疗保健商业模式的任务。他首先提出一个问题："在发展中国家，医疗创新应该提供什么？"他使用了一个创新"沙盒"的概念，这是一个试验不同医疗保健服务商业模式的游戏场地。沙盒的边缘是一组影响我们试验新商业模式方式的限制因素。然而，这些限制因素并不是固定的，在另一种情况下，可能需要一组不同的限制因素。在印度医疗保健的例子中，普拉哈拉德认为新商业模式必须实现以下目标：

——它们必须提供世界一流质量的产品/服务。

——高性能水平：它们必须比发达经济体中的同类产品/服务大幅降低价格。

——它们必须具备可扩展性：可以在许多地方和环境中生产、销售和使用。

——普及性：它们必须是社会经济金字塔底层的人们能负担得起的。

在这些限制条件下，医疗保健商业模式仍有很大的创新思维空间（见表6.2）。普拉哈拉德用印度的医疗保健服务实例概述了商业模式创新在一些领域的应用，从根本上改善医疗服务的提供。他描述了在他设定的限制条件下实现目标的创新医疗保健商业模式的例子，特别是 NH(Narayana Health)和 Aravind 专科医院(见创新行动 6.6),以及现有技术的更便宜、更简单的版本——Jaipur Foot。同样特别重要但普拉哈拉德没有讨论的是廉价即时检测和诊断技术的发展,在这方面,为创造适合当地市场的技术需要付出很多努力。全民诊断、CD4和通用电气都是这方面的例子(见创新行动 6.5)。

表6.2　创新思维的范围

创新领域	特点
专业化	优化资源、积累专业知识、打造品牌
定价	成本上限推动过程创新
资本强度	只购买相关设备,支付更高的固定成本以减少可变成本
人才利用	关注技能而非证书
工作流程	过程设计至关重要
客户获取	降低成本/患者所需要的数量
价值和组织文化	根深蒂固的价值观、方向和动机

资料来源:Prahalad(2006)。

我们可以看到,这些创新如何满足发展中国家医疗保健需求所需的几个特点:获取机会得到了显著扩展,成本大幅降低,但结果是可靠的,医疗质量也得到了保持。在操作上,重点是利用当地技能而不是强调专业医疗资格。这些创新在很大程度上可以扩展到各种环境。从许多方面来看,这些实例可以看作是先进医疗系统中的颠覆性创新——用颠覆性创新的术语来说,它们提供的是"低端颠覆"。

近年来,随着"节俭创新"概念的引入,这一情况变得有些混乱。这指的是那些设计成本低廉、坚固耐用和易于使用的创新,其重点是在资源受限情况下满足贫困消费者的需求。我们将在下文讨论节俭创新。

创新行动 6.5：提供负担得起的诊断

许多大公司和小公司都正在努力创建更便宜、更简单的诊断和成像技术。这些技术有些专为改善医疗系统中的诊断服务而设计的，因为这些系统缺乏资源来购买或部署发达国家医疗系统的设备。其中一些技术是当地设计和生产的，现在开始作为一种颠覆性创新被高成本医疗系统所采用。作为创新的实例，这些包括科学先进的新设备，如 Diagnosis For All 的 POCT 技术，以及更多模块化的创新（见第二章），这些创新采用已有产品，重新思考其设计理念，并利用现有技术创建新架构（MAC 400）。

用户主导的艾滋病检测开放创新——CD4 计划

个体的 CD4 细胞计数是决定何时开始抗逆转录病毒治疗艾滋病的指标，这是高收入国家的常规做法，在这些国家中诊断服务的获得非常广泛。在低收入国家，艾滋病护理通常分散到农村诊所，但这些诊所通常缺乏诊断基础设施，因此患者必须亲自去更大的医院就诊或送去血样。这导致了延误，并且对于患者来说，去医院的费用高昂且不便。很大一部分患者不再回去领取测试结果，许多结果也丢失了。即使检测的规格是在与资源贫乏国家的医疗工作者协商后确定的。CD4 计划的明确目标是开发一种新的节俭技术，而不是试图改造高收入国家中使用的技术，使其更小、更便携。通过公开征集建议书，Zyomyx 开发了一种简单的即时 CD4 检测方法，只需指尖血，并且无需电子设备就可以在 10 分钟内提供结果，供治疗决策用，每次检测的成本低于 2 美元。

资料来源：Zachariah 等人（2011）和伦敦帝国理工学院 CD4 的倡议。

低成本便携式扫描设备

到 2000 年，通用电气公司在发达国家的妇产科、心脏病学和普通放射学市场中占据重要地位，但其在低收入国家的表现正在恶化,因为其高科技高成本的产品过于昂贵。来自中国、印度和其他地方的公司以"新的性价比模式"进行竞争威胁,以及美国医疗改革下减少医疗设备成本的义务,促使 GE 在印度和中国创建"当地增长团队"(LGT),开发新产品以满足当地需求,并利用当地机会。

通过这些团队在其 Healthymagination 计划下的工作,通用电气公司开发了适用于低收入国家的技术,其成本仅为发达医疗系统同等产品的一小部分。印度 LGT 的挑战是创建一种便携且负担得起的心电图机。在此过程中,该团队成为公司采用节俭创新方法开发产品的最显著例子之一。MAC 400 使用与高端心电图机相同的分析软件,但成本仅为高端机的五分之一。为了降低成本,团队采用了印度铁路的车票打印系统。通用电气公司还与阿斯利康合作,通过阿斯利康的网络提供设备培训。

另一个有大量技术发展的领域是低成本智能手机大小的超声成像设备,其既为发展中国家设计,也为发达医疗系统中的全科医生和社区医疗机构设计。现在有几种设备可用,重量仅几百克,价格约为 8 000 美元,而传统机器至少需要 25 000 美元。MobiSante 的 MobiUS 系统是首个基于手机的超声设备。大型全球医疗设备公司也开发了类似产品,如西门子的 Acuson P10 口袋超声设备,飞利浦印度的 Visiq 和通用电气公司医疗的 Vscan。便携式超声已成为是通用电气公司的一个重要全球产品线,而不仅在发展中国家。在德国、芬兰等先进医疗系统中,由于其体积小和具有便携性,便携式超声被用于现场或急诊科。然而,在印度等国,由于可以被用于确定胎儿性别和选择性堕胎,超声的使用受到监管(GE/BLIHR,2009)。

资料来源:各种来源,包括 2011 年 4 月 4 日至 7 日在华盛顿特区举行的世界健康创新峰会,Walters(2015)。

一家为发展中国家提供负担得起的即时诊断服务的非营利公司——全民诊断

全民诊断（以下简称 DFA）的起点是：假设纸张既便宜又无处不在，因此，如果诊断测试可以嵌入到纸张上，就可以大幅降低成本。基于哈佛大学开发的技术，DFA 创建了一个简单、便携、低成本、易处理的诊断工具平台。该技术于 2013 年开始被广泛使用。通过在蜡印和微流体技术方面的创新，DFA 可以生产邮票大小的测试，测试中嵌入阳性和阴性对照。每次测试的成本降至 0.10 美元以下，而一些传统测试的成本为 4 美元。生物样本应用于纸质测试，样本被引导到检测区，检测区会快速变色。所需的培训很少——通过将颜色变化与设备上印刷的参考刻度进行比较，可以轻松读取结果。完成的测试可以通过燃烧轻松处理。成本和易用性意味着该技术具有很高的可扩展性。一台典型家庭打印机大小的设备可以每分钟打印 200 个测试。所有指导说明都在测试包装中，也可以包含在手机中。正在开发一系列测试，包括肝功能、高风险妊娠、核酸检测和儿童营养。然而，这一市场不仅仅适用于医疗保健领域——人们正在开发用于水、食品和农作物质量及疾病方面的测试。通过大幅降低和简化测试过程，DFA 正在为贫困人群提供更多的诊断服务。

资料来源：2011 年 4 月 4 日至 7 日在华盛顿特区举行的世界健康创新峰会，Fulmer（2012）。

新商业模式与技术同样重要

为当地环境创建合适的技术是非常需要的，但普拉哈拉德认为，关于医疗保健商业模式的新思维与技术创新同样重要。一些国家已经成为试验新的低成本医疗模式的沃土，这些模式通常结合了新技术、组织和资金元素。在墨西哥,已经创建并扩展了许多此类创新,例如 MedicallHome。它为一百万户家庭提供每月 5 美元的负担得起的电话初级保健,如果需要进一步保健,需与附属提供者合作(Britnell, 2015)。但大部分关注点在印度,在那里已经广泛尝试了新的医疗保健商业模式。专科医院,如(NH)心脏病医院和 Aravind Eyecare(见创新行动 6.6),是最著名的两个例子。

创新行动 6.6:印度的心脏病和眼科专科医院

印度的 Narayana Health 连锁心脏病医院是发展中国家医疗系统中最广泛报道的医疗保健模式之一。作为一家高度专业化的医院,NH 在多个方面进行创新,为低收入人群提供负担得起的心脏治疗。在此过程中,它已成为世界上最大的心脏病治疗提供者之一。NH 的创新模式包括专业化和高产量,以及利用高收入患者的交叉补贴和廉价医疗保险为穷人提供医疗保健服务的财务模式。通过使用远程医疗和移动实验室,NH 实现了对农村地区的覆盖。大量的工作、创新管理实践和捐款的结合意味着约 60% 的治疗是免费的或有补贴的。手术费用存在争议——但索赔范围从美国同类医院的三十分之一(Prahalad, 2006)到略低于英国 NHS 的一半(Shetty, 2011)不等。

另一个著名的例子是 Aravind Eyecare。这也结合了多种创新和专业化。Aravind 已成为世界上最大的白内障手术提供商。创新模式类似于 NH,包括过程和供应创新以提供高度精益的工作流程、当地镜片和缝线制造,并通过远程医疗吸引农村贫困人口,而且提供补贴以确保约 60% 的患者得到免费治疗,其余的患者需支付少量费用。白内障手术成本与发达国家的成本比较存在争议,但有一项估算认为其成本是美国同类医院的五十分之一(Prahalad, 2006)。

这些例子在学术和主流媒体中都被广泛报道，作为发达国家高成本医院模式的经验教训。两者都涉及临床和手术过程的变化、任务转移（即在适当情况下将任务委派给较少专业化的医护人员）和使用更便宜的技术来大幅降低成本，同时保持甚至提高与发达国家相比的质量。这个理念并不新鲜，也不是起源于印度的医院部门——从Shouldice Hernia Centre（加拿大的疝气中心）借鉴了关于将医院作为生产线的想法，其历史可追溯到1945年。

这里的商业模式是通过患者的高吞吐量和过程创新，并在新技术应用的支持下，实现显著的经济规模。另一家印度连锁医院，Apollo Reach Hospitals，将类似的模式应用于综合专科医院，而不是专科医院，为印度的半城市和农村地区提供高质量的医疗服务。此外，其还提供低成本医疗保险计划，由中央和州政府提供财政支持，并帮助支付交通费用。Apollo Reach 的模式不在于专业化，而在于标准化协议，以确保在提供高质量的同时通过大量的吞吐量来降低成本。Apollo Reach 的另一个经验教训是，虽然远程医疗与更偏远地区的连接对于扩大医疗服务范围越来越重要，并且是公司商业模式的一部分，但实体医院仍然有重要作用。印度社会经济金字塔底层的很大一部分人口生活在大城市。为这些人口提供医院服务与为偏远乡村提供服务同样重要，但需要在设计和建造方面进行创新来降低成本。NH 降低了医院建设成本，通过使用预制构件和单层建筑，以600万美元建造新的心脏医院，而在印度，这一数字通常为6000万美元。

这些印度医院与发达国家医院的成本比较存在争议。卡拉尼（2007）和里奇曼等人（2008）认为，与美国和其他发达国家相比，NH节约的成本被夸大了（见框6.11）。美国高昂的劳动、行政和保险成本，以及印度高度不受监管的市场，使这种比较显得牵强，印度的效率提升在美国未必可复制。然而，帕特里克等人（2011）认为这个论点过于狭隘，并且低估了来自印度和其他发展中医疗系统的新视角可以为解决发达国家医疗系统问题带来机会。

框 6.11　背景：成本比较——Aravind 的案例

一些人认为，如果根据接受治疗的患者数量进行调整，Aravind 的白内障手术成本可能只是 NHS 的 1%，而且 Aravind 的术后感染率较低（McKinsey，2011；Ravilla，2009；Ravindran et al.，2009）。劳动力成本的差异仅占差异的一半（Naran，2011）。另一种可能的成本差异来源是手术类型。目前有两种主要的白内障手术技术，小切口囊外白内障手术（SICS）和超声乳化手术。后者是英国和其他发达医疗系统中的常规技术，是一种更昂贵的手术。目前还不清楚在 Aravind 手术中使用每种方法的比例。也许有人会这样说，由于 SICS 是更便宜的手术，而且在不复杂的病例中，六个月后的结果几乎没有差异，因此应该被更广泛地使用。然而，考虑到超声乳化术的恢复时间较短，发达医疗系统的患者不太可能接受这种做法。

可以肯定的是，Aravind 的生产合作伙伴 Aurolab 生产的人工晶体的成本远低于发达国家同类产品。Aurolab 能够以 22 美元的价格生产折叠镜片，而在印度销售的跨国公司中价格为 80～100 美元（Ibrahim et al.，2007），在欧洲和美国则为 150 美元（Rangan and Ravilla，2007）。节省不仅仅是工资水平降低的结果。Aurolab 通过使用现有技术和设备设计了一种制造折叠镜片的方法，将镜片在盐水溶液中水化并包装（Ibrahim et al.，2007）。这些镜片获得了欧洲 CE 认证，这意味着它们符合欧洲标准，因此在质量上可与其他制造商相当（Ravilla，2011）。

其他组织已经创建了创新的商业模式，通过交叉补贴的形式来改善药物分配、创建廉价的医疗保险或帮助开发基本的医疗基础设施（见创新行动 6.7）。所有这些创新的出现都是为了让世界上医疗系统资源不足的部分地区有更多的机会获得负担得起的医疗保健服务。

它们都解决了普拉哈拉德提出的旨在改善低收入国家医疗保健服务的创新挑战——它们扩大了可及性，大幅降低了成本，保持了质量，并且具有可扩展性。它们的创新架构各不相同，但都至少体现出了普拉哈拉德框架中描述的 7 种商业模式创新特征中的一部分。从颠覆性创新的角度来看，它们可能更便宜，但其中一些例子并不"简单"，其涉及复杂的利益相关者生态系统：

——Aravind 和 NH 都结合了当地技术制造商和供应商、研究机构和大学、国家和地方政府以及银行的供应链，以及精益和其他过程创新的知识。两者都有复杂的社区外展项目，包括远程医疗。

——对于 Aravind 来说，能否获得主要由欧洲和美国生产的廉价镜片是提高手术质量的最大障碍。在未能说服镜片制造商以更便宜的价格销售镜片之后，1992 年 Aurolab 在 Seva Foundation 和 Sight Savers International 的帮助下成立用来生产镜片（Crisp，2011）。这需要解决监管、知识产权和财务障碍，并建立合适的分销模式。Aurolab 获得了无偿法律支持，以确保其设计和产品开发不会侵犯其他镜片制造商的知识产权。

——Healthstore 的创新生态系统同样复杂。这将健康管理科学（MSH）和 HealthStore 基金联合在一起，MSH 为 HealthStore 提供技术咨询服务，宝洁公司通过 HealthStore 在肯尼亚的儿童和家庭福利商店分销其 PUR 纯净水产品，资金来自埃克森美孚基金会。

创新行动 6.7：创建负担得起的医疗保健基础设施的新商业模式

——HealthStore 基金会在肯尼亚、卢旺达、加纳、埃塞俄比亚、尼日利亚和赞比亚设立了乡村诊所——儿童和家庭健康商店，提供健康咨询并通过特许经营方式分发基本药物，将成功的商业模式授权给其他人使用。前提是自上而下的控制模式发现很难监督基层的情况。在像三明治连锁店赛百味这样的特许经营模式下（其 CEO 是 HealthStore 董事会成员），由于自我利益保护了标准,因为特许经营者希望始终如一地表现。通过结合特许经营和标准化医疗保健服务以确保一致的质量,HealthStore 成功降低了农村人口的医疗保健成本,解决了肯尼亚和其他地方药房短缺的问题,并创建了一个可以广泛复制的模式。

——MicroEnsure 的商业模式是将愿意支付小额医疗费用的消费者聚集在一起,使它们共同形成一个庞大的市场——所谓的"长尾"客户。MicroEnsure 在印度、菲律宾、加纳和坦桑尼亚开展业务。印度每人每年的医疗保险费用为 5 美元,在菲律宾为 4 美元,在加纳为 6 美元。系统允许不同规模的家庭和那些无法一次性支付保费的家庭灵活选择支付方式。

——信息是有价值的,所以通过将患者的数据货币化——例如在适当的保障措施下将数据出售给制药公司,并使用收入交叉补贴贫困人口的医疗保健是另一种方法。Arogya Ghar 的目标是通过将常见疾病和可预防疾病的治疗方案计算机化,重新思考最佳做法并将其简化为简单的交互式算法,并使用互联网传播知识,使医疗知识可以被农村人口获得。通过收集准确的医疗保健数据进行研究,并为政府制定公共卫生政策提供关键数据,可以产生收入以弥补医疗保健费用。

——在医疗基础设施有限或非常基本的国家,有一些方法可以将医疗保健发展与提供水和能源的基础设施联系起来。E Health Point 是一家社会企业,正在开发一个可扩展的、自我维持的模式,为服务不足的农村社区提供水、医疗保健和其他福利。该模型式在印度农村进行试点,并与宝洁公司建立了战略合作伙伴关系,将安全饮用水、通过远程医疗看病、现场诊断能力和通过许可药房提供药物结合在一起。E Health Point 的目标人群是每天收入 2 美元的人群。这些人愿意花费少量月收入购买水。一旦建立了供水系统并产生收入,就可以建立一个负担得起的远程医疗咨询系统。E Health Point 估计，至少有 100 个国家可以从这一模式中受益，通过 40 亿美元的投资，可以为 20 亿人提供医疗保健和饮用水。

——可持续创新组织有两个将基础设施、技术和商业模式创新结合起来的计划。Arogya Ghar（见上文）的目标是通过配备自助服务亭和计算机协议的免预约诊所系统在印度农村以每次 0.50 美元的费用治疗常见疾病和可预防疾病。除了提供治疗常见疾病所需的医学知识外，这些服务亭还采集临床和人口统计数据。这些诊所由社会企业家建造、拥有和运营——这些受过高中教育的人接受 6～8 周的培训，每月工资 150 美元。预计其中许多人将是已经在村庄提供上门医疗保健服务的妇女。

资料来源：各种，包括 2011 年 4 月 4 日至 7 日，华盛顿特区世界卫生创新首脑会议。

节俭创新或颠覆性创新？

"节俭创新"的概念已成为一个热门话题。这个术语主要应用于为低收入国家开发创新技术——更便宜、更简单但足够好——但也有人对其在发达国家医疗系统中的适用性感兴趣。《柳叶刀》委托的一份报告解释了对节俭技术的更多关注如何带来了"真正的全球承诺"，在低收入国家创造的新技术可能有助于缓解高收入国家不断上升的医疗成本。《哈佛商业评论》和《经济学人》上的文章在一定程度上推广了这一术语的使用。咨询公司报告了其对医疗保健和其他行业的益处和影响（例如 PwC，2011c）。达特茅斯学院教授 Vijay Govindarajan 写了大量关于这个主题的文章（Govindarajan，2010；Govindarajan and McCreary，2010）。还有一个专门的网站：http://

www.frugal-innovation.com。

"反向创新被描述为一个过程，'在这个过程中，组织从服务的目标市场价格出发，以提供具有适当质量的服务制定适当的成本结构'"(Richman et al.，2008:1260)。

但对节俭创新的定义并未达成一致。它模糊了"反向创新"或"基于约束的创新"的概念。从本质上讲，这个概念是指从贫困消费者的需求或资源受限的环境出发，逆向满足这些需求，设计出廉价、稳健、易于使用的创新产品(Govindarajan，2010)。有时节俭创新的使用仅限于产品(Zeschky et al.，2011)，有时是商业模式和服务(Richman et al.，2008)，有时则两者兼而有之。定义还包括在使用原材料和对环境的影响方面要节俭。加利福尼亚州圣克拉拉大学的工程师们公布了一份节俭创新在产品设计中的八项核心能力清单(Basu et al.，2013)(见表6.3)，这在查尔斯·里德伯特的书《节俭创新者》中也有体现：

表 6.3　节俭创新的八项核心能力

节俭创新能力	描述
坚固化	该技术使用的材料能在恶劣物理环境中持续运行
可负担性	该技术旨在供经济市场仍在发展中的低收入社区购买，例如，分销和营销策略是基于大批量和低单位成本
简化	该技术在设计上没有采用发达国家产品销售所使用的附加功能
适应性	可从现有产品中改编的技术，例如最初用于充电头灯的自行车发电机被改造成手机电池充电
依赖当地材料、制造业	技术可以在不进口设备或材料的情况下设计和制造
可再生性	技术由可再生资源供电
以用户为中心的设计	一种可供半文盲人群使用的技术，例如使用符号和颜色而不是文字的移动医疗信息技术
轻量化	可由人类通过不可靠的运输系统中携带的技术，例如可装在手提箱中的灾难救援工具包

资料来源：Basu et al.(2013)。

——简单——低成本,易维护,可适应。

——社会性——以用户为中心和社区驱动开发。

——清洁——有效地再利用现有资源和当地材料。

——精益——消除供应链浪费。

满足这些条件的著名节俭技术包括 Jaipur Foot 和新生儿保温箱（见创新行动6.8和6.9）。有许多专门为当地市场需求设计的技术,这些技术是发达医疗系统所用设备的更简单版本。例如,中国的中星医疗针对低成本放射摄影,创建了一种只能进行常规胸片拍摄的设备,但成本仅为进口机器的5%。因此,中星在中国放射摄影市场占据了一半的市场份额(Sehgal et al., 2010)。

用户作为共同设计者的参与被认为是节俭创新的基础之一(Free, 2004)。这在资源贫乏的环境中可能很难实现,因为设计往往试图模仿资源丰富国家创造的产品,或基于感知而不是表达的需求。许多节俭技术创新并非源于最贫困国家(Howitt et al., 2012)——世卫组织适用于资源贫乏环境的技术汇编中列出的设备约有四分之三来自高收入国家(WHO, 2011)。事实上,节俭技术的最大驱动因素可能是那些在印度和中国等主要新兴市场开展业务的跨国公司(Zeschky et al., 2011)。从这些公司的角度来看,节俭创新是一种通过接纳被排斥的人群来扩大市场的方式,就像颠覆性创新的概念一样。普拉哈拉德指出,这意味着重新设计产品和生产流程,将成本降到最低,并消除产品或服务中除最基本功能之外的所有特征,以创建可负担的产品。一些公司在这里看到了巨大的潜力——例如,联合利华和宝洁公司预计,到2020年,发展中国家的贫困人口可能占其全球收入的约50%。开发此类产品的公司必须问自己以下问题:

——问题是否得到广泛认可?

——是否需要创新来解决问题?

——解决它能否改变行业的经济状况?

——解决它是否会为我们提供新的竞争优势并为我们创造一个

巨大的机会?

创新行动6.8:斋浦尔之脚

斋浦尔的脚是1968年在印度设计的一种橡胶假肢,适用于失去膝盖以下腿和脚的人。与先进的假肢不同,它可以在不穿鞋的情况下穿着,其灵活的设计适合在不平坦的地面上行走。斋浦尔之足基金会成立于1975年,目前的年度预算为350万美元,资金来源于捐款、政府支持和收入。它已被亚洲、非洲和南美洲广泛采用,约有40万人安装了这种脚。这项创新很容易推广,因为生产成本低——橡胶在当地就能买到,而且这种脚可以用市面上的烤箱大规模生产。按2011年的价格计算,这只脚的成本约为45美元,而高收入国家使用的同等假肢的成本为8 000～12 000美元。不过,斋浦尔的脚由非营利组织 Bhagwan Mahaveer Viklang Sahayata Samiti 免费发放,该组织已发展成为世界上最大的假肢供应商。

资料来源:Kanani (2011), Prahalad (2006,2010b).

创新行动6.9:新生儿保温箱

低收入国家每年有近400万婴儿在出生一个月内死亡。如果将他们安置在新生儿保温箱中,有一半的婴儿可以存活下来。但每个保温箱的价格高达45 000美元。提供负担得起的孵化器的一种方法是用通用部件升级过时的设备(Amadi et al., 2007, 2010)。在尼日利亚的一项研究中,回收的孵化器在6个月内的性能和10项指标与现代孵化器非常相似,而且更易于维护。回收孵化器的成本仅为现代孵化器的20%,维护成本仅为现代孵化器的25%。在一项后续研究中,尼日利亚主要医院近四分之三的正常运行孵化器都是回收的(Amadi et al., 2010)。另一种方法是开发新的经济型孵化器。DtM 组织尝试利用汽车零件来实现这一目标，正如 DtM 组织所说，汽车零件是"发展中国家丰富的当地资源"。通过利用现有的汽车行业供应链和当地汽车机械师的技术知识，开发出了低成本孵化器 NeoNurture。该项目的衍生产品是 Embrace 婴儿暖床，这是一种可重复使用的便携式睡袋，只需间歇性用电，售价约为 25 美元。然而，尽管 NeoNurture 获得了奖项，却未能被采用。虽然 DtM 公司关注 NeoNurture 的最终用户——农村地区和家庭的医生和护士，但他们没有考虑到医疗设备的购买者，而在发展中国家，购买者通常是政府。DtM 找不到人来建造他们的孵化器。因此，DtM 将注意力转移到制造和销售设计上。它与一家医疗设备生产商和一家在东南亚销售医疗技术的基金会成功合作，开发出了一种治疗新生儿黄疸病的设备——萤火虫。"萤火虫"项目的成功部分归功于与在生产和销售方面具有影响力的合作伙伴的密切合作。借鉴这些经验，DtM 将注意力转回到婴儿保暖上，并与主要合作伙伴一起开发了 Otter 供暖系统。

资料来源：http://www.designthatmatters.org/neonurture

http://www.bizjournals.com/sanjose/stories/2008/04/21/story10.html? b=1208750400^1622061&surround=etf

http://www.notimpossiblenow.com/lives/the-acclaimed-incubator-that-hospitalsnever-used-and-what-designers-learned

http://timkastelle.org/blog/2014/12/how-to-design-for-outcomes/

节俭创新在发达医疗系统中的可转移性——限制是什么？

高收入国家能在多大程度上学习中低收入国家的医疗创新？人

们关心的是发展中国家是否能为高成本系统的医疗提供新视角（Wooldridge，2011；Crisp，2010；Petrick and Juntiwasarakij，2011）。在"金字塔底层"的创新被认为会产生可以转化为发达市场中的颠覆性技术和商业模式的产品（Hart，2005）。世界经济论坛的研究确定了 22 种有助于降低成本、增加获得机会和提高医疗保健质量的创新医疗保健服务模式，其中 18 种起源于低到中等收入国家（McKinsey，2011）。毅伟商学院举办了一场竞赛，以确定在发展中国家创造的可以应用于加拿大的创新，并为获奖项目提供 5 万加元的奖金。获奖项目是由印度开发的一种用于检测青光眼、糖尿病视网膜病变和角膜疾病的微创眼睛预筛查工具，（Snowden et al.，2015）。

从发展中国家向发达国家转移技术被描述为一种反向创新（eg，Immelt et al.，2009；Govindarajan and Trimble，2012）。有人认为这意味着区域之间的流动过于线性，而现实要动态得多——节俭技术起源于世界的两个地区，并在不同地方背景中进行试验时被塑造和重新塑造（Howitt et al.，2012）。

由发展中国家创造并被发达国家采用的医疗技术的例子当然也有。MAC 400 心电图（见创新行动 6.5）在不需要更昂贵的高端机器的德国初级保健医生中流行，最初为资源贫乏环境开发的快速诊断测试已被高收入国家采用，有时在资源贫乏环境中开发的新方案已成为发达医疗系统中的金标准实践——潘塞缇治疗马蹄内翻足的方法最早在马拉维被采用，因为那里缺乏骨科医生，但它效果更好，同时比手术侵入性更小。费用更低，现在正在成为高收入国家的标准做法（Crisp，2010）。

从印度等国家向医疗系统高度发达和昂贵的国家转移节俭和颠覆性创新的限制是什么？考虑到后者的复杂性，我们可以合理地预期，转移绝非易事——在资金安排、将创新融入到现有组织模式中的必要性、遗留的基础设施、发达国家医疗系统中的监管环境以及对现有提供者和制造商的威胁感知等方面的差异。相比之下，如普华永道的一份报告所言,发展中国家的医疗系统在某种程度上"摆脱了维护现状的既有医疗系统基础设施的束缚",这使得开发和试验创新更容易。相对缺乏传统的医疗基础设施——组织、监管、金融和物理——可能减少某些创新在发展中国家医疗系统中融合的障碍,特别是当创新涉及更复杂的商业模式时。更简单的筹资系统,自付医疗费用(即消费者直接支付费用)占主导地位,也可能有帮助,因为在更复杂的医疗系统中,多个提供者组织之间不存在相同的支付和报销的问题。当然,自付费用存在公平问题,即使是节俭创新也可能对某些人来说是负担不起的。还有人认为,高收入国家和低收入国家的医疗需求和文化不同。奈杰尔·克里斯普认为,印度贫困人口中的"jugaad"心态——即采用临时解决方案,用更少的钱做更多的事情(Radjou et al.，2010)——与高收入国家中不断增长的医疗保健支出需求非常不同。

监管与卫生技术评估

一个影响可转移性的重要问题是否有足够灵活的框架来评估和监管具有节俭创新特征的新产品。一种限制因素是卫生技术评估模型的工作方式,尤其是它们是否能够评估在某些程度上"劣于"现有技术的技术。

使用狭窄的增量或边际成本效益方法来评估升级到更新、更贵的产品的利益是否超过成本的评估方式对节俭创新并不友好。这些可能会降低成本,但与现有产品相比,质量也会降低。正如我们所看到的那样(见框6.11),将中低收入国家实现的效率和成本节约转化为劳动力和行政成本较高的高度管制的卫生系统的问题,并不容易进行比较。更广泛地说,政治家和医疗服务管理者的理想是既提高质量又能降低成本的稀有创新。现实是,大多数医疗创新在成本上相当或有所增加,而质量即使有所改善,也只是略有改善。节俭创新属于政治上难以处理的质量降低/成本降低的范围,使得监管机构难以推荐它们。

在英国，NICE 的卫生技术评估指南变得更加灵活，越来越强调价值而不是成本（Workman，2014）。但尽管英国呼吁进行颠覆性创新和节俭创新，以帮助解决当前的医疗系统面临的挑战，但支持其引入的方法论几乎没有（Hurt，2014）。

不同的监管环境，尤其是与患者安全相关的监管环境，对节俭创新转移构成了障碍。根据美国过失法，偏离'社区标准'的医疗创新被视为'医疗事故'（Richman et al.，2008），而印度则不同，印度鼓励通过衡量成本与质量的权衡试验进行实验（Naran，2011）。尽管 Aurolab 的人工晶状体获得了欧洲 CE 认证，但它选择不在美国竞争，因为在那里它需要美国食品和药物管理局（药监局）的批准（Naran，2011）。其他开发节俭技术的企业在试图进入美国市场时也遇到了问题。Nyxoah，一家以色列公司，开发了一种比现有解决方案更便宜、更不易侵入且更易用的睡眠呼吸暂停技术，尽管该产品已经符合 CE 标准，但仍面临药监局要求进行额外的临床试验，以及高额保险费和风险评估。不过，当跨国公司在发展中国家设立子公司或研发部门时，节俭创新可以进入美国市场。通用电气面临的监管障碍很少，因为它们被视为创造了"新需求"并且该产品与通用电气生产的其他超声扫描仪"基本相当"（Naran，2011）。

虽然 Aravind 的晶状体制造商 Aurolab 决定不出口到美国，但 Aravind 模式的某些元素已被转移到美国诊所。在一个诊所，这些帮助将白内障手术的手术时间从 1996 年的 23 分钟缩短到 2004 年的 9 分钟（Naran，2011）。有些经验是基本的精益生产概念，如标准化某些流程，确保所有必要的信息提前到位，以及将更复杂的程序安排在一天结束时进行，以避免对常规手术造成可能的干扰。然而，在 Aravind（以及 NH 和其他专业医院模式）也有任务转移，这被认为显著降低了成本。事实证明，这在转移时会更难。Aravind 的专业人员主要负责诊断和外科手术，所有其他任务都已标准化，使得技能较低的人员也可以完成许多手术。除非有并发症，否则由熟练的护士和验光师提供后续护理。这在英国国民健康服务中是不允许的（Naran，2011）。Aravind 模式的其他方面在转移到另一个国家时必须加以调整。在美国，禁止外科医生在为另一位患者进行手术的平行手术台上为患者做准备（以缩短手术间隔时间），但通过使用两个相邻的相同手术台，一个用于手术，一个用于准备，美国的一些医院加快了手术流程。

本章总结

——颠覆性创新是指向市场引入一种更实惠且更易用的产品或服务，因此更有可能被需求较少的客户接受。

——这些创新产品可能起初性能低于现有产品，但随着时间的推移会得到改进。

——生产颠覆性创新的公司可能会入侵已建立的市场，并取代现有公司。

——颠覆性创新不是渐进式的、"持续的"创新，因此不会导致价格上涨，并随着时间的推移保持价格竞争力。

——对于高成本的医疗保健系统，颠覆性创新的潜力非常大，人们对此非常感兴趣，可能有助于将医疗保健从高端、复杂的技术转向简化复杂问题的解决方案。

——引入颠覆性创新对医疗基础设施——医院和其他设施的分布产生影响。

——在低到中等收入国家的医疗系统中，医疗服务提供方法的实验和创新有助于增加医疗服务可及性的创新。

——这些通常将技术和商业模式创新，以及远程医疗等新基础设施结合起来。

——"节俭创新"的概念与颠覆性创新重叠，但往往适用于在资源贫乏环境中产生的新技术和创新。

——这些创新向发达国家医疗系统的可转移性有限。

问题讨论

1. 描述颠覆性创新的关键特征,并将这一概念应用于医疗保健领域。

2. 颠覆性创新在解决发达国家医疗系统面临的挑战中是否有作用?

3. 你是否同意颠覆性创新这个术语在医疗背景下经常被误解的观点?

4. 为什么医疗保健领域的现有组织和公司可能在颠覆性创新中表现不佳?

5. 参考创新行动 6.3 中的零售诊所的内容。颠覆性创新理论如何有效地解释了零售诊所的案例研究? 如果你在经营 MinuteClinic,你会做什么来保持或创造战略优势?

6. 普拉哈拉德说过,"为了在医疗保健领域实现真正的创新,有必要设定雄心勃勃的目标,确定一系列严格的限制条件,然后从根本上重新审视你的假设。"讨论这一理念如何应用于印度和其他国家的医疗创新。

7. 低收入国家面临的限制在多大程度上导致了新的商业模式创新? 为什么?

8. 颠覆性创新和节俭创新之间有哪些相似和不同之处?

9. "在低收入国家,节俭创新就是颠覆性创新。"你同意还是不同意这个观点?

10. 选择两个发展中医疗系统中的商业模式创新的例子。普拉哈拉德概述的不同创新领域有多重要? 它们是否同等重要? 它们之间是否存在权衡? 是否需要包括或替代其他属性?

推荐阅读

—Christensen C, Bohmer R, Kenagy J（2000）Will disruptive innovations cure healthcare? Harvard Business Review 78（5）: 102 - 112.

—Crisp N（2010）Turning the World Upside Down: The Search for Global Health in the Twenty First Century. CRC Press.

—Govindarajan V, Trimble C（2012）Reverse Innovation. Create Far from Home, Win Everywhere. Boston: Harvard Business Review Press.

—Howitt P, Darzi A, Yang G-Z, Ashrafian H, Atun R, Barlow J, et al.（2012）Technologies for global health. The Lancet Commissions. http://dx. doi. org/10. 1016/S0140-6736(12)61127-1

—Immelt J, Govindarajan V, Trimble C（2009）How GE is disrupting itself. Harvard Business Review（October）.

—Prahalad C（2006）The innovation sandbox. Strategy + Business 44（autumn）. http://www. strategy-business. com/article/06306? gko = caeb6

—Richman B, Udayakumar K, Mitchell W, Schulman K（2008）Lessons from India in organisational innovation: a tale of two heart hospitals. Health Affairs 27(5):1260 - 1270.

第七章

复杂系统中的医疗保健创新

本章将帮助你：

——理解为什么医疗保健常常被视为一个复杂系统。

——了解复杂性理论和系统思维对医疗保健的应用。

——掌握从公司开发新产品和服务的角度、医疗机构采用创新的角度以及负责在发达和发展中医疗系统中进行大规模变革计划的角度来看，这对医疗保健创新管理意味着什么。

如果要让人们获得所需的医疗服务，并控制成本，那么系统的所有部分都必须运作良好。我们知道医疗系统是复杂的。但我们也知道，系统中某一部分的进步有时会使另一部分的情况恶化。人们经常谈论"全系统方法"的改进，有时明确提出，更多时候是隐含的。实际干预和政策有时受到关于复杂适应系统理论的概念和经验教训的启发。有时新政策或干预措施的引入会在医疗系统的多个层面引发反应。在本章中，我们通过一些既需要系统思考又会对整个医疗系统产生影响（不总是可预测的）的例子来探讨复杂性对创新实施和结果的影响。

本章包含三个案例研究,所有案例都说明了医疗保健系统的复杂性及其对理解创新管理的影响。所有案例都涉及全系统变革,描述了需要让医疗和社会护理系统相关部分的利益相关者参与进来,并强调使用证据将不同的利益相关者参与进来的重要性。

其中两个案例涉及技术引发的全系统变革,一个成功了,另一个则不那么成功。瑞典引入"药物利用审查"(DURs)的成功因素之一是明确的目标和自上而下的指导,同时瑞典也意识到,如果要将一种在美国开发的创新引入一个非常不同的环境,需要具备灵活性(见案例研究 7.3)。

全系统示范计划(见案例研究 7.2)也涉及自上而下的指导,尽管在这里,指导是为了确保试验以提供未来扩大创新规模所需证据的方式进行。但试验的僵化抑制了实验和使创新适应在不同地方环境中的能力。

实验也是第三个案例研究(见案例研究 7.1)的一个特点,该案例研究是关于苏格兰在医院事故和急诊科实行四小时目标的国家方案。这是另一个自上而下的倡议。国家团队提出了行动方案——对于实施它们的人来说往往是创新性的——但仍允许各个医疗机构在当地情况允许的情况下尝试这些行动的变体。这一计划最初成功地刺激了医疗机构实现了四小时目标,但最终由于缺少协调地方卫生和社会保健系统的一些能力,导致进展有所停滞。

本章还包括非洲国家全系统范围的医疗保健干预的小案例,说明意外后果的影响(见创新实践 7.1)和背景对成功的重要影响(见创新实践 7.2)。

什么是复杂系统,这对医疗保健意味着什么?

将医疗保健理解为一个系统,而且是一个极其复杂的系统——这一观点贯穿整本书。我们已经看到,无论是从一个采用新理念的医疗组织的角度,一个试图将新产品推向市场的公司的角度,还是一个试图重新设计医疗服务以应对新需求的政府的角度来看,这种复杂性往往使得变革和创新的管理极具挑战性。

"复杂性理论"的使用在组织研究中越来越受欢迎,无论是在研究中,还是在管理和政策的言论中(McKelvey,1999)。尽管它有助于我们应对现实世界的迫切需要,但将复杂性理论应用于管理或政策一直很难。即使是其支持者也常批评复杂性理论过于隐喻性(Anderson,1999;Paley,2010)。我们也许能够表明一个公司或组织具有复杂系统的特征和行为,但要为管理它们的人提供实用的建议却更难。

根据复杂性理论,系统的定义特征如框7.1所述。特别重要的是系统各要素之间相互作用的性质,以及系统适应和展示"涌现"(即系统各组成部分之间随着时间的相互作用使整体不同于各部分的总和)的潜力。这些特征对传统的管理或政策制定方法提出了挑战,这些方法往往依赖于我们确定战略的能力,这种战略可以有效地沟通,然后有意向地朝着计划或可预测的结果进行引导。

复杂性理论为规划和管理社会经济系统、组织发展和实施创新提供了另一种范式和方法。它拒绝传统规划和管理方法的还原论(Gatrell,2005)和组织的机械模型(Rowe and Hogarth,2005),它们通常强调单个变量的属性及其对组织或社会经济系统行为的影响。相反,复杂性理论包含了系统中变量和行为主体之间相互关联的概念,以及这些变量和行为主体对整个系统行为的影响方式。这是一种适应性的世界观,在这种世界观中,行为主体将自己组织起来,形成新的关系和行为,而不是一种确定性的世界观,在这种世界观中,深思熟虑的战略和控制过程会导致变化(见表7.1)。

框7.1 概念:复杂系统属性

——复杂系统是开放系统。

——它们在远离平衡的条件下运行。

——它们有历史。

——它们由许多相互连接和相互依赖的元素组成。

——相互作用是丰富的;系统中的任何元素都可以影响或被其他任何元素影响。

——单个元素通常对它们所嵌入的整个系统的行为一无所知。

——复杂系统具有跨越从微观到宏观的不同尺度的结构。

——正反馈和负反馈过程可能导致违反直觉的行为。

——关系往往是非线性的,即变化是不成比例的,系统初始状态的微小差异会导致后期的巨大差异。

——自适应主体通过自我组织对系统和彼此产生反应和影响。

——复杂系统表现出涌现性——系统行为从组成元素之间的相互作用中涌现,使整体不同于部分的总和。

"混沌"和"复杂性"不应混为一谈。混沌指的是非线性定律完全决定系统行为的情况。系统初始条件中的最小误差被放大,导致不可预测性。复杂性则是从系统不同组件之间的相互作用中所产生的秩序。它们受到简单指导原则的影响;"自我组织"的理念是复杂系统的基本原则。

复杂问题不一定是复杂的。主要区别在于,对于后者,如果我们知道初始条件,结果通常是可以预测的。在复杂系统中,相同的初始条件可能产生不同的结果,具体取决于系统中要素之间的相互作用的方式。

资料来源:Cilliers(1998), Maguire et al. (2006)。

一些研究人员试图在现实世界的例子中证明复杂性的数学证据。例如,研究表明,医院就诊人数和候诊名单数据的分布是幂律分布,而不是正态分布(Love and Burton, 2005; Papadopoulos et al., 2001)。

然而,更常见的是使用复杂性理论来帮助理解组织变革的各个方面。因此,在适当参与(相互联系)和"简单规则"的情况下,从业人员围绕共同愿景("吸引者")组织起来("自我组织")进行变革("涌现")。

表 7.1　规划、实施和组织发展中的对比范式

当前范式	复杂性范式
还原论:单个变量的行为会影响整体的行为	相互关联:代理人之间的关系会对整体行为产生影响
决定论:深思熟虑的战略和控制过程导致重组和变革,以应对环境的预测变化	适应性:在适当的条件下,个体以某种方式组织起来,形成新的、意想不到的整体结构
内部:推动适应(创新和变革)的能量来自内部——领导力、激励机制等	开放性:推动适应(创新与变革)的能量来自系统外部
稳定:试图管理变量,使其趋于稳定,以确保组织按计划运行	有限制的不稳定性:在运作时需要有足够的不稳定性以允许变革,同时又要有足够的稳定性以实现广泛的组织目标
线性:因果关系允许对目标变量进行控制	非线性:由于正反馈和负反馈循环,原因可能产生不成比例的效果,或根本没有效果

资料来源:Lesley Pan。

将复杂性理论应用于创新管理问题的一个例子是对苏格兰 A&E 改进措施的研究(见案例研究 7.1)。该研究探讨了规模的概念,以及如何界定急诊室系统的界限,这需要多层次的干预和多层次的分析(Dattée and Barlow,2010)。另一个例子是关于"简单规则"和组织灵活性在私人诊所中的作用的研究(Lemak and Goodrick,2003)。贯穿所有这些研究的观点是,秩序会自然地出现在系统中(Lewin,1999),其含义是,这种出现可以成为系统适应和变革的手段。

层次、规模、边界和时间

在考虑一个复杂的系统时,将其分解为更易于管理的要素可能会有所帮助。因此,达特和巴洛认为,重要的是要确定适合的分析层

次——我们关注的创新干预措施是主要集中在微观层面（如在医院病房工作的个人或病人）、中观层面（如作为一个组织的医院或其所在的当地急症和初级保健系统），还是集中在宏观层面（如新政策对当地医疗系统甚至整个国家医疗系统的影响）？

另一方面，分析的尺度是指我们如何校准用于观察和衡量系统的工具。我们可以通过选择适当的尺度来降低系统的复杂性，因为这将确定有关问题的边界界限——换句话说，我们必须选择包括什么和不包括什么。因此，分析的层次、校准观测的尺度以及包含哪些内容的界限都是相互关联的。

我们所选择的分析层次也会影响到捕捉系统动态的时间尺度。时间的概念——作为持续时间、变化率、频率、延迟、定时或顺序——在复杂系统研究和组织科学中占据核心地位（Kaplan and Orlikowski，2013）。规模影响着可感知系统动态的时间尺度。

从自然地理学中做个类比，想象一个河流流域。我们观察事物演变的速度取决于我们分析的尺度——在整个流域层面上非常缓慢，但如果我们以一平方米的地面为例，降雨、温差或植物生长每天都在发生变化，那么速度就会很快（见图7.1）。

或者，将变革或创新引入单个病房或医生手术室的微观流程与医院作为一个组织所产生的影响进行比较。要观察前者，即微观流程，我们可能必须采用一种能捕捉几天内变化的观察尺度。另一方面，医院或地方卫生当局作为一个复杂的组织系统，它们的所有组成部分以及它们之间的相互作用所产生的变化影响，可能需要几个月或更长时间的观察。而在整个国家卫生系统层面，则可能需要每年进行观察。在所有这些层面上，事件和过程的发生速度和影响程度各不相同。

在管理复杂的组织系统时，有关时间的一个重要方面就是延迟的概念。变革的后果可能不会立即显现。由于系统的惰性，因果关系可能会滞后，特别是在系统各组成部分之间相互依存关系较多的情况下。其后果之一是，管理者或政策制定者通常根据他们对系统当前动

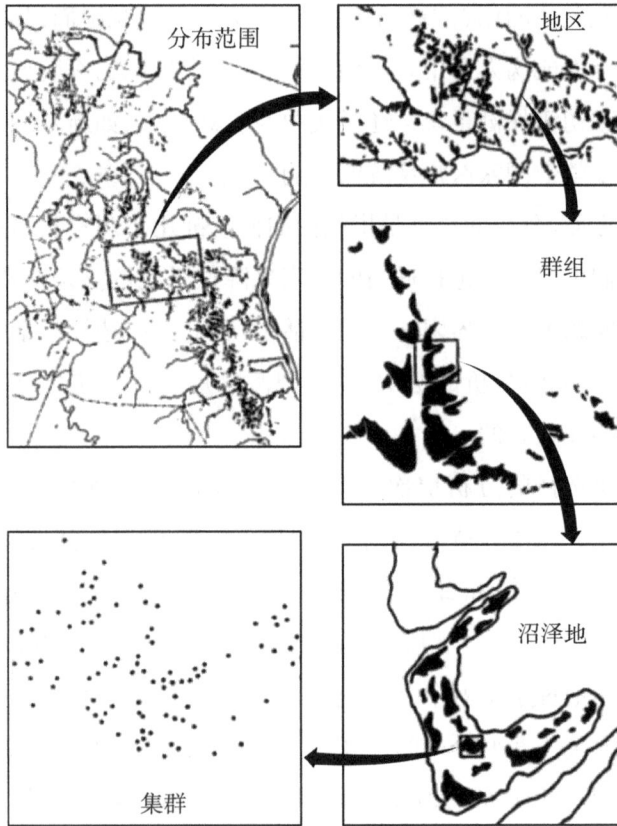

图 7.1　复杂系统的规模和层次

资料来源：Erickson R（1945）The Clematis fremontii Var. Riehlii Population in the Ozarks. Annals of the Missouri Botanical Garden 32：413－460.

态的感知而采取的纠正措施可能并不合适（Dattée 和 Barlow，2010）。他们可能认为系统的目标与观察到的当前状态和变化率之间存在差异。但是，如果这种感知是基于对系统（包括其惯性）的有限理解，那么他们可能会做出仓促或考虑不周的修正，而未能认识到先前修正的效果，因为系统已经对这些修正做出了反应（Sterman，2000）。这也是为什么组织或系统在变革后经常会经历"先差后好"时期的原因之一（Forrester，1971）。在决定需要等待多长时间才能评估先前修正的影响时，需要考虑到分析的层次和规模，因为正如流域的例子所示，可观察到的变革影响所需的时间是不同的。

除了时间延误的潜在影响外,决策者或管理者在确定如何进行干预以实现理想的变革时,还需要了解系统中的杠杆点在哪里。为了控制复杂系统的动态行为,我们需要针对系统中具有足够杠杆作用的点来实现所需的系统行为,而不是无意中引发违反直觉的后果。因此,在设计创新性干预措施时,政策制定者和其他决策者(以及研究人员)不仅必须考虑到医疗保健系统中的相互关联性和时间延迟,还需要理解规模概念及其对我们看待整个系统行为方式的影响。

总之,复杂系统的特点——突发性、非线性变化、不同层面不同组成部分之间的相互关联性等——给那些试图评估干预措施或引入创新的经济影响的人带来了挑战。而且,不仅是在复杂的卫生系统中实施干预或创新,干预或创新本身也可能显示出复杂系统的特性。正如我们所见,很难明确什么是干预措施(或创新),什么是有效的,在什么情况下有效,以及如何在试验之外进行复制。框 7.2 说明了这对设计评估的影响。

> **框 7.2 概念:复杂性对经济评估的影响**
>
> 通常情况下,经济学家会比较干预措施的投入(资源)和产出(结果)的价值。如果能够足够清晰地说明这些结果,以确保对变化进行衡量和估值,那么就没有必要了解干预措施是如何起作用的。但是,如果干预措施本身显示出复杂系统的特性,那么对其经济效益进行评估就会面临巨大的挑战。这些挑战源于复杂系统的决定性特征,如突发性和非线性变化,这些特征是不断演变的系统本身的特征,而不是其各个组成部分的总和。由于万事万物都是相互关联的,系统中某一部分的变化会影响到系统的其他部分,并可能被放大。此外,随着系统的演变和变化,人们赋予干预措施的价值是不变的这一假设很可能是不正确的。基线条件的

微小差异可能导致结果的巨大差异,因此,即使随机化消除了组间所有可观察到的差异,也可能无法消除所有偏倚原因。

因此,干预的结果需要在多个层面上进行测量,而且测量的时间可能比大多数干预研究的时间更长。如果没有精心设计的研究,就很有可能遗漏重要的结果,并对干预措施的影响过早下结论。

舍尔等人认为,研究方法面临巨大挑战,并指出需要在进行分组试验的同时广泛收集前瞻性数据,以捕捉非线性变化、意外后果和乘数效应的迹象。他们还主张更多地使用模型来评估经济价值对纳入这些效应的敏感性。

资料来源:Shiell et al. (2008)。

复杂性理论在医疗保健中的应用

2001 年,《英国医学杂志》(BMJ)上的一系列文章强调了将复杂性理论应用于医疗保健管理的重要性。从那时起,人们越来越呼吁在医疗保健研究和实践中进行更多的系统思考。

"复杂适应系统的科学带来了新的概念,可以为解决医疗保健组织和管理中的令人困扰的问题提供新的理解。"(Plsek and Wilson, 2001)

医疗保健是一个复杂系统这一事实被如此频繁地提到,它现在几乎已经成为一种共识,但重要的是停下来思考为什么会这样以及这在实践中意味着什么。

创新实践 7.1:系统的反抗——在加纳引入额外工作时数津贴

一个例子表明在医疗系统中,干预措施有时会因系统对政策的反应而失败,可以在加纳试图引入额外工作时数津贴(以下简称 ADHA)中看到。为应对由于公共部门的医生对军方医院医生的工资奖励不满而举行罢工,政府引入了超过每周 40 小时标准公共部门薪酬水平的津贴。这一看似微小的决定成为了一连串事件的导火索——反应和逆反应的循环——几乎在接下来的十年中这些事件一直占据着主导地位,并不时地使加纳的医疗服务濒临停滞,直到最终不稳定地平息下来。

为医生引入 ADHA 加剧了护士对薪酬的不满,引发了一场罢工,这场罢工在护士被纳入协议后结束。然而,这一决定反过来又引发了其他卫生部门工人的不满和罢工。最终,该协议扩大到几乎包括加纳卫生部门的所有长期工作人员。但这未能结束系统中的不稳定性。津贴发放的反复延迟以及医生和护士的进一步罢工建立了另一个反馈循环。总体上,这似乎还导致卫生工作者和他们的工会认为罢工是政府唯一回应的语言。由于在更广泛的医疗保健方面的失败,政府最终开始审查所有卫生部门的工作组合,并将 ADHA 支付纳入工资。在一系列要求统一工资标准和提高综合工资的严重罢工之后,系统终于开始稳定下来。

也许很难预测到所有政策决策的正面和负面影响,不同的利益相关者的利益和权力,以及多个行为者之间的相互作用。但在这个例子中,由于未能认识到加纳卫生系统的这些方面,导致采取了一种简化干预措施的方法。对一个问题的解决反过来引发了负反馈循环,使情况进一步复杂化。正如阿格耶朋所说,"昨天的解决方案成为了今天的问题"。

资料来源:Agyepong et al.（2012）。

框 7.3　背景:对复杂性理论持怀疑态度的观点

并非所有人都相信将复杂性理论应用于医疗保健的价值,正如 BMJ 的一封信中所展示的那样。"让他们吃掉复杂性:皇帝的新工具包。"

尽管皮尔斯克和格林哈尔希的目标可能是使一些相当抽象的科学更易于理解，但结果却是具有误导性的，甚至可能有害。该系列并未诚实地阐明复杂适应系统研究的背景，而是不断在误用的隐喻和基于经验的科学之间来回切换……格林哈尔希的系列延续了误用科学概念的传统，将技术术语（例如非线性、吸引子模式）与"家常"的日常想法（例如隐藏的需求和动机）混为一谈……这种对数学隐喻的误用并非原创处理，至少十年来它在美国的商业管理组织中被广泛传播。尽管晚了一点，但它现在开始在 BMJ 中定期出现……反理性主义的结果与 19 世纪浪漫主义有更多共同之处，而不是支持者们想象的那种复杂的后现代思维——它服务于政治和职业目的，而不是科学目的。混沌理论（复杂性理论的一个已建立的子集）在临床科学中的应用是有用的：心电活动节律的分析；癫痫患者的脑电图；糖尿病患者的糖浓度；等待名单的行为等。不幸的是，这些想法可能会被"复杂性理论作为隐喻"的知识分子的万金油所淹没，因为没有数学模型，所以很容易识别，我担心我们会看到，一群医疗管理狂热者将这一理念昂贵地、零乱地散播在成排的翻页挂图上。

资料来源：Reid(2002)。

复杂性理论在医疗保健中的适用性绝不是普遍接受的，正如对 BMJ 特刊的一些回应所展示的那样（见框 7.3）。

一个问题是"复杂性"有两种含义，尽管如舍尔指出，卫生研究人员或管理人员很少明确这一点。第一种情况下，复杂性是干预措施（或创新）本身的属性；第二种情况下，它是实施干预措施的系统的属性。第一个观点支撑了医学研究委员会（MRC）对复杂干预措施进行评估的框架（MRC, 2000; Craig et al., 2006）。这表明复杂干预措施是"由多个组件构建而成,这些组件可能独立或相互依赖",因此很难确定哪些组件或组件组合对结果产生了影响。此外,有些干预措施可能会因为在使用中被调整而具有复杂系统的特征(见第五章),因此表现为突发性,并且需要一定程度的人为因素来实施(Pawson et al.,2005)。

第二个观点则借鉴了复杂性理论的见解。在这里,复杂性是系统的属性,而不是干预措施(或创新)的属性。个别干预措施可能是简单的或复杂的,但其引入的环境可能非常复杂。研究医疗保健创新的采用或影响的研究人员需要认识到环境在影响结果方面的重要性。当我们在评估医疗保健创新的有效性时,环境复杂性和干预措施复杂性之间的区别尤为重要,因为干预措施的积极元素由于包括组织和技术变革的元素而表现出更多的变化(见框 7.2),而不是简单的药物或设备。

那么,在复杂性理论中有哪些重要概念对理解医疗保健系统中的创新和变革是相关的呢? 发达的医疗保健系统肯定显示出许多复杂系统的属性:

——它们由相互依赖的组成部分和跨越多个尺度的结构组成。换句话说,它们由许多利益相关者、组织、专业团体、供应链、患者、政府部门等组成。这些是跨越不同层级排列的,从医生诊所或医院单位的个体到地区和国家的卫生系统。系统中的主体——无论是个人、组织还是公司都可以同时成为整个系统中多个部分的成员。它们共同进化,因为系统中一部分的进化会影响到另一部分,并受其影响。因此,全科医生的诊所是地方初级保健系统的一部分,该系统与急性医院相互作用,是更广泛的地区或国家卫生系统及其机构的一部分。系统中不同的活动和不同的群体或组织受到特定的资助或监管模式的约束。

——医疗保健系统表现出适应性和涌现行为,因为主体之间的相互作用会随着时间的推移发生。如加纳的例子所示,面对政策变化或新技术引入时,系统中的主体之间会触发新的相互作用(创新实践7.1)。

——非线性变化和违反直觉的动态在医疗保健系统中显而易见。减少老年体弱患者的住院可能旨在腾出床位并降低成本,但随着时间的推移,成本可能会增加,因为需要接收更昂贵的选择性手术病例。由于政策和运营目标之间的竞争,医疗保健系统中的主体之间往往存在固有的紧张关系。另一个问题是,主体的行为是由其自己的规则驱动的,这些规则可能不是共享的、明确的,甚至在其他主体看来不合逻辑。在更高的尺度上,医疗保健中的关键方面——其基础科学和技术、现行的护理实践或服务模式、物理基础设施、医疗保健政策环境——变化之间的生命周期不匹配,使得系统协调变得困难。所有这些特征意味着系统中各元素和主体之间相互作用的可观察结果将不仅仅是个别部分的总和。

在一个复杂的世界中管理医疗保健创新

有时,对于如何提供高质量、有效的医疗保健有很高的确定性和共识——一个进行常规手术的外科团队知道他们需要做什么来实现这一点。在这些情况下,主体会放弃一些自主权,以实现共同且无可争议的目标,系统会表现出较少的涌现行为。但超过一定程度后,我们可能需要接纳更广泛的利益相关者才能实现这一点。所有这些可能会导致我们认为,作为复杂系统的医疗保健系统的属性——非线性关系、涌现行为等——为负责管理医疗保健变革和创新的人提出了几乎不可能的任务。系统的行为可能被认为是根本不可预测的,但事实并非如此。大部分医疗保健都处于所谓的"混沌边缘"(Langton,1989),在这里可能没有足够的共识和确定性来使选择和决策变得显而易见,但也没有如此多的分歧和不确定性以至于系统陷入混乱。

我们的学习本能,正如皮尔斯克和格林哈尔希所说,是基于还原主义思维——我们希望通过尝试进入图7.2中的简单系统区域来排除故障和解决问题,并实现更多的确定性和共识来解决问题。但当我们处于"混沌边缘"时,这或许是医疗保健管理的重要部分,重要的是不要采用传统的"减少和解决"管理范式来过度简化和确定。相反,我们的管理方法需要纳入更具动态性、突发性和直觉性的视角。复杂科学引导我们采用一种涉及不同方法的实验的模式,使我们逐步将注意力转向看起来效果最好的方向。

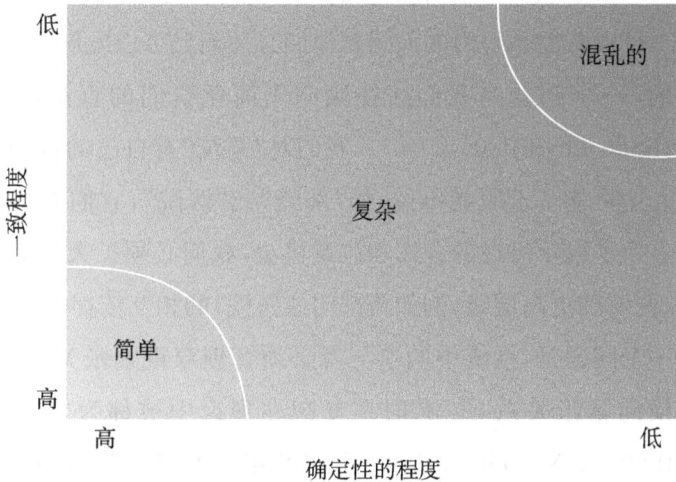

图 7.2　医疗保健中的复杂性、简单性和混乱

资料来源:Stacey(1996)。

　　当在医疗保健中寻求实现一个困难的目标时,最低规格———一些灵活的简单规则被认为比高度规范化和持续实施的计划更有效(Plsek and Wilson,2001)。然而,后者在医疗保健管理思维中占主导地位,导致未能利用自然的创造力,也无法考虑不可避免的意外事件。在一个深思熟虑的战略和控制过程占主导地位的管理环境中,接受"平等"的原则可能很难,即通过下放权力和赋予地方行为者权力,系统可以从不同的初始条件和不同的方式实现特定的最终状态(Gresov and Drazin,1997)。

　　如何确保变革被视为有吸引力,而不是试图抵抗变革,是各级管理或政策制定者的一个关键组织任务(Plsek and Wilson,2001)。这意味着要让有不同且经常是竞争目标的自我利益主体意识到他们的相互依存性,并诱导合作行为和影响跨层级和边界的适应性行动(Levinthal and Warglien, 1999; Gavetti and Levinthal, 2000)。一个重要的任务是创建一个共享的代表和理解什么能构成更好的性能,赋予代理人寻找最具共同吸引力选项的自由和能力。询问哪些变革和创新实践已经成功被采用或率先被采用,并共享有意义的信息——证据——可以帮助系统内的人感到他们必须而且可以发展。

然而,一个问题是我们往往倾向于简化我们的直接组织结构(Gavetti and Levinthal, 2000)。我们对"系统"有自己的认知——认知表征。这可能基于职能单位,如"部门"或"医院",它们周围有隐含的边界。为了揭示潜在的合作和协调机会,我们必须扩大认知表征的规模,以便明确更高层级(例如跨部门或医院)的相互依存性。

另一个问题是,系统中的参与者必须管理双重紧张关系:跨边界协调的横向紧张关系——有时在复杂性理论中被称为"景观耦合"(Levinthal and Warglien, 1999)和自我组织的纵向紧张关系——在指导地方行动的简单自上而下规则和支持自下而上出现的条件之间取得平衡。这种"蓝图"规划方法(即有意的战略和控制)和由复杂性理论为指导的适应性方法(无论是否明确)之间的紧张关系已经渗透到管理和政策的许多领域。例如,国际发展政策在 20 世纪 80 年代就出现了这种对抗(见框 7.4)。

框 7.4 概念:复杂性与国际发展政策与实践

对政策制定者来说,复杂性给公共卫生等社会经济系统的干预措施设计方面带来了挑战。这些挑战可以归类为:

(1)与那些不能由一个参与者控制的问题相比,能力来自定义明确、运作顺利的层级结构的问题,涉及分布的能力和不同层次的各种动态。

（2）因果关系或解决问题的方法相对稳定的知识与不太理解或简单的问题之间的对比。

（3）政策必须解决的问题或必须努力实现的目标有共识的问题，与涉及许多合理且同样合法的解释和观点的问题之间的对比。

制定政策和干预措施的决策所需要不同类型的知识。影响这些知识类型的因素有：决策发生的地方（如国家层级与地方层级）、在何时获取行动知识并决定如何行动（如干预前与干预期间），以及如何有效进行决策和综合知识（如工具性和技术性对话与基于对话的方法）。

复杂问题的特点是对系统中不同层级和分布能力的知识有限，对因果关系的知识有限且不可预测性高，以及/或对政策必须解决的问题或总目标的共识有限。

资料来源：Jones（2011）。

医疗保健中的复杂性和全系统变革

近年来，系统思维和复杂性理论的应用在医疗保健政策和实践中的应用日益受到关注。这些理念以不同的方式被应用，从小规模——指导创新医疗产品的开发——到将创新引入地方卫生系统，再到大规模的国家变革计划。

当创新及其存在的环境十分复杂时，我们能够规划和管理它们的程度变得不确定。因果关系不明确，基于结果的项目管理和科学方法的评估和分析效果不佳。从创新管道的早期阶段到采用和扩散过程，通过复杂系统的视角来看世界可以帮助我们为创新的开发和实施提供信息。

我们在第四章中看到，一些公司在其新产品开发策略中使用"安全失败"(或"快速失败"或"转向")的策略。这涉及实验、适应和进化，其中初始产品原型的变体被依次测试，最终最有效的变体被筛选为最佳设计。诀窍在于确保失败是可避免的——无论我们谈论的是个别公司还是地方卫生系统，错误都不会在整个系统中以灾难性的方式扩大。这种方法是关于允许最薄弱的想法以可承受的方式失败，从而控制关键风险，并在不浪费资源的情况下迅速达成良好结果。在复杂性理论语言中，这可以被视为一种涌现的过程，让各种可能性显现出来，发现意想不到的新价值来源，确定进入市场或实施的选项，并相应地调整业务或卫生系统。

第四章还描述了关于"快速失败"的价值和适用性的争论，有人认为这是时髦但不一定有用的方法，因为它可能只是一个不断失败的借口，揭示了公司实际上不知道自己在做什么。这个问题的核心在于实验与规划、客户反馈与直觉、迭代设计与"前期"设计方法之间的对比。复杂性理论告诉我们，重要的是为失败创造安全空间，通过在组织或政策制定者可以直接控制的系统边界内，通过小步实验来前进。这样，随着我们对创新及其影响有了更多的了解，方向就会出现，我们会逐步将注意力转向效果最佳的方法上。

那么，这些理念在医疗保健环境中如何发挥作用呢？在新产品开发方面，这种方法的回声可以在制药和医疗设备公司用来加速新产品开发的新的方法中看到。但对于负责保持始终如一高质量卫生服务的政府或卫生服务组织来说，试错实验——以及快速或甚至安全失败实际上可能感觉不太安全。"转向"在你必须保持服务进行时是不太可能的。而且，当涉及复杂技术和组织变革混合体的卫生服务创新的引入时，大规模的快速实验不太可能是可行的。除了在医疗保健系统中对创新干预措施进行小规模试验的成本之外，复杂的环境也对事前评估造成了限制——对可能的因果关系了解有限、对现有证据基础的共识有限，或者，一项具体的创新可能有多个目标，因此难以预测可能发生的情况及其原因。

在这些情况下,需要不同的方法,但仍保留从安全失败、快速失败模型中汲取的有用经验教训(Jones,2011)。首先,当问题或创新达到一定复杂性时,需要更好的实验方法。在这些情况下,干预措施本身成为一个学习的机会,正如"自然实验"一样,将相同的创新引入不同的卫生系统或地方环境。系统思维可以在这方面提供帮助,鼓励负责实施创新的人共同努力,对问题形成共同愿景,通过创造空间使干预措施具有灵活性,促进分散的行动和自我组织,并建立适应能力(见框7.5)。

框7.5　概念:将系统思维注入政策创新

一份为海外发展研究所(Jones,2011)撰写的报告总结了系统思维何时、在哪里和如何帮助解决复杂政策问题。

实施机构需要协同工作,通过以下方式促进分散的行动和自我组织:

——分权和自治,在决策中分配权力,并允许下层主体增加自主权。

——让地方机构参与进来,并在不同规模上实施干预措施。

——边界管理,促进在主要利益相关者之间建立信任和协作的过程。

——建立适应能力,使行为者能够利用任何自主权来解决问题并刺激紧急反应。

——消除自我组织的障碍,如国家立法或权力和社会资本问题。

——支持网络化治理,重点是让各单位对其使命或角色负责。

——领导力和促进,通过吸引而不是强迫的方式工作。

——渐进式干预,从现有网络入手,采取循序渐进的方式,而不是试图实施理想化的蓝图。

　　实施机构需要对问题做出适应性反应,为干预措施留出空间,以便灵活吸取新出现的经验教训:

　　——适当的规划,进行轻便和灵活的事前分析,提高对关键风险的认识,并将问责制与明确的行动原则联系起来,而不是与不可预测的结果或不灵活的活动计划联系起来。

　　——将实施作为一种进化学习过程,通过干预措施进行试验,成为学习的核心驱动力。

　　——创建简短的、具有成本效益的反馈循环,使监测对象和监测内容透明化。

　　——以影响为导向的迭代监测,促进对如何实现变革的理解,而不仅仅是记录进展。

　　——鼓励自主学习,因为在信任和所有权的背景下出现的证据更有可能引起行为者的反应。

　　——对学习负责,因为政策明确重视学习,而不仅仅是交付和达成绩效目标。促进服务交付中的创新可能需要重视冗余和多样性。

　　实施系统和过程必须借鉴多种知识来源。允许在多种观点之间进行协商和综合论证的工具尤其重要:

　　——在有包容性的面对面论坛中进行审议的决策,重点是为行动提供合理和合法的投入。

　　——通过确保观点和假设被明确化以便于有目的地测试,从而关注在实施过程中变革是如何发生的;"变革理论"和基于理论的评估等规划工具可能会有所帮助。

　　——现实的前瞻性和未来技术提供前瞻性分析并在实施方面建立共同的观点;情景规划在使组织既具有弹性又灵活方面可能是无价的。

——点对点学习，而不是技术知识转移的过程，以促进适应和学习。

——通过争论和辩论来拓宽对话，寻找批评的声音，而不是回避它们，促进反思。

——意义构建，为关键利益相关者所持有的问题创造一个共同的愿景，可能涉及使用边界对象如共享模型或标准。

——促进和调解，以一种谨慎的方式将不同的知识来源结合起来，并管理利益相关者之间的权力。

其次，对于在系统中较高级别的政策制定者来说，利用较低层级行动的有效性非常重要——支持小规模干预措施，但允许在方法上有相当大的变化，评估其有效性，并提供选择成功特征或干预措施的机制。创建正确的反馈循环来分享从实验中获得的经验教训至关重要。确保监测是透明的并在地方层级进行，有助于确保负责实施的人认识到干预措施的地方动态作用——将监测工作交给从干预措施中受益或受损的人手中，可以确保反馈循环短而有力。我们在案例研究 7.1 中看到快速评估（PDSA 循环）的使用就是一个例子。

因此，试点项目在医疗保健创新中变得越来越重要。试点项目被定义为：

"在有限范围内引入的计划或政策——例如在时间或地理范围上有限，其明确目的是生成评估证据以决定是否全面实施"（HM Treasury，2011）。

其基本前提是对一个系统进行有意干预，以检验如何解决问题的假设——换句话说，在小范围内尝试一种创新方法，以了解其是否有效。

案例研究 7.1　自上而下的变革与地方实验
——苏格兰非计划外医疗服务改革

在英国国家医疗服务体系中提高计划外(即非择期)医疗服务质量的政策提供了一个很好的例子,说明了在全系统层面设计和实施变革所面临的挑战。它展示了绩效目标和学习网络如何在推动变革和创新方面发挥作用;但要使干预措施有效,还需要在卫生和社会保健系统的不同部分之间发挥杠杆作用。

设计一个由系统思维指导的计划

2004 年,苏格兰推出了一项全国性目标,即在四小时内对 98% 的急诊(A&E)患者评估、接收或出院。英格兰在两年前就开始实施这一目标,因此苏格兰能够从这一早期项目中获益。其中一个教训是需要避免"操控"系统,例如将医院手推车重新定义为"床位",以便患者可以被视为已从急诊"出院",从而达到四小时目标。苏格兰医疗体系意识到解决卫生和社会保健组织在不同系统层级之间的相互作用的重要性——仅仅改善医院内急诊流程的绩效是不够的,还需要解决患者进出医院的流动性问题。

非计划护理协作计划(以下简称 UCCP)的设立旨在支持苏格兰的 14 个地方卫生委员会实施新的举措以达到目标。该计划成立了一个国家计划团队,并在每个卫生局设立了地方实施团队。预计四小时目标能通过"集中注意力"来引发创新和行为改变,允许利益相关者提出新想法或对其他地方正在起作用的想法进行调整。

举措部分借鉴了精益思维的概念,通过更好地管理轻伤、疾病或医疗入院等病人的流量,来控制患者进出急诊的人流量。在苏格兰许多医院中,引入精益思维本身就是一种创新,尽管它已经在英格兰的四小时计划中被采用过。新颖之处是苏格兰对院外流动的关注,这涉及医院与其组织边界外的医疗系统部分的关系。这意味着需要特别关注救护车服务、全科医生和老年人社会服务。通过改善院内和院外团队之间的协调来更好地控制患者流动，预计将减少急诊室的等待时间。

关于对全系统需要变革的强烈言辞渗透到 UCCP 中，明确借鉴了复杂性理论的经验。正如引文所示，这试图向地方计划外医疗系统中的所有相关行为者强调他们是相互依存的。

"有强有力的证据表明，仅靠发布指导方针和指令是无法带来变革的，而且一刀切的方法不适用于所有情况。解决方案必须满足地方需求和情况，并且更重要的是，如果要实现显著且可持续的改进，就必须让员工积极参与变革过程。"（NHS Scotland，2005）

"目标是衡量全系统设计和能力的公认标准。这意味着医院和社区服务的所有元素都要参与到目标的实现中来——不仅仅是急诊部门。需要整个医疗和护理系统的参与来做出必要的改进——鼓励各方思考整个服务提供系统的运作方式，而不仅仅专注于他们自己的服务。"（NHS Scotland，2006）

平衡自上而下的指导和地方灵活性

重点强调了赋予地方行为者权利的重要性，使他们能够自由选择行动，并根据当地情况加以调整。这与国家的支持和监督相结合。国家团队认识到，没有任何单一的变革或"灵丹妙药"能够单独实现所需的绩效改进。国家团队推荐了经过验证的高效改进工具和技术，地方团队可以在短期内使用"计划—执行—研究—行动"模式（PDSA）进行尝试。通过测试每个行动并根据地方需求和情况进行调整，团队获得了计划的所有权。PDSA 模型允许团队了解什么有效，什么无效。因此，在 UCCP 的所有地点都开展了地方实验，设计和尝试渐进式变革，监控其对绩效的影响，然后采用或放弃它们。

减少系统中的"认知距离"

UCCP 的一个主要任务是减少系统中不同层级的个体和群体之间的认知距离，即缩小当地参与者和系统的各种表述之间的差距。这需要跨组织边界的参与。认知距离越大，例如在某家医院的社会服务部门和某医院急诊部门工作的人之间的认知差异越大,设计更有效地协调患者流动的活动就越难。即使在医院内部,最初也难以让不同部门的人参与进来,因为他们认为问题在别处,无法看到他们所采取的任何行动——例如改变临床医生进行病房巡查的顺序会对问题产生什么影响。

以小规模实验和PDSA活动产生的数据为形式传递可信的证据,是减少认知距离和鼓励合作过程的一个非常重要的方面。参与者报告说,一些行动直到收集和分析其影响的数据后才被接受。数据在说服医院其他部分的同事相信问题的严重性及其改进措施如何对他们产生影响也很重要。

一项举措涉及授权护士安排诊断测试并启动静脉输液。这减少了患者在开始治疗计划之前需要经历过度延误。在引入新的"急诊护士从业者"之前,除初步评估和治疗外,关于每位患者的所有决定都由医生做出。一家医院报告说,员工们担心护士侵犯了他们认为的传统医疗领域,因此抵制变革。引入新模式需要医院内的广泛参与,包括高级管理人员支持这一举措并提供培训预算,医务人员和放射科人员同意变更转诊路径,急诊护士同意新协议,以及高级护士帮助设计协议。

学习研讨会是协作方法的一个组成部分。这些研讨会为参与者提供了分享和传播新想法和经验的机会。这些研讨会还催生了非正式的学习网络,强化了更正式的过程。UCCP还开发了一个基于网络的工具,以便以互动方式解决问题和获取计划资源。

成果

随着时间的推移,地方卫生委员会内各组织之间的协调有所增加。这部分受到国家团队建议的指导,说明了将改进工作重点放在哪里以及如何最好地安排干预措施的顺序,部分通过国家团队组织的学习活动的指导。这些活动中,来自苏格兰整个医疗系统的组织和个人可以分享成功行动的知识。投入协作学习的努力和整体计划的全系统视角创造了地方出现这一现象的过程。这使得急诊部门能够与医院系统的其他部分进行协调；在实现四小时目标方面的初步改进相当迅速。一位医生的描述展示了她现在如何感觉到自己现在有能力看到系统中的哪些变化可以改善计划外的医疗服务。

"作为一名临床医生，计划外医疗协作给了我机会帮助解决一些在照顾急诊患者时让我日复一日感到沮丧的系统问题。它为我提供了工具来识别系统中有改进空间的地方，并有信心主导解决方案。让我有机会走出自己的临床领域，与其他临床医生和管理人员一起工作，成为团队的一部分，并从更广阔的角度了解急诊病人作为一个群体的需求。"（急诊科工作人员医生，苏格兰医疗系统，2007 年报告）

这种合作方式成功地将参与改善计划外医疗服务的人从"责备文化"转变为相互理解，并进一步和认识到医院不同职能部门之间相互依存性的关系。在医院内实现了全系统工作，改进了患者流动。然而，院外患者流动问题更多。这是由于两个类型的子系统之间的相互依赖性——急性医院、初级护理、社会服务和救护车服务——在利益相关者试图互相参与时变得更突出。这些是信息依赖性（例如急诊等待社会护理包的老年患者）和资源竞争，在更广泛的医疗保健系统中，相互冲突的目标加剧了资源竞争。

医院团队在充分吸引、激励和协调医院外利益相关者方面或者保持他们参与的初始方面遇到了困难。他们难以说服院外利益相关者认识到各种相互依赖性的意义及其对急诊子系统的影响。此外，医院外利益相关者没有动力去冒险变革，因为根据急诊等待时间的形式制定的目标，导致它被视为纯粹的急症护理目标。

关键经验

UCCP 的组织结构、方法和经验为在实际环境下应用复杂性理论提供了几个经验教训。从全系统层面来看，我们可以看到协调多层级行动的问题：

——整体项目设计允许的地方灵活性使得测试更容易。但即使在个别医院层级上，系统中的相互依赖性有时也使地方计划管理者难以分离出个别因果关系。干预措施的引入和其效果之间的时间滞后加剧了这一问题——尤其在系统较高层级上，因果关系并不总是很明显。

——负责特定患者流动的项目经理（如急诊内、急诊到医疗接收单位或手术的流动）能够在他们的权力范围内刺激行动，但他们对系统其他部分，特别是涉及院外患者流动的组织缺乏权限。因此，可以在每个医院内实现全系统变革，但在更大规模上却无法实现全系统方法。

——UCCP展示了在安全环境下进行实验以刺激医疗保健创新的重要性。急诊部门的工作人员发现，四小时目标集中了人们的注意力，并允许他们尝试他们已经在考虑的小规模的地方行动，促进了实验和创新思维。因此，该计划成为可以试验新想法的安全环境。在全国性活动中，与国家团队和地方团队、区域领导者和整个医疗保健系统其他部门的代表之间分享了反馈意见和学习成果。

UCCP采用了一些创新发展的关键原则——我们需要尝试新事物，但预计有一些会失败，我们需要确保失败是可承受的，并且需要确保我们知道何时失败并从中吸取教训。

讨论问题：

——UCCP计划初步成功的关键因素是什么？

——你认为新产品开发的经验教训在多大程度上适用于UCCP等组织创新？

——UCCP故事告诉我们在不同系统层级协调卫生系统干预措施所面临的挑战是什么？

资料来源：Dattée and Barlow（2010）。

在越来越多人致力于制定循证政策的同时，试点项目的使用也在增长，以至于有人认为这种方法现在"毫无争议到微不足道的地步"

(Cartwright and Hardie, 2012)。在美国,2001 年成立了循证政策联盟,以推动各种社会政策的循证改革。在英国,20 世纪 90 年代,工党政府表示要结束意识形态主导下的政策制定,因此对研究能帮助政策制定者的信心变得尤为突出。这种以证据为基础制定政策的承诺得到了支持,支持通过研究来评估具体的政策措施,并指导政策制定者如何最好地利用研究证据。

在英国,卫生部发起了大量的政策创新试点和示范项目。从理论上讲,这些项目本应为政策学习提供信息,但其影响力却低于预期(Webb, 2005 年)。下议院卫生委员会(2009 年)的一份报告认为,由于对试点项目的设计和实施考虑不足,试点项目的评估受到影响。缺乏对比的薄弱的研究设计,缺乏成果指标和基线测量等的薄弱的方法,以及在创新还没有来得及"成熟"之前就结束评估,所有这些都会影响学习效果。有时,在评估期间对创新活动及其目标的改变会使问题更加复杂。其他问题见框 7.6。

框 7.6 概念:试点项目的方法问题

——模仿随机对照试验等医学标准做法的方法可能不适合某些复杂或难以界定的干预措施(见案例研究 7.2)。

——试点项目的选址也会产生问题,因为在选址时可能会出现矛盾,一方面要选择良好的地点——这样可能更容易实施和评估,另一方面又要在更广泛、更现实的环境中进行创新试点。可能很难找到愿意作为"对照"的地点,而这些地点并没有接受可能被认为是有益的干预措施。

——很难找到合适的规模来开展和评估试点项目。干预措施必须有足够的效果,以便在系统的相关层面产生影响,并使人们真正了解其影响,但又不能过于冒险,以免任何不利影响在整个系统中造成灾难性的扩张。评估的持续时间也很重要。医疗保健领域试点项目和试验的一个问题是，政治家们往往急于求成，过早地寻求答案，以至于干预措施无法产生有意义的结果。

资料来源：下议院卫生委员会（2009 年）。

政策环境可能不利于从试点项目中学习。一项关于医疗保健试点项目的研究发现了几个不利于学习的因素，包括委托人和评估者进行有效对话的程度、评估与政策进程之间的时间安排不匹配，以及具体评估中的多重目标——有时在方法上相互矛盾（Webb，2005）。舍尔伯里研究了 2006 年《我们的健康、我们的护理、我们的发言权》白皮书中 21 项评价的使用情况。报告认为，如果在政策制定过程的早期阶段就委托进行研究、有更多的时间进行评估、研究方法和研究设计更加透明，那么研究结果会更加有用。政策人员的快速更替和优先事项的不断变化也意味着有些评估的作用不如预期。

案例研究 7.2 是关于"全系统示范者"计划的经验，它说明了政策目标与支持推广和为政策提供依据的愿望之间可能存在的矛盾。在这个例子中，评估方法的僵化性与最初的计划目标相冲突，最初的计划目标是引入一项创新，以促进整个系统在医疗和社会保健方面的工作。

案例研究 7.2　为技术驱动的全系统变革收集证据
——全系统示范计划

2006 年的卫生部政策文件《我们的健康、我们的护理、我们的发言权》提出了一个广泛的目标，即提供新的综合保健模式，并将医疗保健转向以社区为基础、以患者为中心的服务。远程医疗技术——远程保健和远程护理被视为一种工具，可帮助支持有长期、复杂保健和社会护理需求的人，同时也是促进整个系统重新设计的工具，是将护理系统的不同部分综合在一起的"粘合剂"。

在此背景下,根据循证政策和实践的理念,"全系统示范"(以下简称 WSD)计划应运而生,旨在大规模尝试远程医疗,调查其益处的证据,并就其未来部署提出建议。该计划从 2008 年持续到 2011 年,被认为是对远程保健和远程医疗技术的实施、影响和可接受性进行的最大规模评估,涉及英格兰三个地区的 6 000 多名患者和 238 个全科医生诊所(Bower et al., 2011)。

要参与该计划,地方卫生和社会保健当局必须证明在卫生和社会医疗领域有成功合作的历史,例如,联合卫生和社会医疗团队提供了全面的综合方案,并证明对整个系统方法有明确的计划(卫生部,2007 年)。

WSD 计划的经验为我们提供了教训,即在混乱的医疗和社会医疗领域引入创新以促进全系统工作,同时努力收集证据以支持扩大规模并为政策提供信息。

界定"全系统"工作的早期问题

尽管制定了目标,并要求卫生和社会医疗机构在参与项目之前必须证明已开展了一定程度的合作,但事实上,全系统工作在选定地点的文化体系中并没有占据很大比重。几乎没有证据表明以前曾有过任何综合行动,各服务机构基本上都是在传统的文化、结构和财务孤岛中运作,三个地方也没有综合服务的战略愿景。全系统方法的概念缺乏操作上的明确性,对其实际意义没有共同的定义,对如何实现也含糊不清。

对许多人来说,全系统工作是一种综合护理模式,强调的是病人的整体需求和"无缝"服务体验,而不是注重更广泛系统效益的转型变革过程(中观或宏观层面)。总体而言,与加强综合这一相当模糊的目标相比,可持续发展水平计划的管理者和临床医生更关注的是远程医疗服务在当地的发展,而且他们感觉到在全系统工作方面缺乏"组织准备"。从计划实施的最初几天起,以技术为驱动的全系统转运方法的愿景就出现了缺陷。政策制定者的总体看法是,随着远程医疗的引入,变革将在很大程度上有机地发生,但在三个地方,很明显,除非数据共享结构和战略层面的领导到位,否则不可能实现这一任务。在WSD计划的早期阶段,战略重点已从转型计划转向研究计划,重点是提供远程医疗的临床和成本效益证据。

证据收集与迭代学习之间的矛盾

随着WSD计划的发展,围绕新的远程护理和远程保健服务的综合模式的任何举措显然都受到了评估方法和试验设计本身的阻碍。随机对照试验参与者的选择标准最初包括一个混合群体,其中既有社会需求,也有健康需求,即既需要远程护理,也需要远程保健。然而,在试验初期,由于随机对照试验招募条件严格,招募混合组参与者显然存在问题,因此该试验组被取消。这就意味着,不再继续追求远程护理和远程保健的优势,以推动护理服务的重新设计以及医疗和社会护理之间新的综合水平的目标。一位高级管理人员说:"我认为这实际上不是一个完整的系统,因为远程保健和远程护理之间是分开的。我认为我们称之为整个系统,但事实并非如此。我认为这是两个独立的系统,有可能成为一个整体。"

"作为一个组织,他们准备好彻底改变工作方式了吗?临床医生准备好了吗?我认为我们已经多次证明他们还没有准备好。"(WSD计划的临床医生。)

"(WSD)让我意识到RCT的局限性,虽然它们是证据的黄金标准,但在某种程度上,它们不允许你灵活地提供服务。其中一些地点已经开展了两三年的工作,我认为如果放任不管,他们现在提供的东西会与开始时不同,但我们限制了他们这样做。"(WSD项目经理。)

"你必须取消我们为实施RCT而制定的所有流程和程序,因为它们不是好的业务流程。它们太受限制了,所以我们必须把所有抱有这种心态的人从计划环境中剔除"。(WSD计划高级经理。）

试验设计还阻碍了组织学习。为了保持 RCT 的稳健性,远程医疗必须在很大程度上按照最初的计划进行,不允许有任何变化。在迭代学习和确保证据可靠之间的这种权衡中不允许当地进行试验,也不允许系统对实施过程中吸取的经验教训做出反应。随着计划的推进,RCT 的要求意味着那些在实施过程中被确定为次优的远程护理服务模式的各个方面不能改变。

试验完成后,许多在 WSD 计划中为提供远程护理而开发的组织流程被新的模式所取代,或者卫生和社会护理机构回到旧的模式,因为人们认为试验模式过于僵化。

从"真正的综合服务"和"服务提供方式的根本性和持续性转变"的角度来看,WSD 计划可能无法实现卫生部提出的全系统变革目标。不过,远程医疗的引入确实在三个地区的加强合作方面取得了一些进展。通过提高对系统中不同参与者之间和内部相互依存关系的认识,成功地帮助打破了界限。据说,护理组织之间的合作有所改善,职业部落主义被暂停——至少是暂时的——因为需要规划和实施当地的远程护理计划。整个试验地点的医疗和社会保健之间的现有联系得到了加强,该计划有助于发现现有服务中的重复之处。

主要经验

——WSD 对远程医疗这一技术创新在多大程度上可以被用作围绕全系统工作进行大规模转型变革的催化剂提供了一些见解。这种创新本身是不够的。它需要得到所有参与其中的护理组织的高层管理支持,以及有效分担财务成本和收益的机制、综合数据系统、新的联合工作实践和混合角色。

——该计划表明,以还原论的方法收集证据,在这种情况下使用 RCT 模型,并不能让我们考虑到护理系统中的意外或突发秩序,也不能让我们考虑到通过实验和试错来发展创新的可能性。

供讨论的问题：

——你认为 WSD 计划在多大程度上是成功的或失败的？为什么？

——如果采用更灵活的方法来收集远程医疗影响的证据，是否可以避免 WSD 在实施过程中出现的一些问题，以及对该技术发展的更广泛影响？为什么？

——医疗和社会保健系统不同部门之间缺乏融合是否意味着该技术注定要失败？

资料来源：Basedon Jane Hendy and Theti Chrysanthaki, Chrysanthaki et al. (2013) and Hendy (2012)。

模拟和建模

试点项目和试验很难建立，可能需要大量的时间和财政资源来实施。在现实生活中，资源可能会更加紧张，影响可能会以不可预测的速度或方式出现，因此试点项目和试验也不一定能充分洞察医疗创新在"现实生活"环境中的潜在影响。当提出复杂的干预措施时——可能涉及多个目标或许多利益相关者——并且在所提议的干预措施的精确设计尚不存在时，模拟和建模可能会很有用，因为它们允许对不同的行动方案进行无风险实验，这种方式比实际尝试要快得多，也便宜得多（Barlow and Bayer，2011）。模型有助于使潜在干预措施的背景、过程、成本和结果在保健系统的不同层次上联系起来。它们还能为讨论提供一个中立的框架。让系统相关部分的利益相关者直接参与模型的开发，并鼓励他们之间进行对话，可以通过使他们的假设更加明确，从而使问题更加清晰。这有助于在建模实验的基础上为任何后续决定提供支持。

表 7.2　选择正确的模拟技术

	是	否
行为可以被合并吗	SD	DES & ABM
个体内部是否存在动态的行为规则	ABM	DES
可变性/随机性是否重要	DES & ABM	SD
系统的变化会随着时间的推移而发生吗	SD & ABM	DES & ABM
感兴趣的时间长吗	SD	DES & ABM
实体数量多吗	SD & ABM	DES
反馈是否重要	SD	DES & ABM
这个范围更偏重于操作而不是战略吗	DES & ABM	SD
理解比优化更重要吗	SD	DES

资料来源：Cravo-Oliveira（2014）。
SD－系统动力学；DES－离散事件模拟；ABM－基于智能体的建模。

自 20 世纪 60 年代中期以来，模拟模型一直被开发用于医疗保健计划，但尚未被临床医生、医疗管理人员和政策制定者完全接受并纳入主流决策中。其中一个重要原因是，该方法提供的证据形式与随机对照试验或其他标准统计方法大相径庭，因此需要转变那些沉浸于这些方法的人的文化。两种最广泛使用的建模方法也有其固有的缺陷——离散事件模拟模型的开发和运行都很耗时，而且对数据要求很高，而系统动态模型不能捕捉个体变异性，但运行速度很快。两者都需要专业知识和专业软件。尽管模拟具有这些特点，但它仍能帮助人们深入了解问题，并围绕问题提出"假设"方案，即使它永远无法给出问题的最佳答案。

通过"全系统变革"应对医疗服务挑战

与小规模试点项目和实验相对应的是大型旗舰转型项目，旨在应对医疗服务提供方面的重大挑战，如生产率、安全性或质量。这些项目有时借鉴了复杂适应性系统的经验教训——但并不总是很明确——近年来出现了一种关于需要"全系统变革"的政策言论，即声称要考虑到卫生系统关键部分的结构及其重要的相互依存关系。在实践中，这种"全系统"通常是针对更广泛的医疗系统中的一小部分来定义的，例如负责体弱老人的部分、中风患者的护理路径或急诊护理。其共同点是围绕病人寻求协调和服务综合。然而，"全系统工作"概念的问题之一是如何确定它在实践中的实际意义。没有一个单一或共同的操作定义——"合作工作""联合工作""无缝服务"和"综合护理"等术语都渗透到政策和管理话语中，并与全系统工作联系在一起。这种模糊性意味着有关全系统工作益处的证据基础也是模糊的。尽管如此，围绕预算分配、绩效目标和专业利益等医疗和社会保健方面的筒仓式思维问题，确保了政策制定者和其他寻求改善服务的人的目标是找到在复杂环境中加强不同医疗团体和组织之间合作的方法。

专业群体及其组织如何理解全系统工作的概念，是否愿意并准备好接受这一理念，以及这如何影响实施创新或参与改进项目的举措，这方面的相关研究很少。先前的研究表明，以"联合"方式做出决策的想法可能被视为一种威胁（Glendinning，2003）。

苏格兰计划外医疗服务改革的例子表明，全系统思维结合绩效目标和适当的经验分享支持可以推动变革和创新。然而，它也表明，要使干预措施奏效，需要在医疗和社会护理系统的不同部分之间发挥杠杆作用——苏格兰的方法未能充分解决更复杂的医院外不同利益相关者之间的相互作用。瑞典的 Apoteket-Medco 例子展示了在全国范围内进行全系统变革的可能性，前提是具备适当的条件。这些条件适用于整个系统的各个层面，从患者和工作人员个人到与国家政策的契合，包括对关键利益相关者及其潜在的成本和收益的清晰认识。

框7.7 背景:综合护理计划

人口老龄化和患有慢性病、复杂健康需求的人数不断增加所带来的挑战,因服务碎片化、重复和协调不佳而加剧,因此,在适当的情况下综合护理服务受到关注。"综合护理"充满了系统思维。根据综合的范围和层级,可以将综合护理分为三种类型(Curry and Ham,2010):

——"宏观层级模型向组织所服务的整个群体提供综合护理(例如,美国的凯撒医疗系统和吉尔辛纳健康系统)。

——中观层级综合护理针对特定护理群体或患有相同疾病或健康状况的人口(例如,老年人综合护理或慢性病管理计划)。

——微观层级模型侧重于个体服务使用者及其照护者(例如,护理协调和规划)。

因此,我们观察综合护理计划影响的方式部分取决于我们选择的规模,因为这会影响我们在系统周围划定边界的位置以及捕捉动态的时间范围。这个选择将影响我们对计划成败的观察。

关于综合护理好处的讨论的一个主要问题是,缺乏对"综合护理"定义的共识,而且方法的多样性使得很难识别可转移的最佳实践或因果关系(Singer et al.,2011)。几乎没有证据表明综合护理可以节省资金(Øvretveit,2011),但某些方法可能会导致二级护理成本的总体降低。这种缺乏可观察数据的情况可能部分归因于我们选择的规模。加拿大多个省份已经实施了针对体弱老年人和初级保健的综合护理计划。这些计划旨在改善人口健康、提高患者满意度,并用机构服务取代社区服务。尽管在实现这些目标方面取得了一些成功,但尚不清楚这种成功是否归因于激励机制或其他因素。

在英国,政策越来越提倡设计服务时应采用综合护理方法,并以全系统思维为基础。目前正在实施一项由十四个综合护理"先锋"计划组成的方案。其中一些涉及非常大的系统变革。其中之一是覆盖 200 万人口的西北伦敦全系统综合护理计划（以下简称 WSICP），它将国家医疗服务系统、地方政府社会服务和志愿部门，以及患者、护理人员和服务用户结合在一起。WSICP 明确以系统思维为指导：

> "今天，医疗和社会护理由不同的组织提供，这些组织分开工作。组织边界可能阻碍专业人士协同工作，提供人们期望和想要的高质量、综合支持。我们希望改变这种状况，使人们及其目标成为由医疗和护理专业人士团队的中心，并顺利开展合作。这意味着释放我们社区中的社会资本，将当地人民的能量、同情心、技能和学习视为宝贵的资产。我们希望促进个人、社区团体、慈善机构、地方组织和服务的有效合作。综合护理意味着专注于个人需求的综合护理团队。将医疗和社会护理系统的不同部分结合在一起，将提供更好的沟通和相关信息的共享，减少个人、护理人员和工作人员的重复和混淆。这将意味着由一个团队、一种方法支持个人同意的一组目标。"

该计划的启动汇集了 150 多名来自地方医疗和社会护理系统的代表，包括服务使用者和护理人员，共同合作并确定了一个框架。通过利用合作伙伴的集体知识和专业知识进行共同设计的过程，WSICP 开发了与整体卫生部综合护理计划目标和他们自己的地方战略目标和方向一致的地方计划。这些计划现正在被改进和推广。

资料来源：http://integration. healthiernorthwestlondon. nhs.uk/

案例研究 7.3　将美国开发的"药物利用审查"(DUR)
引入到瑞典的制药行业——Apoteket 和 Medco

药房福利管理者(以下简称 PBM)在 20 世纪 70 年代起源于美国,作为购买者和支付者之间的中介,负责裁定处方药索赔。此后,它们发展成为汇集参加健康计划成员购买力,与零售药房和药品制造商协商价格折扣的组织。它们还进行药物利用审查(以下简称 DUR)并创建药物产品处方集。今天,PBM 有时是医疗保健系统(如凯撒医疗系统或退伍军人管理局)内的独立服务,但通常是第三方中介。此案例聚焦于瑞典的医疗保健服务机构在试图发展美国 Medco Health Solutions 与瑞典国有药品分销垄断公司 Apoteket 之间的合作时所面临的挑战。

瑞典的医疗保健系统像所有发达国家一样一直面临着来自人口老龄化、成本普遍上升以及政府对控制公共支出的担忧的巨大压力。患者不断增加的药品消费尤其带来了成本压力。这部分是因为可供选择的治疗方法越来越多,但也与处方模式有关。到 2000 年代中期,约 9% 的瑞典人口消耗了全国药品预算的 50%,每人通常接受超过 10 个以上的单独处方。

撼动瑞典的药房市场

Apoteket-Medco 的故事涉及到 2000 年代中期的两个平行力量的结合。首先,当时的政府正寻求放开瑞典经济的部分领域。为了响应消费者对获得非处方药的更大需求、改善服务范围和降低药品成本的压力,瑞典的药房市场开始了自由化过程。自由化的一个目标是使 Apoteket 面临竞争。自由化开始时,Apoteket 的核心业务包括通过批发商采购药品并在 900 多个零售药房和医院药房中分销。公司的使命主要是履行社会义务,同时关注如何在适度的利润的情况下提供高效的药品分配和分销。为了便于其他参与者进入市场,Apoteket 的部分业务被出售,到 2010 年,新成立的药房数量增加了。Apoteket

因此需要适应从垄断市场向开放市场的过渡。

与此同时，Apoteket 通过相互接触被介绍给了 Medco。Medco 是美国领先的 PBM 公司，拥有 6 000 万会员，每年管理约 360 亿美元 的处方药支出。该公司拥有 40 年的处方药福利管理经验，广泛的临 床资源和专业知识，包括 2 200 名临床医生，拥有多项专利和知识产 权，并在 PBM 领域拥有领先的信息系统技术。但公司也渴望解决其 在美国市场内有机增长的限制。在管理层和股市压力下，Medco 希望 将业务国际化。瑞典的机会是证明其在国外开发和管理新业务的 能力。

因此，瑞典垄断药品分配和履行系统中的创新机会与 Apoteket 探索新业务方向的需求恰好一致。双方都有积极探索合作的可能性， 并确定 Medco 的创新方法可以在瑞典采用的领域。但很明显，简单 地全面引入 Medco 的方法是行不通的——了解瑞典的制药生态系统 及任何 Medco 干预措施对其利益相关者及其工作实践的影响是至关 重要的。成功的创新需要仔细界定社会和经济效益——Apoteket- Medco 合资企业能否使瑞典的卫生服务变得更好？此外，Medco 的 解决方案还需要在政治和监管上与瑞典的医疗保健方法相契合。

调整 Medco 模式

Medco 的 PBM 模型从根本上挑战了传统的药房配药流程。公司 将这一医疗保健领域从基于工艺的流程转变为工业流程，改变了工作 实践和利益相关者之间的关系。在流程的前端，医生的处方在 Medco 的支持中心被扫描并输入到处方数据库中。一旦订单被启动，药剂师 会进行药物相互作用审查，并授权处方或将其发送给医生进行验证。 订单然后会被发送到自动包装厂，在那里，大多数订单在没有人工干 预的情况下被放入袋中，然后发送给患者。

Medco 在过去三年中投资了 6 亿美元以支持提高运营效率，并引 入了六西格玛计划，以实现最终处方分配的 99.999 94% 的准确率。 其 DUR 系统允许在识别到处方中的潜在问题时触发警报，从而减少药物错误和住院率。

然而,在一个特定的、非常不同的医疗系统中被证明是成功的措施不能全面转移到瑞典。例如,包装法规的差异意味着 Medco 无法引入其自动包装技术。在对其与瑞典药房流程和处方集的兼容性进行了详细分析后,决定 Apoteket 应当许可 Medco 的 DUR 系统,并将其建立为瑞典处方分配和管理的一部分。

DUR 技术包括一个专家系统,该系统根据包含患者处方记录的数据库审查处方。它使用了几千条临床规则来评估处方是否符合循证医学实践。这项技术为医生和药剂师提供了一个决策支持系统,可用来识别药物交叉相互作用、剂量水平中的潜在错误和其他不良反应。

对 Apoteket 来说,获得 Medco 技术许可是一种快速引入经过验证的 DUR 方法,并在高级药物管理计划中获得知识和专业知识的方法。引入 DUR 被视为为所有利益相关者创建安全网,降低成本并改善处方决策质量的方法。对 Medco 来说,这是一个潜在有吸引力的许可机会。建立合资企业引入 DUR 系统可能会降低开发时间和风险。因此,双方都有强有力的理由,但医疗保健生态系统仍需要赢得支持。

实施 DUR——赢得利益相关者的支持

尽管双方都有明确的双赢,但实施 DUR 是复杂的。引入创新需要在多个层面进行重大的系统变革。需要引入新技术并将其适用于瑞典,同时改变工作流程和药房部门内的劳动分工。需要在系统中的不同层级让不同的利益相关者参与——从个体药剂师和医生,到国家的 21 个"Landsting"(区域医疗保健资助者),再到药品公司、国家政策和监管机构,以及 Apoteket 本身。因此,项目的实施意味着创建一个对各种利益相关者来说足够有说服力的技术和经济案例。

在 Michael Camitz 的领导下,Apoteket 开发了一个技术和社会实施流程。有四个核心挑战和需要说服的群体是:

——第一个挑战是向医疗和药剂专业人士以及药品制造商证明临床和技术案例,因为后者反对该系统,理由是处方内药物信息有质量问题。创建一个医学顾问委员会来评估美国和瑞典处方的相似性有助于获得这些群体的支持。结果表明，美国和瑞典的药品目录有足够的相似性，因此可以采用 Medco 的美国数据库，只需稍作修改即可。尽管这不是一个简单的过程，但通过技术试验和领先临床医生的倡导相结合，最终获得了这些关键利益相关者的支持，他们最终接受了该系统，认为这是支持而不是挑战专业能力和决策的一种方式。

——第二个挑战是经济案例。通过使用美国系统对 1 万名瑞典的高使用率患者进行试验解决了这个问题。数据显示，有足够的证据表明存在次优处方证据，因此可以证明可以显著提高患者安全性以及实现直接和间接节约数十亿瑞典克朗。这创造了商业和投资案例，也表明 DUR 系统将迅速收回成本。

——第三个挑战是政治方面的。事实证明，这相对简单。患者安全性和经济案例立即赢得了卫生部长的支持，中央政府为实施成本提供了资金。这意味着 Landsting 也是支持的。从一开始就得到了患者和老年人群体的强烈支持，他们看到了 DUR 系统的明确优势。

——最后一个挑战不是原则上的接受，而是实践中的采用。这通过修改 Medco 美国版本的一些功能来实现。没有采用专人集中检查订单的办法；在瑞典，这一过程被分散到分配点的药剂师手中。这种方式没有从根本上改变地方药房的传统工作流程和患者关系。尽管这在时间和成本节约方面可能不是最优的，但被认为是一种易于接受的适当权衡，而且不会从根本上削弱警报系统的任何方面。

一年多以来，Medco 系统不仅被 Apoteket 采用，而且成为瑞典药房市场的系统性特征，以至于所有药房公司都被要求注册并使用该系统，作为其许可证和监管条件的一部分。

自 DUR 系统引入以来，Medco 被 Express Scripts 收购，Apoteket 也进行了大规模重组——其三分之二的零售场所被出售给新进入者，DUR 系统的运行和维护被交由一个独立的政府电子医疗机构负责。现在，瑞典所有药房运营商都可以平等地使用该系统。尽管核心技术提供者已经改变,两家主角公司不再参与,但系统范围内的创新已经实现并嵌入进瑞典医疗基础设施的一部分。

关键经验

Apoteket-Medco案例表明,跨卫生系统的重大创新转移是可能的,在提供适当条件的情况下,如何推动整个系统的变革。

——早期的概念验证对于说服包括卫生部长在内的利益相关者相信DUR的好处至关重要。这不仅需要经济方面可信的证据——以瑞典医疗系统的成本节约和商业参与者的可接受回报为形式——还包括临床和患者护理质量方面为病人提供福利的证据。此外,还需要一个技术案例,证明Medco的DUR可以整合到瑞典的药房基础设施中。与此同时,重要的是了解创新与瑞典药房系统之间的契合度,以及哪些元素可以在不损害创新完整性的情况下被放弃或适应本地环境的要素(见第五章)。

——对核心和其他利益相关者及其生态系统有一个清晰的认识,而且对他们的潜在成本和收益的了解是至关重要的。这些不一定是显而易见或理性的。例如,药品制造商的强烈反对是没有预料到的。该行业显然担心DUR对其市场的影响,但却以批评DUR机制细节和药物信息质量的形式表达出来。主要的反对意见是瑞典和美国的国家处方集的差异过大,无法利用Medco的临床规则。通过研究克服了这一问题,研究表明只有4%的药物差异大到需要更新规则。

——建立适当的实施和沟通结构是至关重要的。合资企业模式强调目标和愿望的开放性,并允许在不同公司之间建立文化理解所需的耐心程度。很显然,要赢得核心利益相关者的支持需要一个足够高层的咨询委员会和一个由瑞典医生协会提名的临床参考委员会,负责帮助建立系统规则。还需要在互惠互利和潜在成本方面保持透明度,并将引入DUR的理由向所有人传达。

练习

——绘制利益相关者及其生态系统的图——你认为在你的国家

卫生系统中引入 DUR 需要涉及的组织和机构。

——思考需要改变的内容，谁赢谁输。为了在卫生系统中引入 DUR 可能需要做哪些调整？DUR 在系统的不同层级可能会产生哪些意想不到的影响？

资料来源：与 Adrian King 合作编写的案例研究。感谢 Michael Camitz 和 Bengt Norin。

系统思维与全球健康

未能考虑卫生系统的复杂性被视为实现低收入和中等收入国家更好和更公平的卫生系统的障碍（Adam and de Savigny，2012）。一般的论点是，系统方法通过让我们更好地理解卫生系统各组成部分之间的相互关系，重新调整了我们的视角。这反过来可以帮助政策制定者摆脱困扰许多全球卫生倡议的线性和还原主义政策干预。

但这种思维绝不是全球卫生创新的主流方法。一项研究发现，在一个旨在加强低收入和中等收入国家健卫生系统的 100 多个干预措施的样本中，很少有考虑到其系统范围内的影响（尽管这些干预措施通常非常复杂），并且没有一个采用了关于复杂适应系统理论的概念（Adam and de Savigny，2012）。

然而，近年来，人们呼吁在设计和评估加强卫生系统的举措时使用这种思维（Adam et al.，2012；Adam and de Savigny，2012；Paina and Peters，2012）。世界卫生组织的卫生政策和系统研究联盟就这一主题发表了一份旗舰报告（WHO，2009），该报告及其他出版物提高了人们的兴趣。报告指出，因为许多国家正在通过大规模系统加强投资来扩大成功的试点项目，因此现在是运用系统思维的最佳时机。它强调了系统思维在干预措施设计和评估中的未开发潜力，并认为这种方法提供了一系列好处，包括展示跨子系统工作的解决方案的潜力，促进多样化利益相关者和学习的网络，以及推动更多系统范围的规划、评估和研究。

那么,系统思维和复杂性理论是如何应用于全球卫生挑战的呢?WHO报告将卫生系统定义为"所有旨在促进、恢复或维持健康的组织、人员和行动"。它使用世卫组织的卫生系统行动框架确定了共同构成完整系统的六个组成部分:

1. 服务交付
2. 卫生人力资源
3. 信息
4. 医疗产品、疫苗和技术
5. 融资
6. 领导和治理

报告指出:"单靠这些构建模块并不构成一个系统,就像一堆砖块并不构成一个功能性的建筑。正是这些模块之间的多重关系和相互作用——一个模块如何影响另一个模块,并反过来被其影响——将这些模块转化为一个系统。"

它还指出,复杂干预措施本身就是一个系统,与系统的其他组成部分相互作用并触发有时可能是违反直觉的反馈。干预措施的复杂性取决于采纳和实施决策的利益相关者数量以及受其引入所影响的利益相关者数量。干预措施涉及的技术和组织创新的组合程度也会影响其"复杂性"(见第五章)。图7.3基于WHO报告,将各种干预措施根据其自身的复杂性、对卫生系统的影响以及在设计或评估干预措施时需要的系统思维进行了映射。

从系统角度设计干预措施需要我们考虑如何将不同的卫生系统组成部分结合起来并加以针对。这取决于我们对问题及其维度的理解。由于构建模块之间的相互作用,干预措施可能在其边界之外或系统的不同层级间产生更广泛的影响。例如,按绩效付费(见第五章)被视为一种复杂干预措施,对卫生系统的其他组成部分产生系统级的影响。

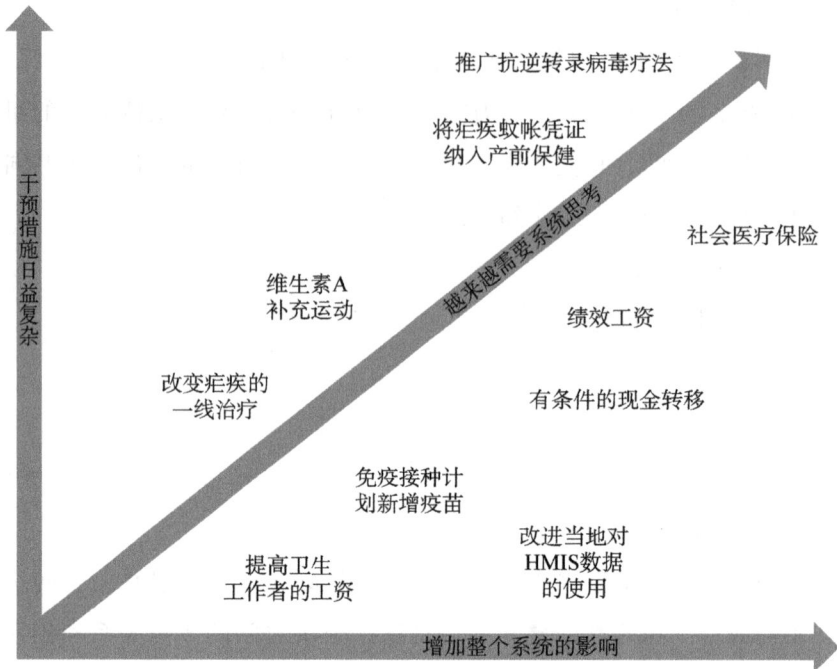

图 7.3　全球卫生的系统思考

资料来源：世卫组织（2009 年）。

创新实践 7.2：推广坦桑尼亚卫生部基本卫生干预项目

坦桑尼亚卫生部基本卫生干预项目（TEHIP）于 1996 年启动，旨在通过同时针对卫生系统的每个关键组成部分实施一套干预措施来加强卫生系统（de Savigny et al., 2008）。这些措施包括：

——通过增加规划过程和财政资源的所有权来实现治理的地方分权；

——采用新的融资方法以改善地方资源分配；

——通过引入基于社区的监测系统来改善信息流；

——通过管理培训和改善工作条件来加强人力资源；

——增加在药物和技术方面获取和花费地方财务资源的权利；

——采用诸如"儿童疾病综合管理"和驱虫蚊帐等创新服务来控制疟疾。

因此,该计划可以被描述为一个高度复杂的创新,涉及多个维度。虽然很难说哪一项具体创新最重要,但显然它们都以相互依存的方式发挥作用:

"融资干预是必要的——但单靠资金不会导致如此良好的绩效结果……如果没有治理变革允许地方分权负责和更大的支出权力,那么几乎不会发生变化。如果没有将支出优先事项与卫生优先事项相关联的新信息来源,随后的资源重新分配(导致服务交付变革)就不会发生。如果没有他们的信息系统对进展的反馈,就不知道什么有效,什么无效。如果没有进一步的治理变革,允许规划的所有权和在培训人力资源方面的灵活性,新的和更强大的干预措施就不会那么快被采用。"(WHO, 2009)

TEHIP 展示了在系统范围内加强卫生保健的干预措施方面进行协调和相对低成本的投资如何能够降低疾病负担(Masanja et al., 2008)。该计划基本上包括一套渐进的、分散的和全部门的创新措施,以及一套实际的管理、规划和优先事项的工具。

然而,TEHIP 并未制度化,其效益也难以维持。人口增长、慢性病和新发疾病的健康负担增加、健康工作者短缺、基础设施缺陷和缺乏医疗用品的结合,超出了坦桑尼亚卫生系统的承受能力(Kwesigaboa et al., 2012)。该模式也未能在非洲更广泛地传播。尽管加纳代表团观察了 TEHIP 并介绍了该计划的内容(de Savigny et al., 2008),尽管两国在卫生系统和其他背景方面有相似之处,但在推广其中一项干预措施——经杀虫剂处理的蚊帐这方面的经验有所不同(de Savigny, 2012)。两国都通过将消费者折扣券纳入卫生系统来解决这一问题,这是一项需要公共、私营和非政府部门合作的复杂干预措施。到 2012 年,折扣券已经成为坦桑尼亚蚊帐的主要交付系统。而在加纳,全国实施从未超出初步讨论和试点阶段,该方法最终被大规模分发模式所替代。两国在实施路径上的不同反映了各自卫生系统组成部分和相互作用方式的差异。坦桑尼亚为促进折扣券计划提供有利环境的因素在加纳没有实现——折扣券计划从未被视为适当的国家战略,其他交付系统没有互补性,私营部门不发达。在坦桑尼亚,利益相关者的参与和建立共识是一个关键的促进因素,公共部门对私营部门的支持也是如此。这些因素共同促成了一个单一协调的服务交付战略,从而避免了加纳出现的竞争交付系统问题。

因此,要理解干预措施的采用和可持续性的含义以及潜在影响,需要利益相关者之间进行集体的系统思维练习,并仔细绘制潜在的系统相互作用,包括任何正面或负面的反馈。

WHO 报告还指出,尽管大规模干预措施的随机对照试验通常被认为是评估有效性的最佳设计,但它们需要伴随其他类型的评估,以更好地解释过程、背景和更广泛的影响。创新实践 7.2 中描述的例子展示了这种思想在坦桑尼亚卫生系统中如何被应用,但由于没有认识到不同环境的影响,这一思想随后未能被传播到加纳。

本章总结

——医疗系统展示了许多复杂系统的属性,例如相互关联和相互依存的元素,任何元素都可以影响或被其他元素影响,以及导致违反直觉行为的正反馈和负反馈过程。

——医疗保健中的复杂性可以是干预措施(或创新)的属性,也可以是干预措施实施的系统的属性。

——近年来,人们对与医疗保健相关的系统思维和复杂性的兴趣增加。医疗政策制定者有时会谈到"全系统变革"的必要性,含蓄地借鉴了复杂性理论的思想。

——尝试在全系统层面引入变革时,经常未能理解系统间相互关系及其动态。

——重要的是考虑系统的不同层级,例如从医院病房到国家卫生系统。一个层级的干预措施可能在其他层级产生影响或受制于其他层级的特征。因此,我们观察系统的尺度是重要的,因为这决定了可以观察到变化的时间尺度。

问题讨论

1. 为什么医疗保健通常被描述为"复杂系统"? 这种复杂性对医疗创新的引入和传播有何影响?

2. 医疗保健创新通常会对采用组织之外的组织产生影响。这对医疗保健创新的管理有何影响?

3. 尝试医疗保健领域引入"全系统"变革需要我们理解系统的相互关系及其动态。使用示例进行说明你是否同意这一说法。

4. 在管理医疗创新项目的引入时,你是否认为尤其重要的是关注利益相关者的参与? 为什么会这样?

5. 复杂的医疗保健创新的哪些方面可能使你决定在引入之前需要进行仔细的规划和准备?

6. 典型的医疗创新中有什么特点使其难以管理?

推荐阅读

Adam T, Hsu J, de Savigny D, Lavis J, Røttingen J-A, Bennett S (2012) Evaluating health systems strengthening interventions in low-income and middle-income countries: Are we asking the right questions? Health Policy and Planning 27: iv9 – iv19.

Dattée B, Barlow J (2010) Complexity and whole-system change programmes. Journal of Health Services Research & Policy 15 (S2): 12 – 18.

Plsek P, Greenhalgh T (2001) Complexity science: The challenge of complexity in health care. British Medical Journal 323: 625 – 628.

WHO (2009) Systems Thinking For Health Systems Strengthening. Geneva: World Health Organisation.

第八章

结　论

在整本书中,我们重点关注了构成医疗创新管理背景的关键主题。它们可以总结如下:

● 技术和创新不是同一个概念——但它们是相关的。我们通常将"技术"视为解决特定问题或满足特定需求的物理制品,但它也包含了嵌入在这些制品中的知识。那些知识是研发的结果,也是我们使用这些物理制品的经验的结果。"创新"既是一个过程,也是这个过程的结果,无论这个结果是一个新的物理制品——一种产品,还是某种形式的改变。作为一个过程,创新包括从最初想法的产生到其采用和传播的一系列步骤。在医疗保健领域,人们往往不清楚"创新"究竟是什么,因为许多创新不是定义明确的物理制品。它们可以是新产品、流程和服务的任何组合。

● 无论某个创新是根本性的、渐进性的、破坏性的,还是其他类型的,这是一个有争议性的问题,往往取决于采用者的背景和视角。创新可能对一个提供医疗服务的组织来说是新的,但在其他地方已经被广泛使用;或者它可能对整个卫生系统来说是新的,但在邻国已经得到了实践。对于该组织或国家来说,管理这种创新的实施并不比他们是第一个采用者容易。

● 在医疗保健领域采纳创新的环境往往与其他行业或经济部门非常不同。即使在医疗系统不发达的国家,医疗保健也是一个极其复杂的系统。各种组织、机构和法规相互作用,使创新的采用变得难以预测和具有挑战性。对于那些参与采纳决策的人以及那些创造和供应这些创新的人来说,都是如此。创新本身的属性、采纳的组织、文化和经济背景,以及对其预期收益和成本的证据的解读,都具有影响力。

● 医疗保健技术创新的经济学不同于其他行业的创新。这对卫生政策制定者和管理者来说是一把双刃剑。通常,新医疗保健技术的引入往往会导致医疗系统、支付者或政府的成本上升,因为它可以提供更多的护理——更多的人可以接受治疗,更多的问题可以被诊断出来。医疗系统的复杂性也意味着引入创新的影响——可能是成本——可能会超出立即采纳这项创新的组织的预料,也可能以一种意外或无法预测的方式发生。

● 越来越多的注意力被放在收集和使用创新影响的证据上,将其作为推动采用医疗创新决策的一个因素。然而,仍然很难为投资金钱、时间和精力来采用创新提出一个连贯的理由。一方面是由于收集证据的困难,尤其是当医疗保健创新结合了组织、服务和技术变革时,另一方面是由于不同的护理专业团体对证据的解释方式不同。

● 基础科学和被采纳到日常使用中的创新之间存在脱节。虽然科学发展的步伐依然紧张,而且最终在特定医疗技术或产品性能上的改进可能是显著的,但将科学转化为新产品的平均时间很长。对于开发技术创新的公司来说,将它们推向市场的过程通常需要相当的耐心和雄厚的财力。这对全球制药和医疗设备公司以及小型医疗技术初创公司同样适用。

● 并非所有医疗保健创新都涉及开发新的高科技和高成本技术。我们需要利用破坏性和节俭创新的潜力,以应对发达国家高成本医疗保健系统的挑战,以及中低收入国家缺乏负担得起的医疗保健服务的现状。新技术肯定在发挥作用,但它们对医疗基础设施和组织的影响才刚刚显现。充分利用破坏性和节俭创新的潜力,将医疗保健从高端、复杂的模式转向更简单和更负担得起的解决方案,这将对发达国家现有的医疗保健机构构成严重挑战。对于发展中国家来说,它们提供了跨跃旧的医疗组织模式并建立新模式的前景。

我们必须问自己的是这些主题如何与第一章中描述的全球医疗保健挑战相关联。一个关键的教训是,在医疗中管理创新和技术不仅仅是做好一两件事的问题。创新不是简单的灵丹妙药。成功地拥抱创新以应对未来的医疗挑战将需要:

• 认识到路径依赖的创新策略。起点——医疗系统中不同参与者的当前状态——密切影响系统未来可能采取的路径。过去累积的政策、机构和物质与组织基础设施意味着提供医疗保健服务的组织和政府将有不同的变革来源和方向可供选择,而其他来源和方向可能对他们关闭。尽管有很多关于需要破坏性创新的讨论,但从根本上破坏卫生系统通常需要非常大的政治和公众意志力与参与度。认识到局限性和可能性是创建任何医疗保健创新策略的关键第一步。

• 成功的创新需要正确的机制来使变革发生。需要建立各种机制,以刺激创新行为并确保有一系列新的理念、产品和流程可供医疗系统采用。但虽然这是必要的,但对于一个真正创新的医疗系统来说,这还不是一个足够的支柱。支持在组织和系统层面上有效和可持续地实施创新,并分享关于什么有效和为什么有效的知识,对于医疗保健领域成功的创新管理也至关重要。

重新审视重大挑战

第一章描述了 21 世纪的三个医疗创新挑战:

• 需要平衡资源、成本和变化的需求模式。虽然这是卫生系统的普遍特征,但在发达卫生系统中实现这一点存在特别的问题。

• 医疗保健技术行业需要发展。它们的产品占全球医疗支出总额的约四分之一,但对医疗的需求类型的变化和卫生系统的紧迫性使得公司难以找到适合未来增长的正确策略。

● 低收入国家需要尽可能创造和提供普遍的高质量医疗服务。确保拥有新兴卫生系统的国家不会仅仅复制发达国家日益过时的例子,这是一个关键。

这些挑战的背景在全球大部分地区是相同的。在本世纪余下的时间及以后,人口老龄化的长期趋势和慢性病人数的增加——糖尿病、癌症、心脏病、中风、慢性呼吸疾病和精神疾病——将推动发达经济体和新兴经济体对医疗保健服务的需求。人口老龄化和预期寿命的增加将给许多国家的医疗保健系统带来越来越大的负担。目前,欧洲是老年人口比例最高的地区,并且预计在未来至少半个世纪内都会保持这种状态。联合国的预测表明,到 2050 年,约 37% 的欧洲人将年满 60 岁或以上,而非洲的这一比例只有 10%。日本长期以来一直面临与老龄化相关的医疗和社会保健挑战,这个国家是利用技术创新提供帮助的实验室。中国预计将面临年轻人口数量下降和老年人口数量激增的双重挑战。到 2050 年,全球将有近 20 亿人年满 60 岁及以上(Deloitte, 2014b)。

由于老龄化和饮食与生活方式的变化导致的慢性病的传播是另一个导致卫生系统不堪重负的另一大共同人口趋势。目前,慢性病是全球最主要的死亡原因,一些拥有新兴卫生系统的国家,糖尿病和心血管疾病的增长尤为显著。根据国际糖尿病联合会的数据,到 2010 年,中国已超过印度成为全球糖尿病病例绝对数量最多的国家。这个数字非常庞大——中国约有 9 200 万糖尿病患者,印度有 8 000 万。中国估计有 1 亿高血压患者,每年新增 300 万例(Deloitte, 2014a)。这不仅对国家经济造成了重大负担,而且治疗慢性病的费用对于世界上许多贫困人口来说通常是难以承受的。

虽然在全球范围内的表现各异,但获得医疗服务是另一个共同的挑战。全球有超过十亿人缺乏基本的医疗保健系统(Deloitte,

2014b)。尽管亚洲和世界其他部分的经济增长帮助改善了医疗服务的获得，但在地区之间和地区内部的覆盖仍然不均衡。这在一定程度上是因为医疗资源分配的问题。即使在像墨西哥这样的中等收入国家，医疗保健支出占 GDP 的比例也较低——约 6.2%，而经合组织国家的平均比例为 9.5%。但这也是因为医疗工作者的短缺。全球范围内，世界卫生组织估计全球医生、护士和其他卫生工作者的缺口达 430 万。这种短缺特别集中在发展中国家（WHO，2006）。在 2010 年，在 57 个面临严重短缺的国家中，有 36 个在撒哈拉以南非洲。这些国家在提供最基本的免疫和产妇保健服务方面存在问题。包括印度和巴基斯坦在内的其他国家在卫生劳动力方面也面临关键短缺，但同时也是医生和护士移民到其他地方工作人数最多的国家之一。即使是发达国家，其卫生系统的某些部分（如农村和其他服务不足的地区）也面临劳动力短缺的问题。英国的护士和全科医生数量存在严重短缺。到 2020 年，欧洲将短缺 23 万名医生（Lunghini，2014）。

解决方案

在成本高昂的发达国家的先进卫生系统中，仅仅继续增加医疗保健支出不是一个选项。而在低收入国家，短期内，更多的资金可能也不是一个选项。此外，即使能够获得额外的资金，确保其得到有效和公平地部署也并非总是容易的。但负担得起的高质量护理系统的要素越来越清楚。解决方案实际上在各国之间没有太大不同，但它们需要认识到各国不同的卫生系统和起点非常不同的文化、社会、经济和政治环境。马克·布里特奈尔描述了这些解决方案，并将它们概括在框 8.1 中。

基于对人口和患者的充分理解，将重点放在健康促进和疾病预防上，可以鼓励和支持人们实现健康和幸福；随着时间的推移，这可以帮助减少正规护理系统——医院、初级保健服务和其他机构结构的需求。护理服务需要重新设计（或首先设计），以便将初级和二级医疗保健以及针对老年人或弱势群体的社会护理一体化,并纳入围绕个人及其需求建立的护理路径。在这种类型的模式中,应该重点加强初级保健,但三级医疗保健中心也充当了自己的小型卫生系统。

框8.1 背景:负担得起的高质量保健系统的基本要素

- 公共和私营部门强有力的健康促进和疾病预防以及良好的综合福祉政策和计划。

- 优秀的人口和患者细分与分层技术,以鼓励和支持公民和患者积极生活,所有这些都由最新技术支持。

- 扩大初级保健系统,在适当的设施中提供快速诊断和治疗,并通过一体化的社区和药房卫生团队提供支持。

- 同时提供地方化和集中化的临床服务,尽可能在社区提供护理,在绝对必要时集中提供护理,以提高患者治疗效果和效率。

- 由临床医生制定并得到改进科学支持的优秀护理计划和路径,这些计划和路径是负责任的和透明的。

- 从患者的角度而不仅仅是生产者的角度,对其进行劳动力激励和发展,考虑合理分配和划分技能。

- 强有力的三级中心,作为卫生系统,链接二级和初级保健服务,并由提供现场护理的领先急救服务提供便利。

- 从家庭出发,提供无缝衔接的综合保健和老年护理,必要时通过公私资源提供充足且公平的资金。

- 以社区为基础的心理健康服务,承认精神健康对个人和经济的重要性。

- 最重要的是,建立一个将患者视为护理过程中的积极合作伙伴(将社区视为护理者)的卫生系统,并允许个人和护理者控制他们的生活,最终控制他们的死亡。

资料来源:Britnell(2015)。

虽然许多卫生系统在积极实施这些基本要素的各个方面开展了大量活动,但在某些领域——无论是国家还是特定举措的进展非常缓慢。特别是向更大一体化的转变受到普遍存在的碎片化和基于竖井结构的系统以及难以改变的遗留机构和文化的阻碍。在仍在建设卫生系统的国家,落实这些基本要素需要支付者和政策制定者以及提供者的协调努力。支付者——包括保险公司和政府——不仅需要积极塑造他们的医疗体系,还需要影响他们的民众的健康行为。在最不发达的卫生系统中,通常认为最好的方法是从基层开始,初期专注于广度而不是深度(Britnell,2015)。这涉及通过迅速向所有公民提供少量福利来为全民保健创造足够的群众和政治支持,以建立对社区和初级保健的支持。鉴于 KPMG 关于发展负担得起的全民健康覆盖的报告中所描述的挑战,这说起来容易做起来难(KPMG,2014):

> "创建低成本、高质量卫生系统的各个组成部分是众所周知的。在由不成熟的保险系统、未注册的私人提供者以及人们普遍认为高科技和高价格等同于高质量的环境中,组装它们是困难的。成功的低成本系统需要在广泛领域内协调行动。它们还需要有效运作的市场,对支付者、提供者和患者有适当的激励措施。设施需要灵活,临床质量必须受到常规监管,采购等流程应尽可能标准化。最重要的是,提供的重点必须超越简单的"每笔交易低成本",转向一个寻求在整个护理路径中创造价值的系统,并超越此系统以管理人口健康。"

那么,技术和创新的作用是什么?

医疗保健科学和技术的变革速度与上述挑战和解决方案所暗示的创新需求之间存在某种脱节。将解决方案从理论转化为政策再到实践,需要创新,既要以新产品的形式,也要以新组织和商业模式的形式。新技术当然起到了一部分作用,但正如我们在其他地方指出的那样,许多已被创建的卫生技术与不断演变的卫生系统需求之间存在反向关系。大量的技术创新仍然针对能够负担得起的卫生系统。在许多发展中国家都存在"卓越岛",在这些地方,医疗保健质量与使用先进技术的发达国家的最好水平相媲美。但只有少数人能享受这种护理。每年,许多国家都有大量人群因为医疗费用的原因面临跌入贫困线的风险,或者他们从未注册的私立机构那里接受非正规的护理。

　　尽管如此,正如第六章所述,开发适当且负担得起的医疗技术以及确保提供这些技术的方法已经作为节俭创新和新型医疗保健商业模式的形式被提上了议程。广泛使用的技术(如手机)的新用途也为创造全新的医疗模式提供了机会,使得某些医疗保健元素能够被带到以前难以接触的人群或地区,并打破了关于初级和社区医疗的传统观点。

　　在高收入国家,医疗保健领域也在通过技术创新被重新塑造。情况是混乱的,不同的趋势在多个方面出现。其中一些是医疗保健行业内部发展的结果,而另一些则源自医疗保健以外的领域,如移动电信和游戏。关键的技术创新趋势包括:

　　● 生物制药的发展,导致药物更有针对性,并根据个人的基因资料进行个性化治疗。

　　● 新的医疗设备,如可穿戴和可植入系统,允许持续监测或治疗。

　　● 数据捕获和分析的革命,使人们更深入地了解人口健康趋势、干预措施的影响和医疗保健的个性化决策。

　　● 无线和互联网通信的日益渗透,这导致消费者和医疗保健提供商在市场上新的健康和生活方式应用程序和设备的激增。

　　越来越多的技术融合——跨制造业和服务部门的技术组合——日益创造出新的混合产品和产品-服务组合。我们在第六章中提到的一个例子是现场检测,其中新的设备和服务正在迅速发展。"大数据"的发展也在为整合生理数据与基因数据创造机会,促进了我们对疾病基础的理解并有助于开发新药物。技术融合趋势已经对供应医疗保健技术的公司的战略和竞争地位产生影响,如第四章所述。

技术创新正在改变医疗服务的交付模式。例如,医疗和诊断设备的创新正在增加在家或就近获得护理的机会。多年来,外科手术的进步显著改善了治疗效果并减少了住院时间,而新药物的引入减少了对住院治疗的需求。所有这些创新都对医疗保健实践以及它们的组织和交付方式产生了影响。

尽管科学和技术变革的步伐很快,发达卫生系统中医疗保健面临的一个明确挑战是如何确保最好的创新得到更广泛的采用。许多"创新"已经存在了二十年或更长时间,如计算机化医疗记录、药物处方和PACS 系统。它们已经在世界各地有不同程度地部署,但还远未普及。远程医疗的试验也很广泛,即对弱势和老年患者进行远程监测。但由于组织和商业模式方面的考虑,从试验到主流采用的进程被放慢了速度。我们在第五章和第七章中特别探讨了为什么看似有利的医疗保健技术难以传播的原因。

未来展望

未来,技术创新将如何改变医疗保健? 我们消费的医疗服务在 20年后将是什么样的? 预测是困难的,我们永远不会完全正确。但有几种方法可以观察未来技术创新对医疗保健的潜在影响。我们可以扫描地平线上的事物,并研究其对经济、政治或社会方面的影响。或者我们可以选择具体的技术,观察其性能改善的速度,并思考我们何时能达到极限或实现突破性创新,从而改变第二章中描述的性能 S曲线。

在政策制定者、产业界和学术界中,地平线扫描练习是很常见的。表 8.1 基于英国国家医疗服务系统联盟关于颠覆性技术的报告所做的工作,列出了预计在未来 10 至 20 年将展开的一些重要医疗保健创新趋势,按技术的大类进行分组。所有这些创新不仅可能改善医疗保健服务的交付,还对获取、公平、伦理、卫生劳动力和工作实践以及经济学产生重要影响。

表 8.1　医疗保健技术创新的主要趋势(10～20 年展望)

创新领域:生物制药	影响
遗传学:更好地了解特定药物对基因的影响,从而开发新一代个性化药物	● 成本、监管和供应链方面的挑战(为亚群体患者定制的药品数量较少)
新药:注册的新分子实体数量下降,生物技术生产的药物日益重要,并向"个性化"转变	● 成本——每次药物治疗的成本较高,可能涉及大量患者 ● 根据基因图谱定制药物对公平的影响
再生医学:在体外培育新组织并将其重新植入体内;利用干细胞在原位生成再生组织	● 成本——与主要慢性病相比,患者人数相对较少 ● 劳动力的新技能、新的实验室学科
创新领域:医疗器械及设备	影响
影响诊断:即时检测("芯片实验室"),现场成像成本更低	● 大幅降低总体检测成本 ● 这可能会被检测范围的扩大所抵消(增加了成本,但对健康的益处不大) ● 改变检测地点(医院外),对现有实验室基础设施和劳动力/技能产生影响
外科手术:微创/影像引导技术、机器人手术	● 减少住院时间(从而降低感染率)和周围组织受损的风险 ● 使服务不足地区的患者有更多机会接触专家
远程护理(远程医疗):在疾病的早期阶段对患者进行监测,以便在临床或社会症状恶化时尽早进行干预 已在使用,但在主流化方面存在组织挑战	● 将护理地点转移到家庭/工作场所,减少在医院、疗养院等地的时间 ● 成本-建立和运行成本相对较低,但可能导致对医疗/社会保健系统的总体需求增加
创新:数据、知识和流程	影响
影响了解疾病风险:基因检测以及电子病历和人口健康数据的数据挖掘	● 有助于对人口进行风险分层和提供量身定制的健康咨询 ● 保险和数据保护方面的伦理问题 ● 可将大数据和协作工具用于医学研究、产品开发和服务模式测试

（续表）

创新：数据、知识和流程	影响
管理知识：更方便地搜索和组织数据，以通俗易懂的形式向世界各地的个人提供信息	• 创建感兴趣社区，使患者能够交流信息、建议和支持——通过加强自我保健，有可能从系统中减少一些需求 • 合并用于医学研究、人口健康规划和干预的数据集
改进决策和质量控制：错误检测系统、其他行业的安全思想、流程/供应链管理、决策支持指南、风险调整结果测量、快速患者反馈	• 提高患者安全/降低风险，及早反馈创新的影响 • 提高质量和效率

表 8.1 中列出的最后一个领域——数据和知识——是目前大部分行动所在的领域。"大数据"是一个涵盖多种数据相关创新的总称，但许多人认为它是从多个维度彻底改变医疗保健的机会。图 8.1 展示了一系列趋同的趋势开始发挥作用，包括政府、支付者和提供者对更好数据的需求，来自许多来源的数据的数量不断增加，以及数据分析技术能力的提升（Groves et al., 2013）。然而，尽管支撑大数据的技术正在迅速发展，这并不意味着临床和其他健康及福祉数据（例如，从健身可穿戴设备捕获的数据）变得更加"流动"。虽然正在采取措施建立互操作性标准和监管框架，但关于数据所有权、访问、伦理以及与现有卫生和社会保健系统的整合方面仍然存在紧张关系。这些问题阻碍了个人和组织方便地共享和访问数据的能力。

不仅仅是关于医疗设备和药物

正如我们所见，卫生技术——设备、药物、医疗和外科手术程序及相关知识——主要在高收入国家为高收入市场生产的。需要加快负担得起的卫生技术的开发和采用，并将它们纳入到加强卫生系统和实行全民覆盖的举措中。但除了必须实现的技术、财务和组织创新外，

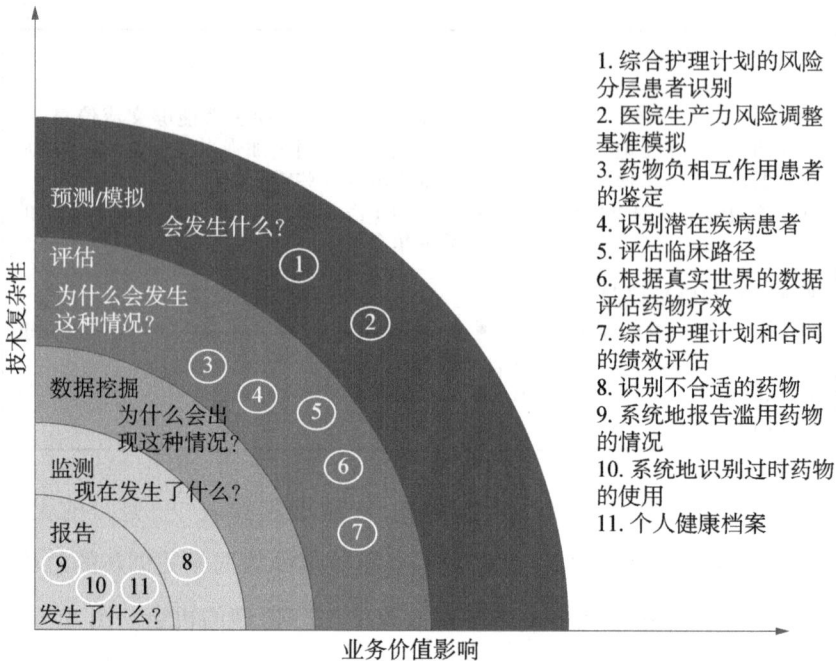

图 8.1　医疗保健中大数据的应用

资料来源:Groves et al.(2013)。

还可以通过卫生技术方面的创新思维来改善人口的健康(Howitt et al.,2012)。

　　卫生技术是一个比健康技术更广泛的类别,通常不是卫生系统的主要关注点。例如,改善低收入国家的粮食生产,从而减少饥饿和营养不良。道路交通事故是导致死亡和残疾的主要原因,而且这一原因的数量还在不断增加,对家庭收入、赚钱能力和经济生产力产生影响。提高道路安全的技术——也许就像摩托车头盔一样简单——与改善道路基础设施的投资一起,可以对公共健康做出巨大贡献。

　　为了改善大量家庭的住房条件以及用水和卫生设施的获取,建筑基础设施也需要创新思维。挑战是巨大的——麦肯锡全球研究所(Woetzel et al.,2014)的研究估计,全球约有 3.3 亿家庭无法在没有严重影响财务压力的情况下找到负担得起的体面住房。到 2025 年,这一数字可能达到 4.4 亿或 16 亿人。融资和建设方面的创新,包括节俭创新概念的使用,以满足这些基本需求,也将对公共健康有巨大的好处。

还特别需要改善专门针对医疗保健的基础设施建设。新设施的创建和旧设施的更换正在进行中。面临的挑战在于避免创建大型医院模式,因为这些医院不仅运行成本高昂,且需要吸引患者以保持竞争力。这需要建立强有力的初级保健基础设施。在印度,许多人生活在初级保健基础设施投资不足的地区,特别是小镇和农村地区,他们要么缺乏医疗服务,要么不得不在病情更严重时前往大城市就医。这导致了高额的自付费用。增加医院床位——超过 180 万张——以到 2025 年实现每千人拥有 2 张床位的目标,这是印度的一个目标。在世界其他地方,对医院基础设施的需求更加迫切——2011 年,几内亚每千人仅有 0.3 张医院床位(Deloitte,2014b)。虽然这表明需要真正创新的思维来创造适当和负担得起的医院,但也不能忽视初级保健基础设施的发展。

管理医疗保健创新——总结

创建一个可持续和负担得起的医疗保健系统需要那些负责领导、设计和管理创新的人发挥核心作用。了解卫生系统的复杂性,接受这种复杂性以及组成部分之间的相互作用,对于领导者管理变革和创新过程至关重要。

有时,医疗保健系统也会因新技术的出现而出现重大创新——例如针对重大健康问题的新疫苗。但大多数创新不会成为头条新闻。大多数创新涉及对现有服务或流程的相对较小的变更,这些变更本身只会逐步改变医疗保健的组织和实践。然而,医疗保健依赖于所有形式的成功创新来开发更好的方式以满足需求、解决问题并更有效地利用资源。创新不是一种可有可无的奢侈品,但它常常被视为一种额外的负担。大多数医疗组织和系统发现创新很困难，并倾向于将其视为破坏性的一种方式。应对这一问题的一种方法是不专注于创新本身。相反，政府和医疗保健组织需要就所需的结果或要解决的问题达成一致，然后确保采用适当的组织文化、奖励和方法来产生解决方案。发展一种持不同政见的文化并鼓励——但也管理——不断质疑现状是这一过程的必要部分。

还需要注意"最佳实践"。一种方法很少适用于所有情况。医疗保健的创新发生在非常多变化的环境中，创建可持续的模型和系统必须认识到这种多样性。好的医疗保健的组成部分可能是已知的，其中有些可以标准化，但将它们组合在一起以提供医疗保健必须根据个人和当地需求进行调整。为了维持一个创新的卫生系统，并对未来不可预见和不可预测的情况保持其稳健性，了解世界各地的多样化方法并分享相关知识是必不可少的。

参考文献

Abernathy W, Utterback J (1975) A dynamic model of product and process innovation. Omega 3(6):639 - 656.

Abma I, Jayanti A, Bayer S, Mitra S, Barlow J (2014) Perceptions and experiences of financial incentives: a qualitative study of dialysis care in England. BMJ Open 4:e004249.

Adam T, de Savigny D (2012) Systems thinking for strengthening health systems in LMICs: Need for a paradigm shift. Health Policy and Planning 27: iv1 - iv3.

Adam T, Hsu J, de Savigny D, Lavis J, Røttingen J-A, Bennett S (2012) Evaluating health systems strengthening interventions in low-income and middle-income countries: Are we asking the right questions? Health Policy and Planning 27:iv9 - iv19.

Adamski J, Godman B, Ofierska-Sujkowska G, et al. (2010) Risk sharing arrangements for pharmaceuticals. Potential considerations and recommendations for European payers. BMC Health Services Research 10(1):153.

Addicott R, McGivern G, Ferlie E (2007) The distortion of a managerial technique? The case of clinical networks in UK health care. British Journal of Management, 18(1):93 - 105.

Agyepong I, Kodua A, Adjei S, Adam T (2012) When 'solutions of yesterday become problems of today': Crisis-ridden decision making in a complex adaptive system (CAS) —the Additional Duty Hours Allowance in Ghana. Health Policy and Planning 27:iv20 - iv31.

Amadi H, Mokuolu O, Adimora G, et al. (2007) Digitally recycled incubators: Better economic alternatives to modern systems in low-income countries. Annals of Tropical Paediatrics 27:207 - 214.

Amadi H, Azubuike J, Etawo U, et al. (2010) The impact of recycled neonatal incubators in Nigeria: A 6-year follow-up study. International Journal of Pediatrics: 269 - 293.

Anand G (2009) The Henry Ford of heart surgery. Wall Street Journal. http://online. wsj. com/article/SB125875892887958111. html (Accessed on 19 August

2016).

Anderson P (1999) Complexity theory and organisation science. Organisation Science 10(3):216 - 232.

Anderson S, Evers N, Griot C (2013) Local and international networks in small firm internationalization: Cases from the Rhône-Alpes medical technology regional cluster. Entrepreneurship & Regional Development 25(9 - 10):867 - 888.

Appleby J (2015) How much has generic prescribing and dispensing saved the NHS? http://www. kingsfund. org. uk/blog/2015/07/how-much-has-generic-prescribing-and-dispensing-saved-nhs (Accessed on 19 August 2016).

Arnkil R, Järvensivu A, Koski P, Piirainen T (2010) Exploring the quadruple helix. Report on quadruple helix research for the CLIQ project. Työraportteja 85/2010 Working Papers Work Research Centre, University of Tampere.

Asghar R (2014) Why Silicon Valley' fail-fast mantra is just hype. http://www. forbes. com/sites/robasghar/2014/07/14/why-silicon-valleys-fail-fast-mantra-is-just-hype/ (Accessed on 19 August 2016).

Asthana P (1995) Jumping the technology s-curve. IEEE Spectrum 32(6):49 - 54.

Atun R, McKee M, Drobniewski F, Coker R (2005a) Analysis of how the health systems context shapes responses to the control of human immunodeficiency virus: Case-studies from the Russian Federation. Bulletin of the World Health Organisation 83:730 - 738.

Atun R, Samyshkin Y, Drobniewski F, Skuratova N, et al. (2005b) Barriers to sustainable tuberculosis control in the Russian Federation health system. Bulletin of the World Health Organisation 83:217 - 223.

Atun R, Baeza J, Drobniewski F, Levicheva V, Coker R (2005c) Implementing WHO DOTS strategy in the Russian Federation: Stakeholder attitudes. Health Policy 74:122 - 132.

Atun R, Menabde N, Saluvere K, Jesse M, Habicht J (2006) Introducing a complex health innovation—primary health care reforms in Estonia (multimethods evaluation). Health Policy 79:79 - 91.

Atun R, Kyratsis I, Jelic G, Rados-Malicbegovic D, Gurol-Urganci I (2007) Diffusion of complex health innovations—implementation of primary health care reforms in Bosnia and Herzegovina. Health Policy and Planning 22:28 - 39.

Atun R, de Jongh T, Secci F, Ohiri K, Adeyi O (2010) Integration of targeted health interventions into health systems: A conceptual framework for analysis. Health Policy and Planning 25:104 - 111.

Avorn J (2015) The $ 2.6 billion pill. Methodologic and policy considerations. New England Journal of Medicine 372(20):1877 - 1879.

Baker J (1999) Creating Knowledge Creating Wealth: Realising the Economic Potential of Public Sector Research Establishments. A Report by John Baker to the Minister for Science and the Financial Secretary to the Treasury. HM Treasury.

Balas E, Boren S (2000) Managing clinical knowledge for health care improvement. In van Bemmel J, McCray A (eds.), Yearbook of Medical Informatics.

Stuttgart: Schattauer Verlagsgesellschaft mbH.

Barder O (2010) Development, complexity and evolution. https://www.owen. org/blog/4018 (Accessed on 19 August 2016).

Barley S (1986) Technology as an occasion for structuring. Evidence from observations of CT scanners and the social order of radiology departments. Administrative Science Quarterly 31(1):78 – 108.

Barley S, Tolbert P (1997) Institutionalization and structuration: Studying the links between action and institution. Organisation Studies 18(1):93 – 119.

Barlow J (2015) Changing the innovation landscape in the UK's National Health Service to meet its future challenges. Innovation and Entrepreneurship in Health 2:59 – 67.

Barlow J, Venables T (2004) Will technological innovation create the true lifetime home? Housing Studies 19(5):795 – 810.

Barlow J, Bayer S, Curry R (2006) Implementing complex innovations in fluid multi-stakeholder environments: Experiences of 'telecare'. Technovation 26: 396 – 406.

Barlow J, Singh D, Bayer S, Curry R (2007) A systematic review of the benefits of home telecare for frail elderly people and those with long-term conditions. Journal of Telemedicine & Telecare 13:172 – 179.

Barlow J, Burn J (2008) All Change Please. Putting the Best New Healthcare Ideas into Practice. Policy Exchange. http://www.policyexchange.org.uk/ publications/category/item/all-change-please (Accessed on 19 August 2016).

Barlow J, Köberle-Gaiser M (2009) Delivering innovation in hospital construction. Contracts and collaboration in the UK's Private Finance Initiative hospitals program. California Management Review 51:126 – 143.

Barlow J, Bayer S (2011) Raising the profile of simulation and modeling in health services planning and implementation. Journal of Health Services Research & Policy 16(3):129 – 130.

Barlow J, Curry R, Chrysanthaki T, Hendy J, Taher N (2012) Remote Care plc.

Developing the capacity of the remote care industry to supply Britain's future needs. Report for WSD evaluation. www.haciric.org. Accessed on 19 August 2016.

Barlow J, Roehrich J, Wright S (2013) Europe sees mixed results from public-private partnerships for building and managing health care facilities and services. Health Affairs 32:146 – 154.

Barnsley J, Lemieux-Charles L, McKinney M (1998) Integrating learning into integrated delivery systems. Health Care Management Review 23:18 – 28.

Barratt C (2014) The 7 deadly sins of NHS innovation. https://www.linkedin. com/pulse/20140530085226-81796176-the-7-deadly-sins-of-nhs-innovation (Accessed on 19 August 2016).

Baru J, Bloom D, Muraszko K, Koop C (2001) John Holter's shunt. Journal of the American College of Surgeons 192(1):79 - 85.

Barry A (2001) Political Machines. Governing a Technological Society. London: Athlone Press.

Basu R, Banerjee P, Sweeny E (2013) Frugal innovation. Core competencies to address global sustainability. Journal of Management for Global Sustainability 2:63 - 82.

Bate P, Robert G (2003) Where next for policy evaluation? Insights from researching National Health Service modernisation. Policy & Politics 31(2): 249 - 262.

Baumol W (2012) The Cost Disease. Why Computers get Cheaper and Health Care doesn't. Yale University Press.

Bayer S, Barlow J, Curry R (2007) Assessing the impact of a care innovation: Telecare. System Dynamics Review 23:61 - 80.

Beinhocker E (2006) The Origin of Wealth. Evolution, Complexity and the Radical Remaking of Economics. Cambridge: Harvard Business Press.

Bellal J, Morton J, Hernandez-Boussard T, Rubinfeld I, Faraj C, Velanovich V (2009) Relationship between hospital volume, system clinical resources, and mortality in pancreatic resection. Journal of the American College of Surgeons 208(4):520 - 527.

Bennett D (2014) Clayton Christensen responds to New Yorker takedown of 'disruptive innovation'. Business Week. http://www. bloomberg. com/news/ articles/2014-06-20/clayton-christensen-responds-to-new-yorker-takedown-of-disruptive-innovation#p1 (Accessed on 19 August 2016).

BERR (2008) Medical Technology Metrics. Introduction and Commentary. London: Department for Business Enterprise and Regulatory Reform.

Berwick D (2002) A user's manual for the IOM's 'quality chasm' report. Health Affairs 21:80 - 90.

Berwick D, Hackbarth A (2012) Eliminating waste in US health care. JAMA 307(14):1513 - 1516.

Bessant J, Francis D, Thesmer J (2004) Managing Innovation Within Coloplast. Case study. Cranfield School of Management.

Bessant J, Francis D (2005) Transferring soft technologies: Exploring adaptive theory. International Journal of Technology Management & Sustainable Development 4(2):93 - 112.

Bessant J, Tidd J (2007) Innovation and Entrepreneurship. John Wiley & Sons.

Bienkowska-Gibbs T (2013) Integrated care programmes in Canada. Eurohealth 19(2):13 - 14.

Bijker W, Hughes T, Pinch T (1987) The Social Construction of Technological Systems. New Directions in the Sociology and History of Technology. Cambridge: MIT Press.

Bijker W (1995) Of Bicycles, Bakelites and Bulbs. Toward a Theory of Sociotechnical Change. Cambridge: MIT Press.

BIS (2012a) Industrial strategy. UK sector analysis. BIS Economics Paper 18. September. http://www. bis. gov. uk/assets/biscore/economics-and-statistics/ docs/i/12-1140-industrial-strategy-uk-sector-analysis (Accessed on 19

August 2016).

BIS (2012b) SME access to external finance. BIS Economics Paper 16. January. http://www. bis. gov. uk/assets/BISCore/enterprise/docs/S/12-539-sme-accessexternal-finance. pdf (Accessed on 19 August 2016).

BIS (2013) Strength and Opportunity 2013 The Landscape of the Medical Technology, Medical Biotechnology, Industrial Biotechnology and Pharmaceutical Sectors in the UK. London: Department of Business, Innovation & Skills.

Black N (2001) Evidence based policy: Proceed with care. British Medical Journal 323:275 – 279.

Blackler F (1995) Knowledge, knowledge work and organisations. An overview and interpretation. Organisation Studies 16(6):1021 – 1046.

Blank S (2013) Why the lean start-up changes everything. Harvard Business Review (May).

Bloom G, Ainsworth P (2010) Beyond scaling up. Pathways to universal access to health services. STEPS Working Paper 40. University of Sussex, STEPS Centre.

Blume S (1992) Insight and Industry. On the Dynamics of Technological Change in Medicine. Cambridge: MIT Press.

Bojke C, Castelli A, Laudicella M, Street A, Ward P (2010) Regional variation in the productivity of the English National Health Service. Report for the Department of Health. CHE Research Paper 57, University of York.

Bossuyt P (2006) New diagnostics can enter the clinical pathways in one of three ways, triage test, replacement test or add on test. British Medical Journal 332:1089.

Bower J (2003) Innovation in healthcare delivery. In Tidd J, Hull F (eds.) Service Innovation. Organisational Responses to Technological Opportunities and Market Imperatives. London: Imperial College Press.

Bower P, Cartwright M, Hirani S, Barlow J, Hendy J, Knapp M, Henderson C, Rogers A, Sanders C, Bardsley M, Steventon A, Fitzpatrick R, Doll H, Newman S (2011) A comprehensive evaluation of the impact of telemonitoring in patients with long-term conditions and social care needs: Protocol for the Whole Systems Demonstrator cluster randomized trial. BMC Health Services Research 11:184.

Brailsford S (2014) More bang for your buck: Using modelling & simulation to add value to healthcare evaluation studies. Policy Innovation Research Unit (PIRU) conference, 'Evaluation—making it timely, useful, independent and rigorous, London School of Hygiene and Tropical Medicine, 4 July 2014.

Britnell M (2015) In Search of the Perfect Health System. London: Palgrave.

Brown J, Duguid P (1991) Organisational learning and communities-of-practice: Towards a unified view of working, learning and innovation. Organisation Science 2(1):40 – 57.

Brown T (2008) Design thinking. Harvard Business Review 86:84 – 92.

Buntz B (2010) The race for open innovation. European Medical Device Techno-logy. http://www. emdt. co. uk/article/race-for-open-innovation (Accessed on 19

August 2016).

Burfitt A, Macneill S, Gibney J (2007) The dilemmas of operationalizing cluster policy. The medical technology cluster in the West Midlands. European Planning Studies 15(9):1273 – 1290.

Burns L, Nicholson S, Wolkowski J (2012) Pharmaceutical strategy and the evolving role of merger and acquisition. In Burns L. (ed.), The business of healthcare innovation. 2nd Edition. Cambridge: Cambridge University Press.

Busse R (2014) Health systems in transition: Germany. Health Systems Review, European Observatory on Health Systems and Policies.

Carlson J, Gries K, Sullivan S, Garrison L (2011) PHP146 current status and trends in performance-based schemes between health care payers and manufacturers. ValueHealth 14:A359 – 360.

Carlsson B, Jacobsson S, Holmen M, Rickne A (2002) Innovation systems: Analytical and methodological issues. Research Policy 31(2):233 – 245.

Champagne F, Denis J-L, Pineault R, Contandriopoulos A-P (1991) Structural and political models of analysis of the introduction of an innovation in organizations: the case of the change in the method of payment of physicians in longterm care hospitals. Health Services Management Research 4:94 – 111.

Charitou C, Markides C (2003) Responses to disruptive strategic Innovation. MIT Sloan Management Review 44(2):55 – 63.

Chatterji A, Fabrizio K, Mitchell W, Schulman K (2008) Physician-industry cooperation in the medical device industry. Health Affairs 27(6):1532 – 1543.

Chernew M (2010) Health care spending growth: Can we avoid fiscal Armageddon? Inquiry 47:285 – 295.

Chesbrough H (2003) Open Innovation. The New Imperative for Creating and Profiting from Technology. Harvard Business School Press.

Chesbrough H (2006) Open Business Models: How to Thrive in the New Innovation Landscape. Harvard Business School Press.

Christensen C (1997) The Innovator's Dilemma. When New Technologies cause Great Firms to Fail. Cambridge: Harvard Business School Press.

Christensen C, Bohmer R, Kenagy J (2000) Will disruptive innovations cure healthcare? Harvard Business Review 78(5):102 – 112.

Christensen C, Raynor M (2003) The Innovator's Solution: Creating and Sustaining Successful Growth. Cambridge: Harvard Business School Press.

Christensen C, Anthony S, Roth E (2004) Seeing What's Next. Using the Theories of Innovation to Predict Industry Change. Cambridge: Harvard Business School Press.

Christensen C, Horn M, Caldera L, Soares L (2011) Disrupting College. How Disruptive Innovation can Deliver Quality and Affordability to Postsecondary Education. Center for American Progress/Innosight Institute.

Chrysanthaki T, Hendy J, Barlow J (2013) Stimulating whole system redesign. Lessons from an organisational analysis of the Whole System Demonstrator programme. Journal of Health Services Research & Policy 18(1 Suppl.): 47 – 55.

CIHR (2015) Guide to knowledge translation planning at CIHR: Integrated and end-of-grant approaches. http://www. cihrirsc. gc. ca/e/45321. html # a1 (Accessed on 19 August 2016).

Cilliers P (1998) Complexity and Postmodernism. Understanding Complex Systems. London: Routledge.

Clark A (2015) With no low-hanging fruit, pharma turns to new crop of medicines. The Times 13 January 2015, 40.

Clark K (1985) The interaction of design hierarchies and market concepts in technological evolution. Research Policy 14(5):235 - 251.

Cochrane A (1972) Effectiveness and efficiency. Random Reflections on Health Services. Nuffield Trust. http://www. nuffieldtrust. org. uk/publications/ effectiveness-and-efficiency-random-reflections-health-services (Accessed on 19 August 2016).

Cohen W, Levinthal D (1990) Absorptive capacity. A new perspective on learning and innovation. Administrative Science Quarterly 35(1):128 - 153.

Coker R, Atun R, McKee M (2004) Health-care system frailties and public health control of communicable disease on the European Union's new eastern bor-der. The Lancet 363:1389 - 1392.

Coker R, Dimitrova B, Drobniewski F, et al. (2003) Tuberculosis control in Samara Oblast, Russia: Institutional and regulatory environment. International Journal of Tuberculosis and Lung Disease 7:920 - 932.

Cook D, Brown D, Alexander R, March R, Morgan P, Satterthwaite G, Pangalos M (2015) Lessons learned from the fate of AstraZeneca's drug pipeline. A five-dimensional framework. Nature Reviews Drug Discovery 13: 419 - 431.

Cooksey D (2006) A Review of UK Health Research Funding. London: HM Treasury.

Coombs R, Harvey M, Tether B (2003) Analysing distributed processes of provision and innovation. Industrial and Corporate Change 12(6): 1125 - 1155.

Cooper R (2001) Winning at New Product Development. Accelerating the Process from Ideas to Launch. Basic Books.

Cooper R (2013) Where are all the breakthrough new products? Using portfolio management to boost innovation. Research-Technology Management 56(5): 25 - 32.

Cooper R, Edgett S, Kleinschmidt E (2000) New problems, new solutions. Making portfolio management more effective. Research-Technology Management 43(2):18 - 33.

Corr P, Williams D (2009) The pathway from idea to regulatory approval: Examples for drug development. In Lo B, Field M (eds.), Conflict of Interest in Medical Research, Education, and Practice. Institute of Medicine (US), Committee on Conflict of Interest in Medical Research, Education and Practice. Washington, DC: National Academies Press.

Cosh A, Hughes A, Bullock A, Milner I (2008) Financing UK Small and Medium-sized Enterprises. The 2007 Survey. Centre for Business Research, University of Cambridge.

Craig P, Dieppe P, Macintyre S, Michie S, Nazareth I, Petticrew M (2006) Developing and Evaluating Complex Interventions: New Guidance. London: Medical Research Council.

Crasemann W, Lehto P, Starzer O, van der Zwan A (2012) ERAC Peer Review of the Danish Research and Innovation System Outcomes Report 2012. European Commission.

Cravo Oliveira T (2014) Accounting for behaviours and context in evaluations of complex health interventions. PhD thesis, Imperial College, London.

Cravo Oliveira T, Barlow J, Bayer S (2015) The association between general practitioner participation in joint teleconsultations and rates of referral: A discrete choice experiment. BMC Family Practice 16:50.

Crilly T, Jashapara A, Trenholm S, Peckham A, Currie G, Ferlie E (2013) Knowledge Mobilisation in Healthcare Organisations. Synthesising the Evidence and Theory using Perspectives of Organisational Form, Resource Based View of the Firm and Critical Theory. NIHR Health Services and Delivery Research programme.

Crisp N (2010) Turning the World Upside Down: The Search for Global Health in the Twenty First Century. London: CRC Press.

Crowley D (2014) The role of social impact bonds in pediatric health care. Pediatrics 134(2):e331 - e333.

Currie G, Grubnic S, Hodges R (2011) Leadership In public services networks: Antecedents, process and outcome. Public Administration 89(2):242 - 264.

Currie G, Lockett A, El Enany N (2013) From what we know to what we do. Lessons learnt from the translational CLAHRC initiative in England. Journal of Health Services Research and Policy 13(S3):27 - 39.

Curry N, Ham C (2010) Clinical and Service Integration. The Route to Improved Outcomes. London: The King's Fund.

Cusano D (2014) Soapbox: How healthcare disruption can be sidetracked, Telehealth & Telecare Aware, 10 April 2014. http://telecareaware. com/ soapbox-how-healthcare-disruption-can-be-sidetracked/

Cutler D, McClellan M (2001) Is technological change in medicine worth it? Health Affairs 20(5):11 - 29.

Damanpour F, Schneider M (2006) Phases of the adoption of innovation in organisations: Effects of environment, organisation and top managers. British Journal of Management 17(3):215 - 236.

Danneels E (2004) Disruptive technology reconsidered. A critique and research agenda. Journal of Product Innovation Management 21(4):246 - 258.

Danzon P, Nicholson S, Pereira N (2005) Productivity in pharmaceutical-biotechnology R&D. The role of experience and alliances. Journal of Health Economics 24(2):317 - 339.

Dattée B, Barlow J (2010) Complexity and whole-system change programmes. Journal of Health Services Research & Policy 15(S2):12 - 18.

David P (1985) Clio and the economics of QWERTY. American Economic Review 75(2):332 - 337.

Davis D, Evans M, Jadad A, Perrier L, Rath D, Ryan D, et al. (2003) The case for knowledge translation: Shortening the journey from evidence to effect. British Medical Journal 327(7405):33 - 35.

Davis J, Eisenhardt K, Bingham C (2009) Optimal structure, market dynamism, and the strategy of simple rules. Administrative Science Quarterly 54(3):413 - 452.

Deloitte (2013) Impact of Austerity on European Pharmaceutical Policy and Pricing. Staying Competitive in a Challenging Environment. Centre for Health Solutions, Deloitte LLP.

Deloitte (2014a) Global Life Sciences Outlook. Resilience and Reinvention in a Changing Marketplace. Deloitte LLP.

Deloitte (2014b) 2014 Global Health care Outlook. Shared Challenges, Shared Opportunities. Deloitte LLP.

Denis J, Hébert Y, Langley A, Lozeau D, Trottier L (2002) Explaining diffusion patterns for complex health care innovations. Health Care Management Review 27:60 - 73.

Department of Health (2002) The NHS as an Innovative Organisation. A Framework and Guidance on the Management of Intellectual Property in the NHS. London: Department of Health.

Department of Health (2007) White Paper Pilots: Whole System Long Term Conditions (Telecare) Demonstrator Programme. London: The Stationery Office.

Department of Health (2008) High Quality Care for All. NHS Next Stage Review Final Report. London: Department of Health.

Department of Health (2011) Innovation, Health and Wealth. Accelerating Adoption and Diffusion in the NHS. London: Department of Health.

De Sanctis G, Poole M (1994) Capturing the complexity in advanced technology use. Adaptive structuration theory. Organisation Science 5(2):121 - 147.

De Savigny D, Kasale K, Mbuya C, Reid G (2008) Fixing Health Systems. Ottawa: International Development Research Center.

De Savigny D (2012) Introducing vouchers for malaria prevention in Ghana and Tanzania: Context and adoption of innovation in health systems. Health Policy and Planning 27:iv32 - iv43.

Dhankhar A, Evers M, Møller M (2012) Escaping the Sword of Damocles. Towards a New Future for Pharmaceutical R&D. McKinsey.

Di Masi J, Hansen R, Grabowski H (2003) The price of innovation: New estimates of drug development costs. Journal of Health Economics 22(2): 151 - 185.

Di Masi J, Grabowski H (2007) The cost of biopharmaceutical R&D: Is biotech different? Managerial and Decision Economics 28(45):469 - 479.

Di Masi J, Feldman L, Seckler A, Wilson A (2010) Trends in risks associated with new drug development: Success rates for investigational drugs. Clinical Pharmacology Therapeutics 87(3):272 - 277.

Di Masi J, Grabowski H, Hansen R (2015) The cost of drug development. New England Journal of Medicine 372:1972.

Doering D, Parayre R (2000) Identification and assessment of emerging technolo-gies. In Day G, Schoemaker P, Gunther R (eds.), Wharton on Managing Emerging Technologies. Hoboken, NJ: Wiley.

D'Oliveira Vieira R, Hueb W, et al. (2012) Cost-effectiveness analysis for surgi-cal, angioplasty, or medical therapeutics for coronary artery disease. 5 - year follow-up of Medicine, Angioplasty, or Surgery Study (MASS) II Trial. Circulation, 126: S145 - S150.

Dodgson M, Gann D, Salter A (2008) The Management of Technological Innovation. Oxford: Oxford University Press.

Dopson S, FitzGerald L, Ferlie E, Gabbay J, Locock L (2002) No magic targets! Changing clinical practice to become more evidence based. Health Care Management Review 27(3): 35 - 47.

Drucker P (1985) The discipline of innovation. Harvard Business Review 63: 67 - 72.

DTI (2004) Succeeding Through Innovation, Creating Competitive Advantage Through Innovation. A Guide for Small and Medium Sized Businesses. London: Department of Trade and Industry.

DTT (2014) Global Life Sciences Sector Outlook. Deloitte Touche Tohmatsu Ltd. Ecker G, Williams-Jones B (2012) Open innovation in drug discovery. Molecular Informatics 31(8): 519 - 520.

Eddy D (1993) Three battles to watch in the 1990s. JAMA 270(4): 520 - 526.

Edgerton D (1999) From innovation to use. Ten eclectic theses on the historiography of technology. History & Technology 16(2): 111 - 136.

Edmonson A, Bohmer R, Pisano G (2001) Disrupted routines, Team learning and new technology implementation in hospitals. Administrative Science Quarterly 46(4): 685 - 716.

Edquist C (2001) Innovation policy—a systemic approach. In Archibugi D, Lundvall B (eds.), The Globalizing Learning Economy. Oxford: Oxford University Press.

Eggers W, Baker L, Vaughn A (2013) Public Sector, Disrupted. How Disruptive Innovation can help Government Achieve More for Less. Deloitte University Press.

Eichler H, Baird L, et al. (2014) From adaptive licensing to adaptive pathways.

Delivering a flexible life-span approach to bring new drugs to patients. Clinical Pharmacology & Therapeutics 97(3): 234 - 246.

EIU (2013) World Healthcare Outlook. Economist Intelligence Unit.

Ellerman D (2004) Parallel experimentation. A basic scheme for dynamic efficiency. University of California at Riverside, Department of Economics.

Ettelt S, Mays N, Allen P (2015) Policy experiments. Investigating effectiveness or confirming direction? Evaluation 21(3): 292 - 307.

Etzkowitz H, Leydesdorff L (2000) The dynamics of innovation. From national systems and 'mode 2' to a triple helix of university-industry-government relations. Research Policy 29(2): 109 - 123.

Eucomed (2012) Medical technology in Europe. Key facts and figures. http://archive. eucomed. org/medical-technology/facts-figures

European Commission (2009) Interim evaluation of the entrepreneurship and innovation programme. Final Report. DG Enterprise and Industry.

Fairfax-Clay R (2013) Health impact bonds: Will investors pay for intervention? Environmental Health Perspectives 121(2):a45.

Ferlie E, Gabbay J, Fitzgerald L, Locock L, Dopson S (2001) Evidence based medicine and organisational change: An overview of some recent qualitative research. In Ashburner L (ed.), Organisational Behaviour and Organisational Studies in Health Care Reflections on the Future. Basingstoke: Palgrave.

Ferlie E, Fitzgerald L, Wood M, Hawkins C (2005) The nonspread of innovation: The mediating role of professionals. Academy of Management Journal 48(1):117 – 134.

Ferlie E, Fitzgerald L, McGivern G, Dopson S, Exworthy M. (2010). Networks in Health Care: A Comparative Study of their Management, Impact and Performance. Report for the National Institute for health research service delivery and organisation programme.

Ferlie E, Fitzgerald L, McGivern G, Dopson S, Bennett C (2011) Public policy networks and 'wicked problems': A nascent solution? Public Administration 89(2):307 – 424.

Fernandes A, Melo Mendes P (2003) Technology as culture and embodied knowl-edge. European Journal of Engineering Education 28(2):151 – 160.

Fitzgerald L, Ferlie E, Wood M, Hawkins C (2002) Interlocking interactions, the diffusion of innovations in health care. Human Relations 55:1429 – 1449.

Fleuren M, Wiefferink K, Paulussen T (2004) Determinants of innovation within health care organisations: Literature review and Delphi study. International Journal of Quality Health Care 16(2):107 – 123.

Fonseca J (2002) Complexity and Innovation in Organisations. London and New York: Routledge.

Foreman L (2014) What's the best way to tap the crowd to commercialize your invention? http://www. entrepreneur. com/article/238885 (Accessed on 19 August 2016).

Forrester J (1971) Counterintuitive behavior of social systems. Theory and Decision 2(2):109 – 140.

Foss N, Pedersen T, Pyndt J, Schultz M (2012) Innovating Organisation and Management. New Sources of Competitive Advantage. Cambridge: Cambridge University Press.

Foster R (1986) Innovation: The attacker's Advantage. Macmillan.

Foy R, MacLennan G, Grimshaw J, Penney G, Campbell M, Grol R (2002) Attributes of clinical recommendations that influence change in practice following audit and feedback. Journal of Clinical Epidemiology 55:717 – 722.

Free M (2004) Achieving appropriate design and widespread use of health care technologies in the developing world. Overcoming obstacles that impede the adaptation and diffusion of priority technologies for primary health care. International Journal of Gynecology & Obstetrics 85(S1):S3 – 13.

Freel M, De Jong J (2009) Market novelty, competence-seeking and innovation networking. Technovation 29(12):873 – 884.

Frey J (2010) Little things mean a lot. British Journal of General Practice 60 (572):225.

Friese C, Lake E, Aiken L, Silber J, Sochalski J (2008) Hospital nurse practice environments and outcomes for surgical oncology patients. Health Services Research 43(4):1145 – 1163.

Fuchs V (1986) The Health Economy. Harvard University Press.

Fulmer T (2012) Paper point of care. SciBX 5 (39); doi: 10. 1038/scibx. 2012. 1021.

Garber S, Gates S, Keeler E, Vaiana M, Mulcahy A, Lau C, Kellermann A (2014)

Redirecting innovation in US health care: Options to decrease spending and increase value. Santa Monica: Rand Corporation. http://www. rand. org/ pubs/research_reports/RR380. html (Accessed on 19 August 2016).

Gardiner P, Rothwell R (1985) Tough customers: Good designs. Design Studies 6(1):7 – 17.

Gardner C, Acharya T, Yach D (2007) Technological and social innovation: A uni-fying new paradigm for global health. Health Affairs 26(4):1052 – 1061.

Garrison L, Towse A, Briggs A, de Pouvourville G, et al. (2013) Performance-based risk-sharing arrangements. Good practices for design, implementation, and evaluation: Report of the ISPOR good practices for performance-based risk-sharing arrangements task force. Value in Health 16(5):703 – 719.

Gartner (2015) Gartner says worldwide IT spending across vertical industries to decline 3. 5 percent in 2015. http://www. gartner. com/newsroom/id/ 3135718 (Accessed on 19 August 2016).

Garud R, Rappa M (1994) A sociocognitive model of technology evolution. The case of cochlear implants. Organisation Science 5(3):344 – 362.

Gassmann, O, Enkel, E, Chesbrough, H (2010) The future of open innovation. R&D Management 40(3):213 – 221.

Gatrell A (2005) Complexity theory and geographies of health: A critical assess-ment. Social Science & Medicine 60(12):2661 – 2671.

Gavetti G, Levinthal D (2000) Looking forward and looking backward: Cognitive and experiential search. Administrative Science Quarterly 45(1): 113 – 137.

GE/BLIHR (2009) Promoting Ethical Ultrasound Use in India. A BLIHR Emerging Economy Case Study from GE.

Gelijns A, Rosenberg N (1994) The dynamics of technological change in medi-cine. Health Affairs 13(3):28 – 46.

Geroski P (2000) Models of technology diffusion. Research Policy 29(4 – 5): 603 – 625.

Gestrelius S, Oerum M (2006) Cluster formation as a tool for development in Medicon Valley. IEEE Engineering In Medicine and Biology Magazine 1: 102 – 105.

Glanville J, Duffy S, Mahon J, Cardow T, Brazier H, Album V (2010) Impact of hospital treatment volumes on patient outcomes. York Health Economics Consortium, Cooperation and Competition Panel Working Paper Series 1.

University of York.

Glasgow R, Emmons K (2007) How can we increase translation of research into practice? Types of evidence needed. Annual Review of Public Health 28(1): 413 – 433.

Glendinning C (2003) Breaking down barriers; integrating health and care services for older people in England. Health Policy 65:139 – 151.

Godin B (2006) The linear model of innovation. The historical construction of an analytical framework. Science Technology & Human Values 31(6): 639 – 667.

Gold A (2014) Global healthcare IT market projected to hit USD 66 billion by 2020. http://www. fiercehealthit. com/story/global-healthcare-it-market-projected-hit-66-billion-2020/2014-04-01 (Accessed on 19 August 2016).

Goodwin N (2010) The state of telehealth and telecare in the UK: Prospects for integrated care. Journal of Integrated Care 18:3 – 9.

Govindarajan V (2010) Tea with Vijay Govindarajan. The Economist. http:// www. youtube. com/watch? v = FYIwa3Y1KAo&NR = 1 (Accessed on 19 August 2016).

Govindarajan V, McReary L (2010) How U. S. businesses can really win in India. Bloomberg Businessweek, 23 November.

Govindarajan V, Trimble C (2012) Reverse Innovation. Create Far From Home, Win Everywhere. Boston: Harvard Business Review Press.

Grabowski H, Long G, Mortimer R (2014) Recent trends in brand-name and generic drug competition. Informa Healthcare 17(3):207 – 214.

Greenhalgh T, Robert G, Macfarlane F, Bate P, Kyriakidou O (2004a) Diffusion of innovations in service organisations. Systematic review and recommenda-tions. Milbank Quarterly 82:581 – 629.

Greenhalgh T, Robert G, Bate P, Kyriakidou O, Macfarlane F, Peacock R (2004b) How to spread good ideas. A systematic review of the literature on diffusion, dissemination and sustainability of innovations in health service delivery and organisation. National Co-ordinating Centre for NHS Service Delivery and Organisation R&D (NCCSDO).

Gresov C, Drazin R (1997) Equifinality: Functional equivalence in organisation design. Academy of Management Review 22(2):403 – 428.

Grimshaw J, Thomas R, MacLennan G, Fraser C, Ramsay C, Vale L, Donaldson C (2004) Effectiveness and efficiency of guideline dissemina-tion and implementation strategies. Health Technology Assessment 8(6):1 – 72.

Groves P, Kayyali B, Knott D, Van Kuiken S (2013) The 'Big Data' Revolution in Healthcare. Accelerating Value and Innovation. Center for US Health System Reform, McKinsey & Company.

Hadjimanolis A (2003) The barriers approach to innovation. In Shavinina L (ed.), The International Handbook on Innovation, Abingdon, UK: Elsevier Science.

Haines A, Kuruvilla S, Borchert M (2004) Bridging the implementation gap between knowledge and action for health. Bulletin of the World Health Organisation 82:724 – 732.

Hansen M (1999) The search-transfer problem: The role of weak ties in sharing knowledge across organisation subunits. Administrative Science Quarterly 44 (1):82 – 111.

Harford T (2011) Adapt. Why Success always Starts with Failure. London: Abacus.

Harrison S (2002) New labour, modernisation and the medical labour process. Journal of Social Policy 31(3):465 – 485.

Hart S (2005) Capitalism at the crossroads: the unlimited business opportunities in solving the world's most difficult problems. Upper Saddle River, NJ, Wharton School.

Health Affairs (2012) Policy briefs: Pay-for-performance. New payment systems reward doctors and hospitals for improving the quality of care, but studies to date show mixed results. 11 October 2012. 10. 1377/hpb2012. 19.

Henderson R, Clark K (1990) Architectural innovation. The reconfiguration of existing product technologies and the failure of established firms. Administrative Science Quarterly 35:9 – 30.

Hendy J, Barlow J (2012) The role of the organisational champion in achieving health system change. Social Science and Medicine 74(5):348 – 355.

Hendy J, Chrysanthaki T, Barlow J, et al. (2012) An organisational analysis of the implementation of telecare and telehealth: The whole systems demonstrator. BMC Health Services Research 12:403.

Herbert C, Best A (2011) It's a matter of values: Partnership for innovative change. Healthcare Papers 2:31 – 37.

Herper M (2012) The truly staggering cost of inventing new drugs. (Forbes 10 February 2012) http://www. forbes. com/sites/matthewherper/2012/02/10/ the-truly-staggeringcost-of-inventing-new-drugs/2/ (Accessed on 19 August 2016).

Higgins M, Rodriguez D (2006) The outsourcing of R&D through acquisitions in the pharmaceutical industry. Journal of Financial Economics 80(2):351 – 383.

Hinsch M, Stockstrom C, Lüthje C (2014) User innovation in techniques: A case study analysis in the field of medical devices. Creativity and Innovation Management 23(4):484 – 494.

Hirai Y, Kinoshita H, Kusama M, Yasuda K, Sugiyama Y, Ono S (2010) Delays in new drug applications in Japan and industrial R&D strategies. Clinical Pharmacology & Therapeutics 87(2):212 – 218.

Hirschler B (2015) New analysis underscores improving pharma R&D productivity. http://www. reuters. com/article/us-pharmaceuticals-r-d-idUSKCN0Q909620150804. Accessed on 19 August 2016.

HITF (2004) Better Health Through Partnership: A Programme for Action. Health Industries Task Force.

HMRC (2012) CIRD80150. R&D tax relief: Overview. London: HM Revenue & Customs.

HM Treasury (2011) The Magenta Book. Guidance for evaluation. London: HM Treasury.

Hollmer M (2012) GE wants to share ideas to accelerate development of ultrasound tech, 24 September 2012. http://www. fiercebiotech. com/ medical-devices/ge-wants-to-share-ideas-to-accelerate-development-ultrasound-tech (Accessed on 19 August 2016).

House of Commons Health Committee (2009) Health Inequalities. Third Report of Session 2008 – 09. Volume 1. HC – 286 – 1. London: The Stationery Office.

Howitt P, Darzi A, Yang G-Z, Ashrafian H, Atun R, Barlow J, et al. (2012) Technologies for global health. The Lancet Commissions. http://dx. doi. org/ 10. 1016/S0140 – 6736(12)61127 – 1 (Accessed on 19 August 2016).

HSR-Europe (2011) Health Services Research into European Policy and Practice. Final Report of the HSREPP Project. Utrecht: NIVEL.

Hudson R (2006) Whole Systems Working: A Guide and Discussion Paper. London: Integrated Care Network.

Hurt D (2014) Unleashing the Potential of Reverse Innovation for the NHS. http://www. polygeia. com/unleashing-the-potential-of-reverse-innovation-for-the-nhs (Accessed on 19 August 2016).

Hutton J, McGrath C, Frybourg J, Tremblay M, Bramley-Harker E, Henshall C (2006) Framework for describing and classifying decision-making systems using technology assessment to determine the reimbursement of health technologies (fourth hurdle systems). International Journal of Technology Assessment Health Care 22(1):10 – 18.

Hutton J, Trueman P, Henshall C (2007) Coverage with evidence development: An examination of conceptual and policy issues. International Journal of Technology Assessment in Health Care 23(4):425 – 432.

Ibrahim M, Bhandari A, Sandhu J, Balakrishnan P (2007) Making sight afforda-ble (part 1). Aurolab pioneers production of low-cost technology for cataract surgery. Innovations: Technology, Governance, Globalization 2(4): 53 – 57.

IHI (2010) Institute for Healthcare Improvement conference to advance the science and practice on scale-up and spread of effective health programs 25 – 26 June 2010. Washington DC.

Immelt J, Govindarajan V, Trimble C (2009) How GE is disrupting itself. Harvard Business Review (October).

Imison C (2011) Reconfiguring Hospital Services. The King's Fund.

IMS (2012) IMS Market Prognosis International 2012 – 2016. IMS Health.

Izsak K (2014) Cross-sectoral Trends and Geographic Patterns in the Medical Devices Industry. European Commission: European Cluster Observatory.

Jackson T (2012) Let's be less productive. New York Times Sunday Review, 26 May. http://www. nytimes. com/2012/05/27/opinion/sunday/lets-be-less-productive. html (Accessed on 19 August 2016).

Jennings K, Miller K, Materna S (1997) Changing Health Care. Creating Tomorrow's Winning Health Enterprise Today. Santa Monica Knowledge Exchange.

Jones H (2011) Taking responsibility for complexity. How implementation can achieve results in the face of complex problems. Overseas Development

Institute, Working Paper 330.

Judd D (2013) Open innovation in drug discovery research comes of age. Drug Discovery Today 18:315 - 317.

Kanani R (2011) Jaipur Foot. One of the most technologically-advanced social enterprises in the world. Forbes, 8 August 2011. http://www. forbes. com/ sites/rahimkanani/2011/08/08/jaipur-foot-one-of-the-most-technologically-advanced-social-enterprises-in-the-world/ (Accessed on 19 August 2016).

Kaplan H, Provost L, Froehle C, Margolis P (2011) The model for understanding success in quality (MUSIQ): building a theory of context in healthcare qual-ity improvement. BMJ Quality and Safety 21:13 - 20.

Kaplan R, Porter M (2011) How to solve the cost crisis in health care. Harvard Business Review (September).

Kaplan S, Orlikowski W (2013) Temporal work in strategy making. Organisation Science 24(4):965 - 995.

Karnani A (2007) The mirage of marketing to the bottom of the pyramid: How the private sector can help alleviate poverty. California Management Review 49(4):90 - 111.

Karsh B-T (2004) Beyond usability: Designing effective technology implementation systems to promote patient safety. Quality and Safety in Health Care 13 (5):388 - 394.

Kibasi T, Teitelbaum J, Henke N (2012) The Financial Sustainability of Health Systems. A Case for Change. World Economic Forum and McKinsey & Company.

Kim M, Harris T, Vusovic S (2008) Efficiency analysis of the US biotechnology industry: Clustering enhances productivity. AgBioForum 12(3&4):422 - 436.

Kirkup J (2006) The Evolution of Surgical Instruments: An Illustrated History from Ancient Times to the Twentieth Century. San Francisco: Jeremy Norman Co.

Klenner P, Hüsig S, Downling M (2013) Ex-ante evaluation of disruptive suscep-tibility in established value networks. When are markets ready for disruptive innvoations? Research Policy 42:914 - 927.

Kleyn D, Kitney R (2007) Partnership and innovation in the life sciences. International Journal of Innovation Management 11(2):323 - 347.

Kogut B, Zander U (1992) Knowledge of the firm, combinative capabilities and the replication of technology. Organisation Science 3(3):383 - 397.

Kruger K, Kruger M (2012) The medical device sector. In Burns L. (ed.), The Business of Healthcare Innovation. 2nd Edition. Cambridge: Cambridge University Press.

Kwesigaboa G, Mwangua M, Kakokoa D, Warrinerb I, Mkonyc C, Killewoa J, Macfarland S, Kaayac E, Freemane P (2012) Tanzania's health system and workforce crisis. Journal of Public Health Policy 33:S35 - S44.

Lagarde M, Wright M, Nossiter J, Mays N (2014) Challenges of Payment-for-performance in Health care and Other public Services Design, Implementation and evaluation. London School of Hygiene and Tropical Medicine, London: PIRU.

Langton C (1989) Artificial life (Volume 6). Proceedings of the Santa Fe Institute studies in the sciences of complexity. Reading: Addison-Wesley.

Lanham H, Leykuma L, Taylord B, McCannon C, Lindbergg C, Lesterh R (2012) How complexity science can inform scale-up and spread in health care: Understanding the role of self-organisation in variation across local contexts. Social Science & Medicine 93:194 - 202.

Lansisalmi H, Kivimaki M, Aalto P, Ruoranen R (2006) Innovation in healthcare: A systematic review of recent research. Nursing Science Quarterly 19(1):66 - 72.

Lanza G (2009) Building today's platform company. Nature Biotechnology 27 (8). doi:10.1038/bioe.2009.6.

Lave J, Wenger E (1991) Situated Learning. Legitimate Peripheral Participation. Cambridge Cambridge University Press.

Lavis J, Robertson D, Woodside J, McLeod C, Abelson J (2003) How can research organisations more effectively transfer research knowledge to decision makers? Milbank Quarterly 81(2):221 - 248.

Leadbeatter C (2014) The Frugal Innovator. Creating Change on a Shoestring Budget. London: Palgrave-MacMillan.

Legurreta A, Silber J, Costantino G, Kobylinski R, Zatz S (1993) Increased chol-ecystectomy rate after the introduction of laparoscopic cholecystectomy. Journal of the American Medical Association 270:1429 - 1432.

Lehto M (2009) Whole system limited companies in a national health system. European Observatory meeting, 26 November 2009, Berlin.

Lemak C, Goodrick E (2003) Strategy as simple rules: Understanding success in a rural clinic. Health Care Management Review 28(2):179 - 188.

Leonard-Barton D (1988) Implementation as mutual adaptation of technology and organisation. Research Policy 17(5):251 - 267.

Lepore J (2014) The disruption machine. The New Yorker. http://www.newyorker.com/magazine/2014/06/23/the-disruption-machine?currentPage = all (Accessed on 19 August 2016).

Lettl C (2005) The emergence of radically new health care technologies: Inventive users as innovation networkers. Technology & Healthcare 13(3): 169 - 183.

Lettl C, Herstatt C, Gemünden H (2006) Users' contributions to radical innovation: Evidence from four cases in the field of medical equipment technology. R&D Management 36(3):251 - 272.

Levinthal D, Warglien M (1999) Landscape design: Designing for local action in complex worlds. Organisation Science 10(3):342 - 357.

Lewin A (1999) Application of complexity theory to organisation science. Organisation Science 10(3):215.

Lewis G, Georghiou T, Steventon A, Vaithianathan R, Chitnis X, Billings J, Blunt I, Wright L, Roberts A, Bardsley M (2013) Impact of 'Virtual Wards' on hospital use: A research study using propensity matched controls and a cost analysis. Final report, NIHR Service Delivery and Organisation programme.

Lewis L, Seibold D (1993) Innovation modification during adoption. Academy of Management Review 18(2):322 - 354.

Lichtenthaler U (2010) Technology exploitation in the context of open innovation. Finding the right 'job' for your technology. Technovation 30(7 - 8):429 - 435.

LIF/Vasco Advisers (2013) Innovation in European healthcare—what Can Sweden Learn? An Analysis of the Systems for Innovation in Five European Countries. LIF/Vasco Advisers. http://www.vascoadvisers.com

Lindqvist G, Sölvell O (2011) Organising clusters for innovation: Lessons from city regions in Europe. CLUSNET final report.

Llano R (2013) The 'Gesundes Kinzigtal' integrated care initiative in Germany. Eurohealth 19(2):7 - 8.

Locock L, Dopson S, Chambers D, Gabbay J (2001) Understanding the role of opinion leaders in improving clinical effectiveness. Social Science & Medicine 53(6):745 - 757.

Lomas J (2007) The in-between world of knowledge brokering. British Medical Journal 334:129 - 132.

Love T, Burton C (2005) General practice as a complex system: A novel analysis of consultation data. Family Practice 22(3):347 - 352.

Lunghini R (2014) Europe's ageing population will face doctor shortage. http://www.west-info.eu/europes-ageing-population-will-face-doctor-shortage/ (Accessed on 19 August 2016).

Lüthje C (2003) Customers as co-inventors. An empirical analysis of the anteced-ents of customer-driven innovations in the field of medical equipment. Proceedings of the 32nd EMAC Conference.

Lüthje C, Herstatt C (2004) The lead user method: an outline of empirical findings and issues for future research. R&D Management 34(5):553 - 568.

MacFarlane A, Harrison R, Murray E, Berlin A, Wallace P (2006) A qualitative study of the educational potential of joint teleconsultations at the primary-secondary care interface. Journal of Telemedicine & Telecare 12(S1): 22 - 24.

Mackenzie M, O'Donnell C, Halliday E, Sridharan S, Platt S (2010) Evaluating complex interventions: one size does not fit all. British Medical Journal 340 (7743):401 - 403.

Maguerez G, Erbault M, Terra M, Maisonneuve H, Mafillon Y (2001) Evaluation of 60 continuous quality improvement projects in French hospitals. International Journal of Quality in Health Care 13(2):89 - 97.

Maguire S, McKelvey B, Mirabeau, Ötzas N (2006) Complexity science and organisation studies. In Clegg S, Hardy C, Lawrence T, Nord W (eds.), The SAGE Handbook of Organisation Studies. London: Sage.

Mair F, May C, Murray E, Finch T (2009) Understanding the Implementation and Integration of e-Health Services. National Institute for Health Research Service Delivery and Organisation programme.

Malerba F (2004) Sectoral Systems of Innovation: Concepts, Issues and Analyses of Six Major Sectors in Europe. Cambridge: Cambridge University Press.

Malloch K (2011) Creating the organisational context for innovation. In Porter-O'Grady T, Malloch K (eds.), Innovation Leadership. Creating the Landscape of Health care. Sudbury, MA, USA: Jones and Bartlett.

Markides C (2006) Disruptive innovation: In need of better theory. Journal of Production Innovation Management 23:19 – 25.

Markides C (2012) How disruptive will innovations from emerging markets be? Sloan Management Review 54(1):23 – 25.

Martellia N, van den Brink H (2014) Special funding schemes for innovative medical devices in French hospitals. The pros and cons of two different approaches. Health Policy 117:1 – 5.

Masanja H, De Savigny D, Smithson P et al. (2008) Child survival gains in Tanzania: Analysis of data from demographic and health surveys. Lancet 371 (9620):1276 – 1283.

May C, Finch T, Mair F, Ballini L, Dowrick C, Eccles M, et al. (2007) Understanding the implementation of complex interventions in health care: The normalization process model. BMC Health Services Research 7(1):148.

May C, Finch T (2009) Implementing, embedding and integrating practices. An outline of normalization process theory. Sociology 43(3):535 – 554.

May C, Murray E, Finch T, Mair F, et al. (2010) Normalization process theory on-line users' manual and toolkit. http://www. normalizationprocess. org (Accessed on 19 August 2016).

Maynard A (2007) Translating evidence into practice: Why is it so difficult? Public Money and Management 27(4):251 – 256.

McKelvey B (1999) Avoiding complexity catastrophe in coevolutionary pockets: Strategies for rugged landscapes. Organisation Science 10(3):294 – 321.

McKinsey (2011) Innovation in Healthcare delivery: The power of technology. The Future of Healthcare in Europe Conference, London, May 2011.

Menchik D, Meltzer D (2010) The cultivation of esteem and retrieval of scientific knowledge in physician networks. Journal of Health and Social Behavior 51(2):137 – 152.

Mestre-Ferrandiz J, Sussex J, Towse A (2012) The R&D Cost of a New Medicine. London: Office of Health Economics.

Metcalfe J, James A, Mina A (2005) Emergent innovation systems and the deliv-ery of clinical services: The case of intra-ocular lens. Research Policy 34 (9):1283 – 1304.

Metcalfe J, Pickstone J (2006) Replacing hips and lenses. Surgery, industry and inno-vaton in post-war Britain. In Webster A (ed.), New Technologies in Health Care. Challenge, Change, and Innovation. London: Palgrave Macmillan.

Meyer A, Goes J (1988) Organisational assimilation of innovations. A multi-level contextual analysis. Academy of Management Review 31:897 – 923.

MIT Technology Review (2013) A new approach to medtech R&D. http://www. technologyreview. com/about/views-from-the-marketplace/ (Accessed on 19 August 2016).

Mitcham C (1994) Thinking through technology. The path between engineering and philosophy. Chicago: University of Chicago Press.

Moldoveanu M, Bauer R (2004) On the relationship between organisational complexity and organisational structuration. Organisation Science 15(1):98 - 118.

Monheim T (2011) Maximizing profit capture for medical device manufacturers: Gain control over pricing strategies, value stories, and profit visibility. http://www. mdtmag. com/article/2011/07/maximizing-profit-capture-medical-device-manufacturers-gain-control-over-pricing-strategies-value (Accessed on 19 August 2016).

Morison E (1966) Men, Machines and Modern Times. Cambridge, MA, USA: MIT Press.

Moore G (1991) Crossing the Chasm. HarperBusiness.

Morrisey M (2008) Health care. The Concise Encyclopedia of Economics. http://econlib. org/library/Enc/HealthCare. html

MRC (2000) MRC Framework for the Development and Evaluation of RCTs for Complex Interventions to Improve Health. London: Medical Research Council.

Munos B (2009) Lessons from 60 years of pharmaceutical innovation. Nature Reviews Drug Discovery 8(12):959 - 968.

Muir Gray J (2011) How to Get Better Value Healthcare. Oxford: Offox Press.

Naran S (2011) An analysis of the transferability of frugal innovations to the healthcare industry, from less developed countries to high income countries. MSc dissertation, Centre for Environmental Policy, Imperial College London.

Nadvi K, Halder G (2005) Local clusters in global value chains: Exploring dynamic linkages between Germany and Pakistan. Entrepreneurship & Regional Development 17:339 - 363.

National Joint Registry (2013) 10th Annual Report. National Joint Registry for England, Wales and Northern Ireland. http://www. njrcentre. org. uk/njrcentre/Implantprocurement/tabid/380/Default. aspx. Accessed on 19 August 2016.

Nelson R, Peterhansi A, Sampat B (2004) Why and how innovations get adopted: A tale of four models. Industrial and Corporate Change 13(5):679 - 699.

NESTA (2009) Reshaping the UK economy. The role of public investment in financing growth. June 2009. http://www. nesta. org. uk/assets/documents/reshaping_the_uk_economy (Accessed on 19 August 2016).

Neumann P, Drummond M, Jonsson B, Luce B, Schwartz J, Siebert U, et al. (2010) Are key principles for improved health technology assessment supported and used by health technology assessment organisations? International Journal of Technology Assessment in Health Care 26(1):71 - 78.

Newhouse J (1992) Medical care costs: How much welfare loss? Journal of Economic Perspectives 6(3):3 - 21.

Newhouse J (1993) An iconoclastic view of cost containment. Health Affairs 12 (Suppl. 1):152 - 171.

NHS Confederation (2008) Disruptive innovation. What does it mean for the

NHS? Futures Debate, Paper 5, NHS Confederation.

NHS Confederation (2011) The Search for Low-cost Integrated Healthcare. The Alzira Model—from the Region of Valencia. NHS Confederation.

NHS Confederation (2012) Integrating research into practice: The CLAHRC experience. Health Services Network Briefing, Issue 245 (June).

NHS Scotland (2005) An Introduction to the Unscheduled Care Collaborative Programme. Scottish Executive.

NHS Scotland (2006) Building the foundations for delivery. The first year progress report of the Unscheduled Care Collaborative Programme. Scottish Executive.

NHS Scotland (2007) Unscheduled Care Collaborative Programme. Local changes for improvement: The journey, ideas and accomplishments. Scottish Executive.

Niccolini D, Powell N, Conville P, Martinez-Solano L (2008) Managing knowledge in the healthcare sector: A review. International Journal of Management Reviews 10(3):245 – 263.

NICE (2011) Centre for Health Technology Evaluation. Diagnostics assessment programme. Consultation on DA Programme manual. National Institute for Health and Clinical Excellence.

Nicholl J, West J, Goodacre S, Turner J (2007) The relationship between distance to hospital and patient mortality in emergencies. Emergency Medicine Journal, 24,665 – 668.

Nichols D (2007) Why innovation funnels don't work and why rockets do. Market Leader (Autumn): 26 – 31.

Normand C (1998). Ten popular health economic fallacies. Journal of Public Health, 20,129 – 132.

Northern Ireland Health and Social Care Board (2011) Transforming Your Care. A Review of Health and Social Care in Northern Ireland.

Northrup J, Tarasova M, Kalowski L (2012) The pharmaceutical sector: Rebooted and reinvigorated. In Burns L. (ed.), The Business of Healthcare Innovation. 2nd Edition. Cambridge: Cambridge University Press.

OECD (2001) Measuring Expenditure on Health-related R&D. Paris: Organisation for Economic Co-Operation and Development.

OECD/EUROSTAT (2005) Oslo Manual: Guidelines for Collecting and Interpreting Innovation Data. 3rd edition. Paris: OECD Publishing.

Orlikowski W (1992) The duality of technology: Rethinking the concept of tech-nology in organisations. Organisation Science 3(3):398 – 427.

Orlikowski W (2000) Using technology and constituting structures: A practice lens for studying technology in organisations. Organisation Science 11(4): 404 – 428.

Øvretveit J (2011) Does clinical coordination improve quality and save money? Volume 2: A detailed review of the evidence. The Health Foundation.

Paina L, Peters D (2012) Understanding pathways for scaling up health services through the lens of complex adaptive systems. Health Policy and Planning 27: 365 – 373.

Paley J (2010) The appropriation of complexity theory in health care. Journal of Health Services Research & Policy 15(1):59 – 61.

Pammolli F, Magazzini L., Riccaboni M (2011) The productivity crisis in pharmaceutical R&D. Nature Reviews Drug Discovery 10(6):428 – 438.

Pannenborg O (2010) Medical technology & device financing & health systems, strengthening in the twenty first century. A summary: Options for thought. http://www. who. int/medical_ devices/01 _ health _ systems_ strengthening_ financing_charles_ok_pannenborg. pdf (Accessed on 19 August 2016).

Papadopoulos M, Hadjitheodossiou M, Chrysostomou C, Hardwidge C, Bell B (2001) Is the National Health Service at the edge of chaos? Journal of the Royal Society of Medicine 94(12):613 – 616.

Parmar A (2015a) Can Medtronic still be called a device maker? Medical Device Business, 3 April 2015. http://www. mddionline. com/blog/devicetalk/can-medtronic-still-called-device-maker-04-03-15 (Accessed on 19 August 2016).

Parmar A (2015b) Medtronic launches pilot program to improve OR efficiency. Medical Device Business, 2 June 2015. http://www. mddionline. com/blog/devicetalk/medtronic-launches-pilot-program-improve-or-efficiency-06-02-15 (Accessed on 19 August 2016).

Paul S, Mytelka D, Dunwiddie C, Persinger C, Munos B, Lindborg S, Schacht A (2010) How to improve R&D productivity: the pharmaceutical industry's grand challenge. Nature Reviews Drug Discovery 9(3):203 – 214.

Pawson R, Greenhalgh T, Harvey G, Walshe K (2005) Realist review. A new method of systematic review designed for complex policy interventions. Journal of Health Services Research & Policy 10:21 – 34.

Pawson R, Tilley N (1997) Realistic Evaluation. London: Sage.

Persson U (2012) Value based pricing in Sweden: Lessons for design? Office of Health Economics briefing 12. http://www. ohe. org/publications/article/value-based-pricing-insweden-122. cfm (Accessed on 19 August 2016).

Persson U, Willis M, Ödegaard K (2010) A case study of ex ante, value-based price and reimbursement decision-making: TLV and rimonabant in Sweden. European Journal of Health Economics 11(2):195 – 203.

Petrick I, Juntiwasarakij S (2011) Special issue: Innovation in emerging markets. The rise of the rest: Hotbeds of innovation in emerging markets. ResearchTechnology Management 54(4):24 – 29.

Pettigrew A, Ferlie E, McKee L (1992) Shaping strategic change: making change in large organizations. The case of the National Health Service. London: Sage.

Pfeffer G (2012) The biotechnology sector: therapeutics. In Burns L (ed.), The Business of Healthcare Innovation. 2nd Edition. Cambridge: Cambridge University Press.

Picard J, Ward S, Zumpe R, Meek T, Barlow J, Harrop-Griffiths W (2009) Guidelines and the adoption of 'lipid rescue' therapy for local anaesthetic toxicity. Anaesthesia 64(2):122 – 125.

Pierce J, Delbecq A (1977) Organisation structure, individual attitudes and inno-vation. Academy of Management Review 2(1):27 – 37.

Pigott R, Barker R, Kaan T, Roberts M (2014) Shaping the Future of Open Innovation. A Practical Guide for Life sciences Organisations. Wellcome Trust.

Plsek P, Greenhalgh T (2001) Complexity science: the challenge of complexity in health care. British Medical Journal 323:625–628.

Plsek P, Wilson T (2001) Complexity science: complexity, leadership, and management in health care organisations. British Medical Journal 23: 746–749.

Porter-O'Grady T, Malloch K (eds.) (2011) Innovation Leadership. Creating the Landscape of Health care. Sudbury, MA, USA: Jones and Bartlett.

Powell A, Goldsmith J (2012) The healthcare information technology sector. In Burns L (ed.), The Business of Healthcare Innovation. 2nd Edition. Cambridge: Cambridge University Press.

Prahalad C (2006) The innovation sandbox. Strategy + Business 44 (autumn). http://www. strategy-business. com/article/06306? gko = caeb6 (Accessed on 19 August 2016).

Prahalad C (2010a) Column: Best practices get you only so far. Harvard Business Review April. https://hbr. org/2010/04/column-best-practices-get-you-only-so-far Prahalad C (2010b) The fortune at the bottom of the pyramid: Eradicating Poverty through profits. Pearson Education.

Prime Faraday Partnership (2003) Medical devices. The UK industry and its technology development. Prime Faraday Technology Watch.

Provines C (2010) Overcoming organisational barriers to implementing value-based pricing in the medical devices and diagnostics industry. Journal of Medical Marketing 10(1):37–44.

Pullen A, de Weerd-Nederhof P, Groen A, Fisscher O (2012) Open innovation in practice: Goal complementarity and closed NPD networks to explain differences in innovation performance for SMEs in the medical devices sector. Journal of Product Innovation Management 29(6):917–934.

PwC (2010) Build and Beyond. The Revolution of Healthcare PPPs. PwC Health Research Institute.

PwC (2011a) Pharma 2020: Supplying the future. Which path will you take? https://www. pwc. com/gx/en/pharma-life-sciences/pdf/pharma-2020-supply-ing-the-future. pdf (Accessed on 19 August 2016).

PwC (2011b) Pharma 2020: Virtual R&D. Which path will you take? https:// www. pwc. com/gx/en/pharma-life-sciences/pdf/pharma2020_virtualrd_final2. pdf (Accessed on 19 August 2016).

PwC (2011c) Medical Technology Innovation Scorecard: The race for global leadership.

PwC (2013) Medtech companies prepare for an innovation makeover. http:// www. pwc. com/us/en/health-industries/medical-technology-innovation/down-loads. html (Accessed on 19 August 2016).

Radjou N, Prabhu J, Ahuja S (2010) Jugaad: A new growth formula for corporate America. Harvard Business Review. http://blogs. hbr. org/cs/2010/01/jugaad_a_new_growth_formula_fo. html (Accessed on 19 August

2016).

Rae-Dupree J (2008) Eureka! It really takes years of hard work. New York Times, 3 February. http://www. nytimes. com/2008/02/03/business/03unbox. html (Accessed on 19 August 2016).

Rangan V, Ravilla T (2007) Making sight affordable (Innovations case narrative: The Aravind Eye Care System). Innovations: Technology, Governance, Globalization 2(4):35 - 49.

Ravilla T (2009) How low-cost eye care can be world-class. TED India. http://www. ted. com/talks/lang/eng/thulasiraj_ ravilla_ how _ low _ cost _ eye _ care _ can_be_world_class. html (Accessed on 19 August 2016).

Ravindran R, Venkatesh R, Chang D, Sengupta S, Gyatsho J, Talwar B (2009) Incidence of post-cataract endophthalmitis at Aravind Eye Hospital: Outcomes of more than 42,000 consecutive cases using standardized sterili-zation and prophylaxis protocols. Journal of Cataract and Refractive Surgery 35(4):629 - 636.

Raynal J (2015) Open innovation: Roche s'associe au biohackerspace La Paillasse. 8 July 2015. http://www. industrie-techno. com/open-innovation-roche-s-associe-au-biohackerspace-la-paillasse. 39105 (Accessed on 19 August 2016).

Raynor M (2014) Of Waves and Ripples. Disruption Theory's Newest Critic tries to Make a Splash. Deloitte University Press.

Reid I (2002) Let them eat complexity: The emperor's new toolkit. British Medical Journal 324:171.

Richman B, Udayakumar K, Mitchell W, Schulman K (2008) Lessons from India in organisational innovation: A tale of two heart hospitals. Health Affairs 27(5):1260 - 1270.

Robert G, Greenhalgh T, MacFarlane F, Peacock R (2009) Organisational factors influencing technology adoption and assimilation in the NHS: A systematic literature review. Report for the National Institute of Health Research, SDO Project (08/1819/223).

Roberts K, Grabowksi M (1996) Organisations, technology and structuring. In Clegg S et al. (eds.) Handbook of Organisation studies. London: Sage. Rogers E (2003) Diffusion of Innovations. New York: Free Press.

Rogers H, Silvestor K, Copeland J (2004) NHS Modernisation Agency's way to improve health care. British Medical Journal 328:463.

Rogowski W, Hartz S, John J (2008) Clearing up the hazy road from bench to bedside: A framework for integrating the fourth hurdle into translational medicine. BMC Health Services Research 8:194 - 205.

Roland D (2014) AstraZeneca reinforces pipeline with 'open innovation'. The Telegraph. http://www. telegraph. co. uk/finance/newsbysector/pharmaceuti-calsandchemicals/10775160/AstraZeneca-reinforces-pipeline-with-open-innov-ation. html (Accessed on 19 August 2016).

Romley J, Goldman D, Sood N (2015) US hospitals experienced substantial pro-ductivity growth during 2002 - 11. Health Affairs 34(3):511 - 518.

Rowe A, Hogarth A (2005) Use of complex adaptive systems metaphor to achieve professional and organisational change. Journal of Advanced Nursing 51(4):396 – 405.

Rupp S (2015) CVS and the rise of the MinuteClinic. NueMD, 11 September 2015. http://www. nuemd. com/news/2015/09/11/cvs-rise-minute-clinic (Accessed on 19 August 2016).

Rushmer R, Kelly D, Lough M, Wilkinson J, Davies H (2004) Introducing the learning practice. 1. The characteristics of learning organisations in primary care. Journal of Evaluation in Clinical Practice 10(3):375 – 386.

Rye C, Kimberly J (2007) The adoption of innovations by provider organisations in healthcare. Medical Care Research Review 64:235 – 278.

Sahni N, Chigurupati A, Kocher B, Cutler D (2015) How the U.S. can reduce waste in health care spending by ＄1 trillion. Harvard Business Review 13 October. https://hbr. org/2015/10/how-the-u-s-can-reduce-waste-in-health-care-spending-by-1-trillion

Sammut S (2012) Biotechnology business and revenue models. In Burns L. (ed.), The Business of Healthcare Innovation. 2nd Edition. Cambridge: Cambridge University Press.

Sanderson I (2002) Evaluation, policy learning and evidence-based policy making. Public Administration 80(1):1 – 22.

Savory C (2006) Does the UTTO model of technology transfer fit public sector healthcare services? International Journal of Innovation and Technology Management 3(2):171 – 187.

Savory C (2009a) User-led innovation in the UK National Health Service. PhD thesis, The Open University.

Savory C (2009b) Building knowledge translation capability into public-sector innovation processes. Technology Analysis & Strategic Management 21(2): 149 – 171.

Savory C, Fortune J (2013) NHS adoption of NHS-developed technologies. Final report. NIHR Service Delivery and Organisation programme.

Schell M, Barcia A, Spitzer A, Harris H (2008) Pancreaticoduodenectomy: Volume is not associated with outcome within an academic health care system. HPB Surgery 2008:825940.

Scannell J, Blanckley A, Boldon H, Warrington B (2012) Diagnosing the decline in pharmaceutical R&D efficiency. Nature Reviews Drug Discovery 11 (3):191 – 200.

Schon D (1967) Technology and Change. The New Heraclitus. Delacorte Press.

Schuhmacher A, Germann P, Trill H, Gassmann O (2013) Models for open innova-tion in the pharmaceutical industry. Drug Discovery Today 18:1133 – 1137.

Seddon M, Marshall M, Campbell S, Roland M (2001) Systematic review of studies of quality of clinical care in general practice in the UK, Australia and New Zealand. Quality in Health Care, 10:152 – 158.

Sehgal V, Dehoff K, Panneer G (2010) The importance of frugal engineering. Strategy and Business 12:1 – 5.

Shetty D (2011) Disruptive innovation: new delivery models. In A Lot more for a Lot Less. Disruptive Innovation in Healthcare, Reform conference, 8 June 2011.

Shiell A, Hawe P, Gold L (2008) Complex interventions or complex systems? Implications for health economic evaluation. British Medical Journal 336: 1281 – 1283.

Shortell S, Bennett C, Byck G (1998) Assessing the impact of continuous quality improvement on clinical practice: What it will take to accelerate progress? Milbank Quarterly 76:593 – 624.

Singer S, Burgers J, Friedberg M, Rosenthal M, Leape L, Schneider W (2011) Defining and measuring integrated patient care: Promoting the next frontier in health care delivery. Medical Care Research Review 68:112 – 27.

Smith M (2007) Disruptive innovation. Can health care learn from other industries? A conversation with Clayton M. Christensen. Health Affairs 26(3): w288 – w295.

Smith D (2010) Exploring Innovation. McGraw Hill Education.

Smith S, Newhouse J, Freeland M (2009) Income, insurance, and technology: Why does health spending outpace economic growth? Health Affairs 28(5): 1276 – 1284.

Snowden D (2010) Safe-fail probes. http://cognitive-edge. com/blog/safe-fail-probes/

Snowdon A, Bassi H, Scarffe A, Smith A (2015) Reverse innovation: An oppor-tunity for strengthening health systems. Globalization and Health 11:2.

Sole D, Edmondson A (2002) Situated knowledge and learning in dispersed teams. British Journal of Management 13(s2):S17 – S34.

Salisbury C, Stewart K, Purdy S et al. (2009) Lessons from evaluation of the NHS white paper Our Health, Our Care, Our Say. British Journal of General Practice 61(592):e766 – e771.

Spurgeon P, Cooke M, Fulop N, Walters R, et al. (2010) Evaluating Models of Service Delivery. Reconfiguration Principle. National Institute for Health Research Service Delivery and Organisation programme. London: HMSO.

Spyridonidis D, Hendy J, Barlow J (2015) Leadership for knowledge translation: The case of CLAHRCs. Qualitative Health Research 25(11):1492 – 1505.

Stacey R (1996) Strategic Management and Organisational Dynamics. Financial Times/Prentice Hall.

Sterman J (2000) Business Dynamics: System Thinking and Modeling for a Complex World. New York: Irwin McGraw-Hill.

Steventon A, Bardsley M, Billings J, Dixon J, Doll H et al. (2012) Effect of telehealth on use of secondary care and mortality: Findings from the Whole System Demonstrator cluster randomised trial. British Medical Journal 344:e3874.

Storey J, Fortune J, Johnson M, Savory C (2011) The adoption and rejection patterns of practitioner-developed technologies: A review, a model and a research agenda. International Journal of Innovation Management 15(5): 1043 – 1067.

Street A (2013) What has been happening to NHS productivity? http://www-nuffieldtrust. org. uk/blog/what-has-been-happening-nhs-productivity (Accessed on 19 August 2016).

Suchman L (1987) Plans and situated actions. The Problem of Human-machine communication. Cambridge: Cambridge University Press.

Sull D, Eisenhardt K (2012) Simple rules for a complex world. Harvard Business Review 90(9):68 - 74.

Sussex J, Towse A, Devlin N (2013) Operationalizing value-based pricing of medicines: A taxonomy of approaches. PharmacoEconomics 31:1 - 10.

Swamidass P, Nair A (2004) What top management thinks about the benefits of hard and soft manufacturing technologies. IEEE Transactions on Engineering Management 51(4):462 - 471.

Teich A (2003) Technology and the Future. Thomson Wadsworth, Belmont, CA, USA.

Tether B (2005) Do services innovate (differently)? Insights from the European Innobarometer survey. Industry and Innovation 12(2):153 - 184.

The Economist (2009) Health care in India. Lessons from a frugal innovator. http://www. economist. com/node/13496367? story_id = 13496367 (Accessed on 19 August 2016).

The Economist (2011) Frugal healing. http://www. economist. com/node/17963427 (Accessed on 19 August 2016).

Thorpe K, Florence C, Joski P (2004) Which medical conditions account for the rise in health care spending? Health Affairs Web Exclusive doi: 10. 1377/hlthaff. w4. 437.

Tidd J, Bessant J (2014) Strategic Innovation Management. John Wiley & Sons.

Towse A, Garrison L, Puig-Peiró R(2012) The use of pay-for-performance for drugs: Can it improve incentives for innovation? Office of Health Economics Occasional Paper 12/01

Transparency Market Research (2012) Knee implants market—global industry size, share, trends, analysis and forecasts 2012 - 2018. http://www. transparency marketresearch. com/knee-implants-market. html (Accessed on 19 August 2016).

Trupin E, Weiss N, Kerns S (2014) Social impact bonds: Behavioral health oppor-tunities. JAMA Pediatrics 168(11):985 - 986.

Trist E (1981) The evolution of sociotechnical systems as a conceptual framework and as an action research program. In Van de Ven A, Joyce W (eds.), Perspectives on Organisation Design and Behaviour. Wiley.

Tsoukas H, Chia R (2002) On organisational becoming: rethinking organisational change. Organisation Science 13(5):567 - 582.

Turner A, Fraser V, Muir Gray J, Toth B (2002) A first class knowledge service: Developing the ational electronic library for health. Health Information and Libraries Journal 19:135 - 145.

Tushman M, Anderson P (1986) Technological discontinuities and organisational environments. Adminstrative Science Quarterly 31:439 - 465.

USAID (2010) USAID conference on Research and evaluation methods for scaling up evidence-based interventions. 12 June 2010. US Agency for International Development.

Uzun Jacobson E, Bayer S, Barlow J, Dennis M, MacLeodd M-J (2015) The scope for improvement in hyper-acute stroke care in Scotland. Operations Research for Health Care 6:50 – 60.

Van de Ven A (1999) The Innovation Journey. Oxford: Oxford University Press.

Villon de Benveniste G (2104) Why are pivoting and failing fast a failed innovation strategy? http://theinnovationandstrategyblog. com/2014/02/failing-fast-and-pivoting-are-not-an-innovation-strategy-says-tony-ulwick-ceo-of-strategyn-an-innovation-consultancy-based-in-san-francisco-22/

Vitry A, Roughead E (2014) Managed entry agreements for pharmaceuticals in Australia. Health Policy 117(3):345 – 352.

Von Hippel E (2005) Democratizing Innovation. Cambridge: MIT Press.

Walshe K, Rundall T (2001) Evidence-based management: From theory to practice in health care. Milbank Quarterly 79(3):429 – 457.

Webb D (2005) Evaluation in a policy environment: Approaches to the evaluation of complex health policy pilots in the UK from 1994 to 2004. PhD thesis, University of Southampton.

Webster A (2007) Health, Technology and Society. A Sociological Critique. Basingstoke: Palgrave Macmillan.

Weick K (1995) Sensemaking in Organisations. London: Sage.

Weick K (2001) Making Sense of the Organisation. Oxford: Blackwell.

Weiner B (2009) A theory of organisational readiness for change. Implementation Science 4:67.

Wenger E (1998) Communities of Practice: Learning, Meaning, and Identity. Cambridge: Cambridge University Press.

Wenger E (2000) Communities of practice and social learning systems. Organisation 7(2):225 – 246.

Wessner C, William A (2012) Clusters and regional initiatives. In Wessner C, Wolff A (eds.), Rising to the Challenge: U. S. Innovation Policy for the Global Economy. Washington DC: National Academies Press.

West E, Barron D, Dowsett J, Newton J (1999) Hierarchies and cliques in the social networks of health care professionals: implications for the design of dissemination strategies. Social Science & Medicine 48:633 – 646.

WHO (2006) The World Health Report 2006: Working Together for Health. World Health Organisation.

WHO (2009) Systems Thinking for Health Systems Strengthening. World Health Organisation.

WHO (2011) Compendium of New and Emerging Health Technologies. World Health Organisation.

WHO (2012) Global Health Expenditure Atlas. World Health Organisation.

WHO (2014) A Universal Truth: No Health Without a Workforce. Geneva: World Health Organisation/Global Health Workforce Alliance.

Williams C (2007) Transfer in context: replication and adaptation in knowledge transfer relationships. Strategic Management Journal 28:867 – 889.

Williams I, Dickinson H (2010) Can knowledge management enhance technology adoption in healthcare? A review of the literature. Evidence & Policy 6 (3):309 – 331.

Woetzel J, Ram S, Mischke J, Garemo N, Sankhe S (2014) A Blueprint for Addressing the Global Affordable Housing Challenge. McKinsey Global Institute.

Wonder M, Backhouse M, Sullivan S (2012) Australian managed entry scheme. A new manageable process for the reimbursement of new medicines? Value in Health 15(3):586 – 590.

Wooldridge A (2011) Adrian Wooldridge of The Economist on frugal innovation. http://www.youtube.com/watch?v = Wysf_gFC7W4 (Accessed on 19 August 2016).

Workman P (2014) Five ways that NICE could help bring innovative cancer medicines into the NHS. The Institute of Cancer Innovation. http://www. icr. ac. uk/blogs/the-drug-discoverer/page-details/five-ways-that-nice-could-help-bring-innovative-cancer-medicines-into-the-nhs (Accessed on 19 August 2016).

Worthington F (2004) Management, change and culture in the NHS: Rhetoric and reality. Clinician in Management 12(2):55 – 67.

Zachariah R, Reid S, Chaillet P, Massaquoi M, Schouten E, Harries A (2011) Viewpoint. Why do we need a point-of-care CD4 test for low-income countries? Tropical Medicine & International Health 16:37 – 41.

Zahra S, George G (2002) Absorptive capacity. A review, reconceptualization and extension. Academy of Management Review 27(2):185 – 203.

Zeschky M, Widenmayer B, Gassmann O (2011) Frugal innovation in emerging markets: The case of Mettler Toledo. Research-Technology Management 54 (4):38 – 45.

Zhou Y (2013) Designing for complexity: Using divisions and hierarchy to manage complex tasks. Organisation Science 24(2):339 – 355.

Zhu K, Kraemer K, Xu S (2006) The process of innovation assimilation by firms in different countries. A technology diffusion perspective on Ebusiness. Management Science 52(10):1557 – 1576.

索　引